ue El Plan Daniel tuvo en la salud

te libro proteger⸱ ⸱emplo de tu

de cirugía,

University

La relación mente-cuerpo de nuest   ⸱u optima quizá sea uno de los factores que no se aprecia   ⸱⸱ente en el cuidado de la salud hoy día. Gracias a Dios que este notable trío ha salido a escena con un brillante plan que todos deberían leer.

—ARTHUR AGATSTON, M.D., cardiólogo y desarrollador de
La Dieta South Beach

¡Qué bendición es este libro! Independientemente de cuál sea tu creencia o credo, *El Plan Daniel* proporciona sabiduría eterna junto con lo mejor de la ciencia moderna, guiándote hacia tu forma física, peso y salud general óptimos. Salpicado generosamente de ejemplos de vidas de personas reales, este libro educa, inspira y te alista para cambiar tu vida para mejor; para ser tu mejor yo físico, emocional y espiritual.

—HYLA CASS, M.D., autora de *8 Weeks to Vibrant Health* (www.cassmd.com).

Impulsado por el propósito, claro y eficaz. A ser leído por todos aquellos que aman la fe y la salud.

—WAYNE B. JONAS, M.D., presidente y director general, Samueli Institute

Finalmente, un libro sobre forma física que abarca dieta y ejercicio dentro de un contexto de fe y comunidad; verdaderamente un enfoque general y significativo que producirá verdadera salud integral y resultados duraderos para cualquiera que lo adopte.

—DANIEL T. JOHNSTON, M.D., MPH, LTC, Ejército de E.U.

Nosotros realizamos El Plan Daniel con nuestra iglesia dos veces, debido a los resultados y la eficacia de las enseñanzas profesionales y prácticas. Nos ayudó a aprender sencillas maneras de administrar nuestros templos (cuerpos) para Dios en lugar de darles basura. Aprendimos a conquistar los deseos de comida, a encontrar alimentos sanos y a descubrir el ejercicio que nos gusta. Los resultados para muchos han sido más energía, pérdida de peso, pensar con mayor claridad, comer más sano, y una relación más cercana con Dios y con otros.

—DAVE BARR, pastor principal, New Hope Windward Christian Fellowship

EL
PLAN
+DANIEL

FE + ALIMENTACIÓN + EJERCICIO+ ENFOQUE + AMISTADES

EL PLAN ⊹DANIEL

40 DÍAS *hacia una* VIDA MÁS SALUDABLE

RICK WARREN D.MIN.
DANIEL AMEN M.D.
MARK HYMAN M.D.

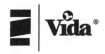

La misión de Editorial Vida es ser la compañía líder en satisfacer las necesidades de las personas con recursos cuyo contenido glorifique al Señor Jesucristo y promueva principios bíblicos.

EL PLAN DANIEL
Edición en español publicada por
Editorial Vida – 2013
Miami, Florida

© 2013 por The Daniel Plan

Este título también está disponible en formato electrónico.

Originally published in the U.S.A. under the title:
  The Daniel Plan
  Copyright ©2013 by The Daniel Plan
Published by permission of Zondervan, Grand Rapids, Michigan 49530

Editora en Jefe: *Graciela Lelli*
Traducción: *Belmonte Traductores*
Edición: *Semantics, Inc.*
Adaptación del diseño interior al español: *Grupo Nivel Uno, Inc.*

ISBN: 978-0-8297-6373-7

CATEGORÍA: Vida cristiana / Crecimiento personal

14 15 16 17 RRD 13 12 11 10 9 8 7 6 5 4 3

Este libro es dedicado a ti.
Nuestra esperanza y oración es que este libro
te inspire a comenzar tu viaje hacia la salud,
y que experimentes un nivel de bienestar totalmente nuevo.
En el proceso, oramos para que sientas la presencia
y el poder de Dios y su propósito para tu vida.

Querido hermano, oro para que te vaya bien
en todos tus asuntos y goces de buena salud,
así como prosperas espiritualmente (3 Juan 2).

EXENCIÓN DE RESPONSABILIDAD

El plan Daniel ofrece información sobre salud, ejercicio y nutrición, y tiene solo fines educativos. Este libro está pensado para suplementar, no reemplazar, el consejo médico profesional, los diagnósticos o los tratamientos de enfermedades de salud por un profesional experimentado de la salud. Por favor, consulta con tu médico u otro profesional de la salud antes de comenzar o cambiar cualquier programa de salud o actividad física para asegurarte de que es apropiado para tus necesidades, especialmente en caso de embarazo o si tienes algún historial familiar que contiene problemas médicos, enfermedades o riesgos.

Si tienes alguna preocupación o pregunta acerca de tu salud, siempre deberías consultar con un médico u otro profesional de la salud. Deja de hacer ejercicio de inmediato si experimentas síntomas de desmayos, mareos, dolor o dificultad respiratoria en algún momento. Por favor, no ignores, evites o retrases el obtener consejo médico o relativo a la salud de un profesional debido a algo que hayas podido leer en esta guía.

Contenido

Versiones bíblicas

Cómo comenzó todo

PASTOR RICK WARREN

¡Caramba! ¡Todos están GORDOS!

Ese pensamiento impactante seguía resonando en mi mente un día soleado de primavera mientras bautizaba a 827 adultos.

Admitiré que no fue un pensamiento muy espiritual para un pastor, ¡especialmente en medio de unos bautismos! Pero empezaba a estar cansado, ya que nuestra iglesia bautiza como Jesús fue bautizado en el río Jordán, es decir, sumergiendo a las personas en el agua y luego volviendo a ponerlas de pie.

Ese día, basándome en el peso medio de los estadounidenses, ¡levanté más de 65.000 kilos (145.000 libras)!

Había leído muchos artículos acerca de la creciente epidemia de obesidad, diabetes y enfermedades del corazón en Estados Unidos, pero ese día literalmente *sentí el peso* del problema de salud que hay en Estados Unidos de una forma dramática.

Aunque mi primer pensamiento fue que todo aquel al que bautizaba tenía sobrepeso, mi segundo pensamiento fue más personal e incisivo:

¡Pero yo también estoy gordo! ¡Estoy tan fuera de forma físicamente como cualquiera de ellos!

En ese momento de claridad, me di cuenta del terrible ejemplo que estaba dando con mi propia salud. ¿Cómo podía esperar que la gente de mi congregación cuidara mejor de su cuerpo si yo estaba dando un ejemplo tan pésimo? Había ignorado mi propio problema creciente durante treinta años.

Permíteme explicarlo:

Me crié en una familia que no bebía alcohol ni fumaba, pero cualquier alimento, sin importar lo poco saludable que fuera, se consideraba bueno. Y mientras crecía, gran parte de mi vida giraba en torno a la comida.

Todos los recuerdos de mi infancia, tanto buenos como malos, estaban relacionados con la comida. Cuando estábamos contentos, lo celebrábamos comiendo. Cuando estábamos tristes, nos consolábamos con buena comida reconfortante. Si tenía un día difícil siendo niño, el antídoto era leche con galletas o un trozo de pastel recién hecho.

Al vivir en cinco acres en el campo, mi papá tenía un huerto enorme, a mi mamá le encantaba cocinar y a todos nos gustaba comer. Comer era nuestro entretenimiento, y teníamos comidas copiosas todos los días. De hecho, nuestra mesa del comedor hecha a mano de cuatro metros de largo y de un solo tablero de diez centímetros de grosor de madera de secuoya era el mueble más grande de nuestra casa. Dominaba nuestro hogar, y la vida de nuestra familia giraba en torno a las comidas que compartíamos.

Al tener la dicha de una buena salud, un elevado metabolismo y una vida activa, yo podía comer de todo y la cantidad que quisiera sin engordar ni un kilo. Cuando me casé con Kay, estaba tan delgado como un mástil aunque raras veces hacía ejercicio y comía comida chatarra constantemente. No prestaba atención a mi salud.

Después, en 1980, a los veinticinco años, me convertí en el pastor fundador de la iglesia Saddleback en el sur de California. Como la iglesia creció rápidamente hasta tener miles de miembros, yo trabajaba mucho, comía a la carrera y pasaba horas sentado dirigiendo reuniones, aconsejando a personas y estudiando para mis sermones. Comencé a subir de peso unos cuantos kilos al año, pero como mi energía seguía siendo alta y no me preocupaba mucho por mi aspecto, ignoré mi creciente problema de salud. En 2010, mi sobrepeso era grave.

Irónicamente, durante la pasada década había enviado a cerca de 21.000 miembros de nuestra iglesia al extranjero a 196 países para ayudar a los enfermos y pobres mediante un programa que desarrollamos llamado el plan P.E.A.C.E. La letra C de P.E.A.C.E. significa «Cuidar a los enfermos», y nuestros miembros se habían ocupado con mucha compasión de la salud de otras personas del mundo que estaban sufriendo debido a la malnutrición, el agua no potable, la malaria y el VIH/SIDA. Pero yo ignoraba mi propio deterioro de salud y el de los miembros de mi congregación.

Ese bautismo fue mi toque de atención para los problemas de salud en mi vida y en las vidas de las personas de nuestra congregación. Sabía que serían necesarios cambios drásticos, así que comencé a educarme acerca de la salud preventiva. Lo que aprendí me impactó:

- Por primera vez en la historia, hay tantas personas padeciendo los resultados de comer *demasiado* como de malnutrición. Mientras millones de personas sufren por no tener lo suficiente para comer, hay millones que batallan con los efectos de tener sobrepeso.[1]
- Siete de cada diez estadounidenses tienen sobrepeso.[2]
- Diabetes, enfermedades del corazón y otras «enfermedades relacionadas con el estilo de vida» ahora matan a más personas que las enfermedades infecciosas en todo el mundo.[3]

El siguiente domingo, me puse ante mi congregación e hice esta confesión pública:

Amigos, he sido un mal administrador de mi salud y un ejemplo terrible para ustedes. Aunque hemos estado ayudando a muchas personas en muchas partes del mundo, he ignorado el problema aquí en casa.

Así que hoy me arrepiento públicamente, ¡y les pido perdón! Dios espera que cuidemos el cuerpo que él nos ha dado, pero yo no lo he hecho. Aunque solo he engordado alrededor de un kilo o kilo y medio al año, he sido su pastor durante treinta años. ¡Así que tengo que perder cuarenta y cinco kilos (90 libras)! ¿Alguno entre ustedes quiere unirse a mí para estar más saludable?

La audiencia respondió con un aplauso sostenido.

Sinceramente, esperaba que quizá se unieran a mí unas doscientas personas en mi meta de llegar a estar más saludable, así que me sorprendió cuando ¡más de 12.000 personas se anotaron en las primeras semanas! Ahora necesitaba un plan. Tenía que ser sencillo, barato y expandible.

Como estaba predicando ese día acerca de un hombre en la Biblia llamado Daniel que rehusó comer comida chatarra y desafió a un rey a un concurso de salud, le puse por nombre al programa El plan Daniel.

Como no sabía nada acerca de llegar a estar saludable, recluté a tres doctores reconocidos nacionalmente —el doctor Daniel Amen, el doctor Mark Hyman y el doctor Mehmet Oz— para que me ayudaran a llegar a estar saludable y a diseñar El plan Daniel para usarlo en nuestra iglesia. Los tres doctores generosamente ofrecieron de manera voluntaria su experiencia y tiempo de forma gratuita porque se preocupan por nuestra salud.

Durante el primer año de El plan Daniel, ¡los miembros de Saddleback perdieron en conjunto más de 118.000 kilos (260.000 libras)! Pero más importante aun, aprendimos ideas, desarrollamos capacidades y establecimos hábitos de vivir una vida sana durante toda la vida. El plan Daniel es mucho más que una dieta. Es un programa para conseguir un estilo de vida basado en principios bíblicos y en cinco componentes esenciales: alimentación, ejercicio, enfoque, fe y amistades. Estos dos últimos elementos —fe y amistades— son lo que yo llamo *la salsa secreta* que hace que El plan Daniel sea tan eficaz. Cuando tienes a *Dios y a un grupo* que te ayuda, tienes algo más que solo tu fuerza de voluntad para ayudarte a hacer cambios positivos, y es más probable que te mantengas.

Permíteme ser claro: no existe una píldora mágica, ningún truco, ninguna fórmula instantánea y ningún atajo que te haga estar sano de la noche a la mañana. Debes tomar decisiones sabias *todos los días*. Probablemente sufrirás reveses. ¡A mí me pasó! De hecho, mientras escribo estas palabras me estoy recuperando de un reciente revés. Mi familia experimentó una trágica pérdida que fue devastadora para todos nosotros. En mi dolor, no dormí mucho, y eso me dejó agotado tanto emocional como físicamente. Abrumado por el dolor y el cansancio, dejé de tomar decisiones saludables y comencé a aumentar de peso. ¡Todos esos kilos que había perdido seguían persiguiéndome! Pero como cualquier persona que se esté recuperando te dirá, los reveses son parte del proceso de cambio a largo plazo. En vez de castigarme, simplemente pedí a Dios y a mis amigos que me ayudaran a volver a recuperar el paso.

El plan acerca del cual leerás en este libro es realmente bastante sencillo. Dedica tu cuerpo a Dios. Pide su ayuda, e involúcrate en un grupo pequeño de algún tipo que te apoyará en tu viaje. Después comienza a tomar decisiones saludables, como reemplazar las dónuts por fruta fresca y hacer del ejercicio parte de tu rutina diaria. Haz de la comida integral una parte regular de tu dieta. Vive un estilo de vida más activo, duerme más, reduce el estrés. No es algo complicado, sino tan solo sentido común. A fin de cuentas, Dios espera que uses el cerebro que te ha dado.

Muchas dietas y planes para estar en forma usan la culpa como motivación, pero eso nunca funciona a largo plazo. La culpabilidad funciona solo a corto plazo, ya que el cambio durará solamente mientras dure la culpa (o el temor). En cambio, El plan Daniel está edificado sobre la motivación del *amor*: experimentar el amor incondicional de Dios por ti, aprender a amarle como respuesta, aprender a amarte como Dios te ha hecho, y aprender a dar y recibir amor de otros en un grupo pequeño.

La Biblia dice: «El amor nunca se da por vencido, jamás pierde la fe, siempre tiene esperanzas y se mantiene firme en toda circunstancia» (1 Corintios 13.7, NTV). Es el amor, no el temor, la culpa y la presión de los iguales, lo que nos hace continuar cuando tenemos ganas de abandonar.

La Biblia también nos dice que el cambio duradero comienza con *entregar tu cuerpo* a Dios. Romanos 12.1–2 dice: «*Entreguen su cuerpo a Dios [...]* Que sea un sacrificio vivo y santo, la clase de sacrificio que a Él le agrada. Esa es la verdadera forma de adorarlo. No imiten las conductas ni las costumbres de este mundo, más bien *dejen que Dios los transforme en personas nuevas al cambiarles la manera de pensar*» (NTV, énfasis añadido). Observa la fuerte conexión entre mente y cuerpo en este versículo. Dos mil años después de que fuera escrito este versículo, ahora sabemos que nuestra mente no solo afecta a nuestro cuerpo, sino que también nuestro cuerpo afecta a nuestra mente.

Lo que haces con tu cuerpo marca la pauta para todo lo demás. La salud física repercute en tu salud mental, tu salud espiritual, tu salud emocional, tu salud relacional e incluso tu salud económica. ¿Cuántas veces has leído un libro, has oído un mensaje o has asistido a un evento que te motivó a proponerte algún cambio, pero después no tuviste la energía física para hacerlo? En cambio, te quedaste sentado en el sofá para ver la televisión.

Una gran motivación para mí para estar físicamente saludable es que quiero la energía y la lucidez para realizar otros cambios en mi vida.

Intuyo que tú también tienes otras áreas de tu vida que te gustaría mejorar. Así que vamos a comenzar elevando tu nivel de energía, ¡ya que no puedes hacer nada sin un cuerpo! Vamos a comenzar en el nivel más básico de tu vida: tu salud física.

¿QUÉ DICE DIOS ACERCA DE TU CUERPO?

La familia cristiana en la que crecí asistía a la iglesia todas las semanas. He escuchado miles de sermones acerca de lo que Dios tiene que decir acerca de nuestra alma, nuestra mente, nuestra voluntad y nuestras emociones, pero ni tan siquiera una sola vez oí jamás un sermón entero sobre la visión de Dios de nuestro cuerpo. El tema se ignoraba por completo. Por eso la mayoría de las personas aún no tienen una teología de la salud. Aunque nuestra cultura está obsesionada con la belleza física y los cuerpos sexys, muchos creyentes ignoran su cuerpo como si no importase. Pero sí importa.

Dios tiene mucho que decir acerca de la importancia del cuerpo que él te ha dado. Se habla de él en toda la Biblia. Pero por causa de la brevedad, permíteme mostrarte tan solo un capítulo de la Biblia, 1 Corintios 6.12–20:

«Todo me está permitido», pero no todo es para mi bien. «Todo me está permitido», pero no dejaré que nada me domine. «Los alimentos son para el estómago y el estómago para los alimentos»; así es, y Dios los destruirá a ambos. Pero el cuerpo no es para la inmoralidad sexual sino para el Señor, y el Señor para el cuerpo. Con su poder Dios resucitó al Señor, y nos resucitará también a nosotros. ¿No saben que sus cuerpos son miembros de Cristo mismo? ¿Tomaré acaso los miembros de Cristo para unirlos con una prostituta? ¡Jamás! ¿No saben que el que se une a una prostituta se hace un solo cuerpo con ella? Pues la Escritura dice: «Los dos llegarán a ser un solo cuerpo». Pero el que se une al Señor se hace uno con él en espíritu.

Huyan de la inmoralidad sexual. Todos los demás pecados que una persona comete quedan fuera de su cuerpo; pero el que comete inmoralidades sexuales peca contra su propio cuerpo. ¿Acaso no saben que su cuerpo es templo del Espíritu Santo, quien está en ustedes y al que han recibido de parte de Dios?

Ustedes no son sus propios dueños; fueron comprados por un precio. Por tanto, honren con su cuerpo a Dios.

¡Caramba! Esta es una clara, rotunda, abierta y manifiesta descripción de lo que Dios considera el buen y mal uso de nuestro cuerpo. En este y otros pasajes de la Biblia aprendemos cinco verdades radicales acerca de nuestro cuerpo que van contraculturalmente con todo lo que escuchas hoy día.

1. Mi cuerpo le pertenece a Dios. Es propiedad suya, no mía. Yo no lo poseo, sino Dios. Él creó mi cuerpo, y espera que lo use como él quiso que se usara. Pero nosotros nos rebelamos de modo natural contra esta idea. Nuestra cultura nos enseña: «Mi cuerpo es mío y puedo hacer lo que quiera con él». Pero Dios dice: «No, estás equivocado. No es tu cuerpo, porque tú no lo creaste. Yo lo formé, y te lo presté para que vivas en él mientras estés en la tierra, y espero que cuides de mi creación».

El hecho es que todo lo que puedes ver en la tierra lo creó Dios. Él lo hizo, y es posesión suya. Lo que crees que posees, es tan solo un préstamo. La Biblia dice: «El cuerpo no es para la inmoralidad sexual sino para el Señor, y el Señor para el cuerpo» (1 Corintios 6.13).

Hoy, cometemos el mismo error tan común que cometieron los filósofos griegos hace miles de años. Aristóteles, Sócrates y Platón creían en el dualismo,[4] lo cual incluía la idea de que tu mente (o espíritu) es importante, pero tu cuerpo no es espiritualmente importante. Ellos devaluaron el cuerpo. De hecho, algunos filósofos griegos enseñaban que tu cuerpo es malo, así que realmente no importaba si no lo cuidabas ni lo que hicieras con él.

La Biblia nos dice exactamente lo contrario. Tu cuerpo es santo porque Dios lo creó, y todo lo que Dios crea tiene un propósito. Debemos darle la gloria a Dios con nuestro cuerpo, así que no podemos compartimentar nuestra vida y pensar que podemos separar nuestro cuerpo y vivir como si solo importase nuestro espíritu. ¡Dios es dueño de nuestro cuerpo!

2. Jesús pagó por mi cuerpo cuando murió por mí en la cruz. Como vimos anteriormente, 1 Corintios 6.19–20 nos dice que nuestro cuerpo ¡ha sido comprado!

A millones de telespectadores les encanta ver *American Pickers* y *Pawn Stars* porque es divertido tratar de calcular cuánto cuestan los artículos antiguos. Los propietarios a menudo creen que algo que poseen tiene más valor de lo que realmente cuesta. Pero la realidad es que algo solo vale ¡lo que otra persona esté dispuesta a pagar por ello! Quizá pienses que tu casa vale más, pero solo vale lo que un comprador esté dispuesto a pagar por ella.

Dios nunca ha creado a una persona a quien no amase. Si quieres saber cuánto valora Dios tu vida, tan solo mira a la cruz. Con sus brazos extendidos, clavados a la cruz, Jesús estaba diciendo: «Este es el valor que tú tienes para mí. *Así* es como te amo. Prefiero morir que vivir sin ti». Tienes un valor incalculable.

Ahora bien, si eres tan valioso como para que alguien muriese por ti, ¿no crees que Dios quiere que te cuides mejor? Si te compraras un caballo de carreras de un millón de dólares, ¿le darías de comer comida chatarra y lo mantendrías despierto toda la noche? ¡Por supuesto que no! Seguro que protegerías tu inversión. El hecho es que Jesús ha hecho una inversión en ti. Él pagó por tu vida con su propia vida, y espera que cuides de su inversión.

3. *El Espíritu de Dios vive en mi cuerpo.* Cuando le dices sí a Dios, aceptando por fe lo que hizo Jesús por ti y confiando en que su gracia y su perdón te salvan, entonces Dios pone su Espíritu dentro de ti como una garantía de tu salvación. La Biblia lo dice así: «¿Acaso no saben que su cuerpo es templo del Espíritu Santo, quien está en ustedes y al que han recibido de parte de Dios?» (1 Corintios 6.19).

Cuando Dios pone su Espíritu dentro de ti, tu cuerpo se convierte en un templo para Dios, una residencia para su amor. Así que permíteme preguntarte esto: si vieras a alguien haciendo algún acto de vandalismo o dañando un templo dedicado a Dios, ¿no lo considerarías un delito? ¡Claro que sí! Pero cometes un acto de vandalismo contra el cuerpo de Dios, tu cuerpo, cuando le privas de descanso y sueño, comes en exceso, le añades demasiado estrés y no cuidas de él.

4. *Dios espera que cuide de mi cuerpo.* Yo no soy el propietario de mi cuerpo, sino el cuidador, o gerente, del mismo. La palabra para *gerente* en la Biblia es *administrador.* Cuidar de mi cuerpo es un asunto de administración espiritual. De hecho, Dios me dice que un día tendré que dar cuentas de lo bien que gestioné todo lo que él me dio, incluyendo mi cuerpo. Estaré ante Dios y tendré que responder a la pregunta: «¿Qué hiciste con lo que te di?».

En *Una vida con propósito* explico que tu vida en la tierra es una prueba, un crédito y una tarea temporal. Esta vida es una preparación para nuestra próxima vida, la cual durará para siempre en la eternidad. Dios te está probando en la tierra para ver qué cosas puede encomendarte en la eternidad. Él está viendo cómo usas tu tiempo, tu dinero, tus talentos, tus oportunidades, tu mente, y sí, incluso tu cuerpo. ¿Estás sacando el máximo partido a lo que se te ha dado? Dios no va a evaluarte sobre la base de los cuerpos que les dio a otras personas, sino que *juzgará* lo que hiciste con lo que se te ha dado.

5. *Dios resucitará mi cuerpo cuando muera.* Dios nunca desperdicia nada. Él saca el máximo provecho de todo lo que crea. Ahora mismo estás viviendo en la versión 1.0 de tu cuerpo. Recibirás la versión 2.0 de tu cuerpo en el cielo. La Biblia dice: «Con su poder Dios resucitó al Señor, y nos resucitará también a nosotros» (1 Corintios 6.14).

Realmente no sabemos cómo serán nuestros cuerpos resucitados, pero tenemos algunas pistas. Sabemos que después que Jesús salió de la tumba, caminó por Jerusalén durante cuarenta días en un cuerpo resucitado. Diferentes grupos de personas le vieron múltiples veces, incluyendo un evento en el que más de 500 personas le vieron y hablaron con él. Así que sabemos que otras personas aún te reconocerán en la versión 2.0 de tu cuerpo en el cielo, pero habrá una diferencia importante: en el cielo tu cuerpo será perfecto, sin mancha, sin defectos, sin partes rotas, sin heridas y sin dolor.

¿Observaste la frase *con su poder* en este último versículo de la Biblia? Eso es lo que hace que El plan Daniel sea distinto a otros métodos. Está construido sobre el poder de Dios para ayudarte a cambiar, no solamente sobre tu propia fuerza de voluntad. Seamos sinceros. La fuerza de voluntad funciona durante unas semanas, o quizá durante un mes o dos como mucho. Por eso los propósitos de Año Nuevo nunca duran. Intentar cambiar solo con la fuerza de voluntad es agotador. Puedes mantenerlo un tiempo, pero se siente artificial y estresante obligarte a ser distinto simplemente con la fuerza de voluntad.

En El plan Daniel conocerás el poder de la oración, el poder de la fe, el poder de dejar que el Espíritu de Dios reenfoque tus pensamientos, el poder de la comunión y la comunidad en un grupo pequeño de apoyo, y sobre todo, el poder del Espíritu de Dios dentro de ti, ayudándote a realizar los cambios que Dios quiere que hagas y que tú quieres hacer.

LOS HÁBITOS SON LA CLAVE PARA TU ÉXITO

Hacer cambios grandes y duraderos en nuestra vida nunca es fácil, ya sean cambios en la forma en que nos relacionamos con otros, en la forma de manejar nuestro tiempo, la forma de usar nuestro dinero, la manera de realizar nuestro trabajo, o la forma en que tratamos nuestro cuerpo. Siempre que queremos mejorar o cambiar algo, por lo general comenzamos con gran entusiasmo y grandes expectativas, pero con el tiempo, esos sentimientos se desvanecen, y lo mismo le ocurre a nuestra determinación. Por eso la clave para un éxito duradero es desarrollar *hábitos:* hábitos nuevos y positivos que reemplacen nuestros comportamientos de autoderrota. La Biblia habla de «*quitarse el ropaje de la vieja naturaleza* [...] *y ponerse el ropaje de la nueva naturaleza*», lo cual incluye nuestros hábitos (ver Efesios 4.22, 24 *énfasis añadido*).

Nuestros hábitos controlan nuestra vida. Moldeamos nuestros hábitos, y después nuestros hábitos nos moldean a nosotros. Si te pidiera que hicieras una lista de todos tus malos hábitos, rápidamente los identificarías. Ya sabes cuáles son, y sabes que no son muy útiles. De hecho, muchos son perjudiciales. Entonces, ¿por qué no los has reemplazado? ¿Por qué resulta tan difícil romper los malos hábitos y crear otros nuevos? Estas son cuatro de las razones más comunes:

- **Has tenido tus hábitos dañinos durante mucho tiempo, así que te sientes cómodo con ellos.** Al margen de si eres obeso o anoréxica, ya sea que comas en exceso o tengas algún tipo de trastorno alimentario, independientemente de si no estás en forma o si te falta energía, no te ocurrió eso de la noche a la mañana. Fue probablemente un declive largo y lento en tu salud. Muchos de tus hábitos como adulto los desarrollaste en tu infancia. Algunos de tus hábitos dañinos quizá han sido tácticas de supervivencia debido a necesidades emocionales y espirituales que no fueron suplidas en la primera etapa de tu vida. Otros hábitos los desarrollaste por temor. Algunos hábitos se desarrollan para aplacar emociones negativas como soledad, ansiedad, depresión o no sentirse querido.

- **Te identificas con tus hábitos dañinos.** Cada vez que oyes a alguien decir: «Siempre llego tarde» o «Me preocupo por todo» o «No puedo resistirme a un postre», esa persona se está identificando a sí misma con un mal hábito. A menudo confundimos nuestra identidad con nuestros hábitos, ¡pero la verdad es que los hábitos se pueden cambiar! Los hábitos son cosas que tú *haces*. ¡No son *lo que tú eres*! Tú *tienes* debilidades, pero tú no eres tus debilidades. Tú eres una creación única de Dios, deteriorada por tu naturaleza y tus decisiones, pero Dios te sigue amando profundamente. Ningún hombre o mujer te amará jamás tanto como Dios te ama. Su amor por ti no depende de tus hábitos.

- **Tus hábitos dañinos tienen una recompensa.** A largo plazo producen dolor, pero a corto plazo parecen más fáciles y más gratificantes. Y todo lo que gratifica se repite. El gusto adictivo de la comida chatarra, el subidón a corto plazo debido a los carbohidratos, o el placer de vaguear en vez de hacer ejercicio te da una gratificación inmediata. Queremos sentirnos bien *ahora*, no después.

   Dios advierte de esto cuando dijo: «El placer del pecado es efímero» (ver Hebreos 11.25). La mayoría de los problemas sociales que vemos en nuestra cultura hoy día son el resultado directo de nuestra poca disposición a retrasar la gratificación. Para vencer esto, debes ver la mayor recompensa y gratificación de tomar decisiones sanas.

- **Tienes un enemigo que quiere desanimarte.** No solo tienes que luchar contra tus inclinaciones naturales, sino que Satanás, a quien la Biblia llama el *Engañador* y el *Acusador*, está trabajando incansablemente contra ti a cada momento del día. Como Satanás no puede dañar directamente a Dios, intenta dañar a los hijos de Dios. Satanás no quiere que vivas una vida saludable porque eso honra a Dios. Así que él está constantemente sugiriendo pensamientos negativos para mantenerte atascado. A él le encanta plantar semillas de duda en tu mente: «¿Quién te crees que eres? ¡Nunca vas a cambiar! No has sido capaz de cambiar en el pasado. ¿Qué te hace pensar que esta vez será distinto? No hay esperanza,

y no tienes esperanza alguna, así que ¡ni siquiera lo intentes!».
(En el capítulo sobre Enfoque, tendremos más que decir acerca
de reemplazar pensamientos negativos.)

Con estos cuatro elementos trabajando contra nosotros, no es de
extrañar que la mayoría de los intentos que la gente acomete para desarrollar hábitos saludables terminen en fracaso. Repito: necesitas más
que solamente buenas intenciones y la fuerza de voluntad para cambiar.
Necesitas el plan de Dios para cambiar.

CINCO ELEMENTOS PARA UN CAMBIO DURADERO

El plan Daniel se basa en cinco elementos para un cambio duradero que
se encuentran en Juan 8, Efesios 4 y muchos otros pasajes de la Biblia:

1. El cambio duradero requiere edificar tu vida sobre la verdad.
Una de las frases más famosas de Jesús es Juan 8.31–32: «Si se mantienen
fieles a mis enseñanzas, serán realmente mis discípulos; y conocerán la verdad, y la verdad los hará libres». Jesús promete que la verdad te hará libre.
Pero primero, ¡es probable que la verdad te haga sentir desgraciado! No nos
gusta afrontar la verdad acerca de nosotros, nuestras debilidades, nuestros
malos hábitos y especialmente nuestras motivaciones; pero hasta que no
oigas la verdad acerca de *por qué* haces lo que haces y vayas a la raíz de tus
hábitos, el cambio es muy probable que sea hueco y de corta duración.

Con mucha frecuencia, las dietas relámpago populares ofrecen fórmulas rápidas, pastillas fáciles y curas secretas que supuestamente harán que
la grasa se disipe. Por el contrario, El plan Daniel te ayuda a enfrentarte a
la verdad acerca de ti y de tu relación con Dios, con la comida, con tu propósito en la vida y con otras personas. Si estás buscando un arreglo rápido,
será mejor que dejes de leer este libro. Pero si quieres construir una vida
sana basada en la verdad de Dios, y estás dispuesto a ser sincero con Dios,
contigo mismo y con unos cuantos amigos de confianza, sigue leyendo.

Nada cambiará permanentemente hasta que no profundices hasta el
cimiento de la verdad acerca de tu vida y el propósito de Dios para ella.
Este libro es una introducción para que empieces en el camino correcto,
pero el viaje durará el resto de tu vida.

2. El cambio duradero requiere tomar sabias decisiones.

Todos *quieren* estar saludables, pero muy pocas personas *deciden* estar saludables. Se necesita algo más que el deseo o el sueño de estar saludable… es necesaria una *decisión*. No cambiarás hasta que *decidas* cambiar. No te convertirás en alguien sano por accidente. Es algo intencional, es una elección. De hecho, es toda una vida de elecciones, pero comienza con una decisión.

Como pastor, he conocido a muchas personas que estaban orando para que Dios sanara enfermedades y dolencias que se podrían revertir fácilmente si sencillamente tomaran decisiones más saludables. ¿Por qué debería Dios sanarte de una enfermedad relacionada con la obesidad si no tienes la intención de cambiar las decisiones que te llevaron a ella? Dios está esperando que comiences a tomar decisiones saludables. Así que si habías estado esperando una señal, ¡aquí está!

A medida que vayas tomando cada vez más decisiones saludables, comenzarás a cambiar: «…Debían quitarse el ropaje de la vieja naturaleza, la cual está corrompida por los deseos engañosos; ser renovados en la actitud de su mente; y ponerse el ropaje de la nueva naturaleza, creada a imagen de Dios» (Efesios 4.22–24).

¿De quién eres esclavo?

Hace años, Bob Dylan cantaba: «Tendrás que servir a alguien. Puede que sea el Diablo o puede que sea el Señor». En una cultura como la de hoy en la que se fomenta la irresponsabilidad, aconsejo a muchas personas que se han convertido en esclavas de sus propios deseos. Cada vez que tomas una mala decisión, se hace más difícil tomar una buena. Romanos 6.16 dice: «¿No se dan cuenta de que uno se convierte en esclavo de todo lo que decide obedecer? Uno puede ser esclavo del pecado, lo cual lleva a la muerte, o puede decidir obedecer a Dios, lo cual lleva a una vida recta» (NTV).

Afortunadamente, Dios te ofrece su poder para tomar decisiones saludables. «Pues Dios trabaja en ustedes y les da el deseo y el poder para que hagan lo que a él le agrada» (Filipenses 2.13, NTV). Cuando empieces a seguir El plan Daniel, verás cómo Dios tiene una parte y tú tienes otra parte en tu salud física y tu madurez espiritual.

Tú haces lo que puedes hacer, y Dios hace lo que solo él puede hacer.

3. El cambio duradero requiere nuevas formas de pensar.

Tu manera de pensar determina tu manera de sentir, y tu manera de sentir determina tu manera de actuar. Si quieres cambiar la manera en que actúas, debes comenzar por cambiar tu manera de pensar. Tus pensamientos son el piloto automático de tu vida.

Romanos 12.2 dice: «No imiten las conductas ni las costumbres de este mundo, más bien dejen que Dios los transforme en personas nuevas al cambiarles la manera de pensar. Entonces aprenderán a conocer la voluntad de Dios para ustedes, la cual es buena, agradable y perfecta» (NTV). La palabra bíblica para cambiar tu mente es «arrepentimiento». Arrepentirse es hacer un cambio de sentido mental. Decido dirigir mis pensamientos en una dirección totalmente distinta. Esta nueva mentalidad crea nuevas emociones, que me dan la motivación para cambiar.

Permíteme hacerte una pregunta personal: ¿qué antiguas maneras de pensar tienes que cambiar? ¿Dónde necesitas *arrepentirte*? ¿Te has aferrado a algunas ideas autodestructivas acerca de la comida, acerca de tu cuerpo, acerca del sexo, o acerca del trabajo que han dañado tu salud? Para llegar a estar sano, tendrás que *arrepentirte* de las decisiones no saludables. Tendrás que pensar distinto acerca de tu cuerpo, y acerca de todas las demás áreas de tu vida. Filipenses 2.5 dice: «La actitud de ustedes debe ser como la de Cristo Jesús». La manera de hacer esto es llenando tu mente con la Biblia, la verdad de Dios.

En El plan Daniel aprenderás algunas nuevas capacidades de pensamiento, como aprender a reemplazar pensamientos negativos en lugar de resistirlos. Todo lo que resistes, persiste. Cuanto más luchas con un sentimiento, más te controla. El secreto para la victoria sobre cualquier tentación es simplemente cambiar el canal de tu mente. Reenfoca tu atención en otra cosa, y la tentación pierde de inmediato su poder sobre ti.

4. El cambio duradero requiere el Espíritu de Dios en tu vida.

Ya he mencionado que necesitas el poder de Dios, y no solo la fuerza de voluntad, para cambiar.

El Espíritu Santo de Dios nos ayuda a ser libres de malos hábitos, compulsiones y adicciones. Ya que nos ofrece ayudarnos, sería necio no aprovecharlo. Gálatas 5.18 nos pregunta por qué no decidimos ser guiados por el Espíritu y escapar de las malas compulsiones de una existencia dominada por la ley.

Cuanto más permita que el Espíritu de Dios me guíe y me llene de poder, más hace él crecer rasgos positivos de carácter en mi vida que reemplacen mis malos hábitos. La Biblia llama a estas cualidades el *fruto del Espíritu*. Gálatas 5.22–23 nos da una lista de ellas: «En cambio, el fruto del Espíritu es amor, alegría, paz, paciencia, amabilidad, bondad, fidelidad, humildad y dominio propio». Observa esta última cualidad: dominio propio. Tú ya conoces lo importante que es este rasgo y el daño que se produce cuando no lo tienes. Pero lo que la mayoría de las personas no saben es que el secreto del domino propio es permitirnos ser controlados por el Espíritu.

Esto es todo lo contrario a lo que piensan la mayoría de las personas. Pregunta a alguien en la calle: «¿En qué piensa cuando uso la frase "lleno del Espíritu" o "controlado por el Espíritu"?», y normalmente las personas describirán a alguien actuando fuera de control. Pero la Biblia dice que cuanto más permito que el Espíritu de Dios me dirija y me guíe, ¡más domino propio tengo! Como dijo el apóstol Pablo: «Pues todo lo puedo hacer por medio de Cristo, quien me da las fuerzas» (Filipenses 4.13, NTV). Solo un programa basado en la Biblia como El plan Daniel puede ofrecer esta promesa.

5. El cambio duradero requiere una comunidad sincera.

Esta es la realidad: algunos de tus hábitos, patrones y conductas están arraigados tan profundamente que nunca podrás desarraigarlos y reemplazarlos tú solo. Probablemente hayas intentado cambiar muchas veces y no hayas logrado mantener los cambios. Si pudieras cambiar esas áreas difíciles por ti mismo, ya lo habrías hecho. Pero algunos hábitos son tan fuertes, que debemos formar un equipo para hacerles frente.

De hecho, esto es bueno, porque nos obliga a reconocer nuestra necesidad el uno del otro. Es parte del plan de Dios. Fuimos creados para vivir en comunidad. Estamos diseñados por Dios para las relaciones. Lo primero que Dios le dijo a la humanidad fue: «No es bueno que el hombre esté solo» (Génesis 2.18). Dios odia el aislamiento. Así que nos hizo para necesitarnos los unos a los otros.

Los cambios más profundos en tu vida solo ocurrirán cuando te abras a unos cuantos amigos de confianza que te apoyen y estén pendientes de ti. No necesitas un maestro legalista, pero sí necesitas algunos amigos que se reúnan contigo regularmente en un grupo pequeño. En la iglesia Saddleback tenemos más de 32.000 personas que se reúnen semanalmente en más de 7.000 grupos pequeños, así que hablo con confianza al decirte que si eres serio acerca de lograr cambios duraderos en tu vida, la mejor forma y más eficaz de hacerlo es contando con el apoyo de otros. En la iglesia Saddleback, cuando más de 12.000 personas perdieron más de 118.000 kilos (260.000 libras), descubrimos que quienes estaban conectados a un grupo pequeño perdieron el doble que los que intentaron hacer el programa por ellos mismos.

En otro capítulo vas a aprender algunas formas concretas en las que un grupo pequeño puede ayudarte en tu camino hacia la salud al animarte, orar por ti, apoyarte y darte retroalimentación.

La Biblia está llena de versículos acerca de la importancia de la comunidad. Hebreos 10.25 dice: «No dejemos de congregarnos, como acostumbran hacerlo algunos, sino animémonos unos a otros». Gálatas 6.2 dice: «Ayúdense unos a otros a llevar sus cargas, y así cumplirán la ley de Cristo».

Y Salomón dijo: «Es mejor ser dos que uno, porque ambos pueden ayudarse mutuamente a lograr el éxito. Si uno cae, el otro puede darle la mano y ayudarle; pero el que cae y está solo, ese sí que está en problemas [...] Alguien que está solo, puede ser atacado y vencido, pero si son dos, se ponen de espalda con espalda y vencen; mejor todavía si son tres, porque una cuerda triple no se corta fácilmente» (Eclesiastés 4.9-12, NTV).

No necesitas muchas personas para formar tu grupo pequeño de El plan Daniel. Puedes comenzar solamente con dos o tres personas. Jesús dijo: «Porque donde dos o tres se reúnen en mi nombre, allí estoy yo en medio de ellos» (Mateo 18.20). Esto es parte del «factor fe» de El plan Daniel. Jesús estará contigo.

Mientras lees estos capítulos, te darás cuenta de que El plan Daniel no es complicado, sino bastante simple y directo: evalúas tu salud actual y luego dedicas tu cuerpo a Dios. Pides la ayuda de Dios. Reúnes a unos pocos amigos y formas un grupo de apoyo semanal. Comienzas a tomar decisiones saludables que se convertirán en hábitos al reforzarlas. Finalmente, esperas que Dios te capacite para ser constante, reclamando la promesa de Filipenses 1.6: «Estoy convencido de esto: el que comenzó tan buena obra en ustedes la irá perfeccionando hasta el día de Cristo Jesús».

Estoy orgulloso de ti por querer estar más sano, y espero que te unas a los miles de nosotros que hemos usado El plan Daniel como una herramienta para cambiar lo que temíamos que nunca podría cambiar. ¡Este es tu momento! Es imposible calcular lo que Dios pueda querer hacer a través de ti mientras recuperas más energía, piensas con más claridad, te sientes más seguro y eres cada vez físicamente más fuerte y flexible.

Estaré orando por ti, específicamente las palabras de 3 Juan 2: «Querido hermano, oro para que te vaya bien en todos tus asuntos y goces de buena salud, así como prosperas espiritualmente».

Mientras realizas El plan Daniel, me encantaría oír de ti acerca de lo que ocurre en tu vida, en tu grupo pequeño y en tu iglesia. Puedes enviarme un correo electrónico a *PastorRickWarren@saddleback.com*, conectar conmigo en Twitter (@RickWarren), Facebook (PastorRickWarren), o LinkedIn (PastorRickWarren). Y por favor regístrate en la página web de El plan Daniel (*www.elplandaniel.com*). ¡Bienvenido a este viaje!

Reflexiona y da un paso...

¿Estás listo para comenzar tu viaje hacia una vida más sana? ¿Es el momento de hacer algunos cambios? Adelante; haz un compromiso contigo mismo y con Dios. Tenemos mucha ayuda en los capítulos siguientes que te darán el cimiento que necesitas para tener éxito.

Configura tu perfil de seguimiento de progreso GRATIS. Entra ahora en *www.elplandaniel.com*.

Capítulo 2

Los Esenciales

«Ama al Señor tu Dios con todo tu corazón, con todo tu ser, con todas tus fuerzas y con toda tu mente», y: «Ama a tu prójimo como a ti mismo» (Lucas 10.27).

Steven Komanapalli pesaba más de 145 kilos (320 libras) cuando comenzó El plan Daniel mediante la iglesia Saddleback. Tenía alto el colesterol. Sus triglicéridos estaban cerca de los 400 mg/dL (lo normal es en torno a 150 mg/dL). Era prediabético y tomaba distintos medicamentos.

Como cuenta Steven: «Mi viaje por El plan Daniel comenzó cuando mi esposa y yo comenzamos a hablar acerca de la llegada de nuestro primer hijo, y los planes y las decisiones que debíamos tomar como padres y como pareja. Una de las cosas que planteamos fue nuestra longevidad. Ella me dijo: "Cariño, si te mueres pronto, te voy a echar de menos. Pero si te mueres por algo que se podía haber prevenido, estaré verdaderamente defraudada porque no hiciste todo lo posible para estar aquí conmigo y con tu hija". Bueno, solo tuvo que decírmelo una vez para captar mi atención».

Steven se lo tomó en serio, y todo lo que recomendaban los doctores de El plan Daniel y el pastor Warren, Steven lo hacía. Examinó su fe. Pidió a su grupo de hombres que le apoyasen. Comenzó a planificar sus días en torno a alimentos sanos. Encontró juegos activos que le gustaban para mover su cuerpo. Más de dos años después, Steven ha bajado 36 kilos (80 libras), y sus cifras en cuanto a la salud han mejorado. Está tomando incluso menos medicamentos. Aún sigue «haciendo» El plan Daniel porque ha cambiado su vida.

Espero que la historia de Steven te inspire. Ya te hemos dicho por qué la salud es tan importante, y te hemos contado parte de la historia de

Steven para mostrarte que se puede hacer. Ahora queremos mostrarte cinco áreas de tu vida que actúan juntas para afectar a tu salud, para bien o para mal. El plan Daniel está basado en cinco *Esenciales:* Fe, Alimentación, Ejercicio, Enfoque y Amistades.

Estos Esenciales son un camino hacia mucho más que mejorar la salud física. Cada uno de estos Esenciales sustenta tu vida, aviva tu cuerpo, enriquece tu mente y llena tu corazón. Integrarlos puede llevarte a una vida saludable e integral que te ayudará a amar plenamente, servir alegremente y finalmente vivir tu llamado en su máxima expresión. Queremos despertar y poder dar nuestros más altos dones, y también queremos eso para ti.

El pastor Warren profundiza en tu salud espiritual y camina contigo mientras edificas ese fundamento. El doctor Hyman te habla acerca de todo lo que necesitas saber acera del poder de la alimentación para afectar a tu mente y a tu cuerpo. Cuando veas lo buena que la comida apropiada puede ser para ti, esperamos que te inspire a crear nuevos hábitos alimenticios que disfrutes.

El fisiólogo especializado en ejercicio, Sean Foy, quita los bloqueos que te impiden hacer ejercicio. Te enseña lo divertido que es mover tu cuerpo y todos los beneficios derivados de ello. El doctor Amen te ayuda a convertir tu cerebro en la poderosa herramienta que Dios creó enseñándote cómo estimular tu salud física, renovar tu mente y cumplir tu propósito.

La poderosa sinergia de estos Esenciales con el apoyo de amistades te aporta más que cualquiera de estos esenciales por sí solo. El profeta Daniel no decidió simplemente comer más sano; él tomó esa decisión basado en su fe, con un enfoque claro y el apoyo de sus amigos. Así que no es de extrañar que estuviera más en forma y tuviera mejor salud que los demás que había en el corte del rey.

EL ESENCIAL DE LA FE

Esta es una pregunta muy sincera: ¿te apartas de tu fe cada vez que te estrellas? ¿Dices: «Olvídalo, Dios. No puedo hacer esto el cien por ciento de las veces, así que ¿de qué sirve?»? ¡No! Sabemos que nuestra fe confía en Dios. Él es quien la edifica y sostiene.

Dios nos da la gracia y el poder para tener una relación con él. Su Palabra nos enseña acerca de correr esta carrera de la fe. El poder de Dios es la clave para cualquier cambio transformador en nuestra vida, incluyendo nuestra salud. Él quiere que nos conectemos a ese poder para que podamos vivir y movernos como él quiere.

Si realmente creyeras que el poder de Dios te respalda, vigoriza y sostiene, ¿qué te retendría?

El plan Daniel comienza con la fe, porque la salud espiritual te da un cimiento para edificar hábitos y perspectivas para la salud en cualquier área. Como mencionó Rick en el capítulo uno, la fe es parte del secreto de El plan Daniel. Quizá hayas probado una decena de dietas y una decena de programas de ejercicio. Pero la salud es algo más que un programa. La salud llega al reconocer y usar el poder de Dios en tu vida y tratar tu cuerpo y tu mente con el cuidado que él quiere.

Donde Dios guía, él provee. Lo que él te llamó a hacer, te equipará para hacerlo. Él no necesita tu fortaleza y fuerza de voluntad, pero sí necesita tu compromiso. Quiere que vivas una vida abundante que incluya una fe vibrante, un cuerpo vibrante y una mente vibrante. Pero debes confiar en Jesús.

> «Estoy convencido de esto: el que comenzó tan buena obra en ustedes la irá perfeccionando hasta el día de Cristo Jesús» (Filipenses 1.6)

A muchos de nosotros, las decisiones poco saludables nos han dejado sin la energía mental, física o espiritual para recibir lo que Dios nos ha puesto a hacer en este planeta. Algunos piensan: «Es demasiado tarde para mí. Lo haría si fuera más joven, pero he desperdiciado mi oportunidad. Ahora no tengo la condición física necesaria. Nunca llegaré donde debería estar». Pero nunca es demasiado tarde.

Reflexiona en tu fe: está siempre cambiando, siempre creciendo, siempre siendo desafiada. A veces avanzas hacia delante, y a veces hacia atrás. Pero tú sabes que la fe es una carrera de por vida. Hebreos 12.1–2 dice: «Corramos con perseverancia la carrera que tenemos por delante. Fijemos la mirada en Jesús, el iniciador y perfeccionador de nuestra fe».

Tienes que creer que puedes estar saludable aunque no puedas verlo aún. Hebreos 11.1 dice: «Ahora bien, la fe es la garantía de lo que se espera, la certeza de lo que no se ve». La fe es visualizar el futuro con antelación. Es ver el futuro en el presente. Cada gran logro comenzó cuando alguien lo vio con antelación. Cuando el presidente John F. Kennedy lanzó el desafío de enviar un hombre a la luna, la tecnología aún no se había inventado para poder hacerlo.

Lo mismo ocurre cuando se trata de estar saludable. Mírate en el espejo y cree que, con la ayuda de Dios, llegarás a estar saludable aunque la persona que se refleja mirándote fijamente está agotada, estresada, en baja forma o con sobrepeso.

Un gran regalo

«Con fe, acepté el reto [del estilo de vida de El plan Daniel] y me metí de cabeza. No sabía dónde aterrizaría espiritualmente, pero sabía que tenía que estar cerca de Dios. Recuerdo el día que sentí al Espíritu diciéndome que el vaso que Dios hizo de mí ya no tenía que seguir bajo mi control. Él lo estaba rompiendo en contra de mi terca voluntad, para mi propio bien. Estaba a punto de hacer una nueva creación, algo adornado a su estilo, que de alguna manera inspiraría a otros. Tenía que recibirlo, y sabía dentro de mí que esto impactaría mi vida en más formas de lo que podía imaginar».

—Matthew Burstein

Tienes que continuar incluso cuando quieras abandonar. La superviviente del holocausto Corrie Ten Boom dijo: «Si miras el mundo, te angustiarás. Si miras dentro de ti, te deprimirás. Pero si miras a Cristo, encontrarás descanso». Todo depende de dónde esté el enfoque; el lugar hacia el que dirijas la atención de tu mente determina cómo te sientes.

Habrá días difíciles en este viaje hacia una vida sana. Si comienzas a implementar el hábito de acudir a Dios en los momentos difíciles, cuando afrontes desafíos en la alimentación, el ejercicio o el enfoque, tendrás el hábito de acudir a pedirle ayuda. La gracia de Dios está siempre ahí, incluso cuando estés cansado o bajo tentación.

Tienes que creer que Dios tiene en su mente lo mejor para ti aun cuando no puedes ver lo que él está haciendo. A lo largo de El plan Daniel intentamos explicar lo mejor que sabemos por qué, tanto bíblicamente como científicamente, estamos haciendo ciertas recomendaciones. Pero al final, todo se reducirá a tu relación con Dios y la salud de tu fe.

Abraham es un clásico ejemplo de obedecer sin entender. Tenía unos setenta y cinco años de edad, y Dios le pidió que dejara toda su seguridad (Hebreos 11.8). Acuérdate de la fe de Abraham cuando empieces a preguntarte cosas como:

- «¿Cuán saludable estaré con este plan?».
- «¿Cuánto tardaré?».
- «¿Cómo sabré cuándo lo he conseguido?».

Tienes que confiar en Dios aunque no consigas lo que quieres. Todos sabemos por experiencia propia que la fe no nos exime de los problemas. Es fácil confiar en Dios cuando la vida va bien y nos sentimos fuertes. Pero la fe se desarrolla en los valles. Cuando nuestros sueños se hacen añicos y nos sentimos sin esperanza, es cuando tenemos que creer en el poder y la presencia de Dios. Si alguna vez has estado en un valle y tu fe ha sido probada, entonces sabrás exactamente cómo hacer frente a los bajos en el viaje de la salud: confiar en Dios.

La fe puede literalmente considerarse un verbo. Es algo activo y no pasivo. Es algo que haces. La toma de decisiones es una actividad que edifica la fe. Usa tus músculos de la fe para edificar tus músculos físicos.

Dios te ha dado una misión en la vida, y solo tú puedes cumplirla. ¿Vas a dejar que tu salud se interponga en el camino? ¿Vas a ser capaz de mirar a tu Salvador al final de tu vida y decir: «Terminé la carrera. Hice lo que TÚ me pusiste a hacer en la tierra. No me cansé ni me quemé. Le entregué todo a Jesús, incluyendo mi salud física»? Eso es lo que esperamos que puedas decir. Así que queremos ayudarte a edificar tu fe al conectarte al poder de Dios y pedirle que abra tus ojos para ver su visión de tu vida. Esto te transformará desde dentro hacia fuera.

EL ESENCIAL DE LA ALIMENTACIÓN

¿Qué sabes realmente sobre alimentación? Sabes lo que te gusta, lo que no te gusta; lo que hace que tus hijos se emocionen al comer. Lo creas o no, la comida es mucho más que el tiempo de comer para el sustento. La comida puede revigorizar tu salud, reconectar familias, restaurar comunidades vibrantes, mejorar la economía, mejorar la salud del entorno, reducir la polución e incluso ayudar a nuestros hijos a obtener mejores calificaciones y evitar trastornos alimentarios, obesidad y consumo de drogas.

> «En conclusión, ya sea que coman o beban o hagan cualquier otra cosa, háganlo todo para la gloria de Dios» (1 Corintios 10.31).

¿Cuántos hemos considerado alguna vez que la comida pueda sanar? Este es el mayor descubrimiento científico desde la teoría del germen de la enfermedad y los antibióticos: la comida es medicina. La comida es la medicina más poderosa del planeta. Puede mejorar la expresión de miles de genes, equilibrar docenas de hormonas y optimizar decenas de miles de redes de proteínas. Puede curar la mayoría de las enfermedades crónicas, y funciona más rápido, mejor y más barato que cualquier medicina; y todos los efectos secundarios son buenos.

Los alimentos contienen mensajes, instrucciones e información que le dicen a tu cuerpo lo que debe hacer en cada momento para aumentar

¿Cuán mala es?

Uno de cada dos estadounidenses sufre alguna enfermedad crónica.[1] Enfermedades del corazón; diabetes; cáncer; demencia; enfermedades autoinmunes; alergias; reflujo ácido; intestinos irritables; problemas neurológicos; depresión; trastorno de la hiperactividad y déficit de atención; problemas de tiroides, hormonales y menstruales; problemas cutáneos que incluyen eczemas, soriasis, acné y otras. Gastamos casi tres billones de dólares al año en nuestro sistema de cuidado de la salud, y casi el 80% es para enfermedades crónicas evitables y reversibles, debido al estilo de vida.[2]

la vitalidad o crear una enfermedad. Cada bocado que das es una poderosa oportunidad de crear sanidad o enfermedad. La verdadera comida, la integral que viene de la tierra —los alimentos que Dios creó— sana, mientras que la comida industrial procesada creada en fábricas a manos de hombres daña.

Desgraciadamente, muchos ya no comemos alimentos. Comemos sustancias con apariencia de alimentos fabricados y producidos industrialmente. Esto debería hacernos detener y pensar. ¿Realmente debemos introducir eso en nuestro cuerpo?

Tira la basura

Los Institutos Nacionales de la Salud gastan 800 millones de dólares al año intentando descubrir la causa de la obesidad.[3] ¿Podría ser los 13 kilos (29 libras) de patatas fritas, los 10 kilos (23 libras) de pizza, los 11 kilos (24 libras) de helado, los 200 litros (53 galones) de refresco, los 11 kilos (24 libras) de edulcorantes artificiales, el kilo y medio de sal, los 90.000 miligramos de cafeína que el estadounidense promedio consume al año?[4]

Vemos estos alimentos como alimentos «precocinados». Durante mucho tiempo, la invención de alimentos en frasco, en lata y en caja nos ha parecido una gran idea para cocinar de manera más fácil y conveniente para poder llevarla. Pero ahora hemos descubierto que estos alimentos preparados han conducido a depresión, obesidad, fatiga y la oleada de personas que toman múltiples medicamentos para enfermedades derivadas de un estilo de vida, como afección cardiaca, depresión y reflujo ácido. ¿Es esto algo conveniente?

La buena noticia es que una vida de abundancia y vitalidad está a la vuelta de la esquina. De hecho, está en nuestra propia cocina. Es momento de regresar a nuestras cocinas y recuperar nuestra salud. Nos han convencido de que para comer bien se necesita mucho tiempo, es caro y difícil. Estamos aquí para decirte que disfrutar de comida verdadera, fresca y natural es fácil y barato, y más importante aun, es algo delicioso.

El plan Daniel está arraigado en un principio muy simple: saca la basura y deja entrar la abundancia. La decisión es tuya. No queremos centrarnos en lo que no puedes comer (aunque te informaremos y prevendremos acerca de varias sustancias alimenticias) sino más bien en lo que puedes incluir, es decir, comida natural deliciosa llena de un sabor extraordinario, texturas agradables y sorpresas escondidas.

> Nuestra filosofía es que si creció en una planta, cómelo. Si se fabricó en una planta, déjalo en la estantería.

Nuestra filosofía es que si creció en una planta, cómelo. Si se fabricó en una planta, déjalo en la estantería.

Sí, animamos a comer mucha, mucha verdura y hortalizas. Nuestra teoría acerca de las verduras es esta: si las aborreces, es que nunca te las han preparado correctamente. Estaban enlatadas, demasiado cocinadas, hervidas, muy fritas o muy procesadas y muy sosas. Solo piensa en unas coles de Bruselas pasadas o judías verdes en lata muy blandas. Verdaderamente no resultan muy apetecibles.

Como dice el Dr. Hyman: «Cocinar es un acto revolucionario». Desgraciadamente, hemos abdicado del acto esencial de cocinar, el acto peculiar que nos hace humanos, ante la industria alimenticia. Nos hemos convertido en consumidores de alimentos, no en productores o preparadores de alimentos. Hemos delegado el cocinar a las fábricas, pero necesitamos volver a llevar el cocinar a nuestras casas. Cocinar puede ser divertido, liberador y sencillo.

El plan Daniel está diseñado para acabar con el ansia, satisfacer tu apetito y enseñarte a escuchar a tu cuerpo. Quizá no lo creas aún, pero tu cuerpo comenzará de manera natural a rechazar la basura —los alimentos azucarados, procesados y refinados— y comenzarás a anhelar la verdadera comida.

Te invitará a comer alimentos naturales que aportan vitalidad y energía a tu cuerpo y tu mente. Según vayas introduciendo lentamente alimentos naturales frescos, tu cuerpo responderá automáticamente y sanará, y los síntomas crónicos se desvanecerán en el recuerdo. El plan Daniel te presenta un mundo totalmente nuevo de fruta fresca y verdura, frijoles, cereales integrales, frutos secos, semillas, huevos, pollo, pescado, productos animales magros o criados de manera natural, y especias. El plan Daniel te da un plan claro y libre de necedades.

Nos preocupa profundamente nuestra nación obesa y enferma, el futuro de nuestros hijos y los tuyos. La mejor medicina para este mal es algo muy simple, muy fácil, muy sano, muy asequible y muy accesible para casi todos: cocinar alimentos frescos naturales, en tu casa con tu familia y amigos.

EL ESENCIAL DEL EJERCICIO

Sé sincero: ¿Qué piensas cuando oyes la palabra *ejercicio*?

La mayoría pensamos que para tener una vida en forma, sana, vigorosa y abundante tenemos que hacer ejercicio. Pero la realidad es que la mayoría no lo hacemos. De hecho, más del 70% no hacemos suficiente ejercicio de manera regular para mantener nuestra salud. No es por falta de información o educación. Durante años los médicos, los profesionales del deporte y las agencias gubernamentales nos han animado, empujado y concienciado de que para tener una vida en forma y sana debemos hacer ejercicio.

Al igual que ocurre con la alimentación, el ejercicio funciona mejor que la medicina. Entonces ¿qué es lo que nos impide tomarnos nuestra dosis regular? Si somos sinceros, para muchos de nosotros el ejercicio no es algo que deseemos hacer. No está en los primeros puestos de nuestra lista de quehaceres.

Quizá estos sentimientos te resultan familiares:

«¿Quién tiene el tiempo o la energía para hacer ejercicio regularmente?».

«He intentado en varias ocasiones hacer ejercicio, pero no consigo hacer de ello un hábito».

«El ejercicio no es algo muy divertido; ¡realmente es mucho esfuerzo!».

«Cuando hago ejercicio, lo único que siento es ¡dolor!».

La mayoría estamos dispuestos a admitir que hacer ejercicio regularmente es difícil cuando tenemos un horario apretado, ocupado y

A sus cincuenta y tantos años, Patti Kaminski nunca había soñado que se convertiría en una fanática del ejercicio. «He pasado de apenas poder caminar hasta la puerta de mi casa [cuando pesaba 50 kilos (110 libras) más de lo que peso hoy] a caminar 10 kilómetros por el monte todos los sábados. Una vez al mes camino 12 kilómetros». Ella incluso ha encontrado un entrenador personal y le encanta ir al gimnasio. «Ahora mi entrenador es mi compañero de entrenamiento y mi nuevo hijo adoptado no oficial. ¡Disfruto cada minuto! Tengo energía como nunca antes, mejor memoria (foto-radar) y un cambio total en mi actitud ante la vida».

frenético. Y para los que comenzamos a movernos, lo dejaremos tras unas cuantas semanas. Si te encuentras entre estas estadísticas, no estás solo; pero más importante aun, tenemos buenas noticias para ti.

Nos gustaría compartir contigo un enfoque diferente del ejercicio, uno que te ayudará a querer hacer ejercicio en vez de tenerle miedo. Es un método comprobado para mover tu cuerpo, ayudarte a conocer el propósito, agrado y plan de Dios para tu estado físico y salud.

A diferencia de los programas de ejercicio que ofrecen los libros populares sobre salud y ejercicio, publirreportajes, DVD o clases de gimnasios, el fisiólogo experto en ejercicio Foy te enseñará a maximizar y disfrutar del ejercicio para que puedas convertirte en lo que llamamos *Daniel el fuerte.*

El profeta Daniel era un hombre fuerte. En cuerpo, mente, corazón y espíritu, encontró su poder, propósito y fortaleza en la devoción a Dios. Sin importar dónde se encontraba o qué estaba haciendo, vivió con pasión y un enfoque singular: honrar a Dios en todo lo que hacía. Ya sea que se encontrara en la comodidad de la corte del rey o en el oscuro foso de leones, Daniel estaba listo y dispuesto a seguir a Dios con un compromiso, una devoción y una fortaleza poco frecuentes. Estaba en forma para servir, cuando fuera, donde fuera, bajo una dificultad extrema y en cualquier circunstancia. Era Daniel el fuerte. Pero como todos nosotros, él no nació con esta fortaleza. En cambio, la cultivó siguiendo el plan y el diseño de Dios para su vida.

Daniel fue reconocido enseguida por su potencial y fue elegido siendo un joven para servir al rey de Babilonia. Con diligencia se entrenaba física, intelectual, relacional y espiritualmente con el propósito de ser lo mejor que pudiera llegar a ser. Con un cuerpo fuerte, una mente fuerte, una integridad fuerte y por encima de todo una fe fuerte, Daniel honraba a Dios en todo lo que hacía; y tú también puedes hacerlo.

Medicina del ejercicio

El ejercicio es la mejor estrategia para:

- Aumentar la energía
- Mejorar la fuerza, el tono y la resistencia muscular
- Hacerte más feliz, reducir el estrés, la ansiedad y la depresión
- Hacerte parecer y sentir más joven
- Manejar el peso y disminuir la grasa corporal
- Aumentar la productividad
- Estimular la creatividad
- Aclarar el enfoque
- Producir un sueño reparador
- Mejorar la intimidad y las relaciones
- Fortalecer los huesos
- Hacerte más inteligente
- Mejorar la función inmunológica
- Aumentar la movilidad articular
- Mejorar la postura
- Tratar y prevenir más de cuarenta enfermedades crónicas

¿Tenemos que seguir diciendo cosas?

Otro Daniel el fuerte fue Eric Liddell, un hombre celebrado y recordado en la historia olímpica por una carrera que nunca corrió. Era la carrera clasificatoria de 100 metros planos de los Juegos Olímpicos de 1924 celebrados en París, Francia. Liddell era el favorito en el evento y se esperaba que se llevase la medalla de oro olímpica para su país. Pero su carrera se programó para un domingo, el día que él guardaba como día de reposo. Para asombro y consternación de la prensa y el mundo de las carreras, Liddell, un cristiano devoto, se retiró de la carrera, queriendo honrar a Dios por encima de las expectativas de los demás, la gran oposición y su propia ganancia personal.

Pocos días después, Liddell centró su atención en una carrera que no era una de sus principales especialidades: los 400 metros planos. Como corría contra varios competidores con marcas mundiales, se esperaba muy poco de Liddell en esta prueba. Sin embargo, no solo ganó la carrera de 400 metros, sino que además batió el record mundial existente con un tiempo de 47,6 segundos, un record que duraría años.

A Liddell se le conoce por decir: «Cuando corro, siento que Dios se agrada». Esta cita personifica al hombre, siervo y atleta Eric Liddell. También engloba la esencia misma de lo que se trata el ejercicio en El plan Daniel.

Pero no tenemos que ser atletas olímpicos, ni tan siquiera entrenar como uno de ellos, para entender la profunda lección que demostró la vida de Eric Liddell. Liddell descubrió que su amor por las carreras, el entrenamiento y el ejercicio no solo hacía su cuerpo fuerte y sano, sino que también le daba una gran satisfacción y gozo y le preparaba para estar en la mejor forma posible para el resto de su vida.

Las principales organizaciones de salud y bienestar, como la American College of Sports Medicine [Universidad Estadounidense de Medicina Deportiva] han descubierto que mover tu cuerpo tan solo un poco de manera regular influencia no solo tu salud física, sino también tu salud intelectual, emocional, social, económica y espiritual.

Así como Daniel y Eric Liddell, estamos diseñados para movernos. Cuando estamos en forma, nuestro cuerpo, mente y relaciones funcionan mejor y tenemos el potencial, la resistencia y la fortaleza para ser todo aquello para lo que fuimos diseñados.

Dondequiera que estés con el ejercicio, incluso aunque nunca hayas hecho ejercicio de forma regular, El plan Daniel te ayudará a encontrar una estrategia personal para estar en forma que disfrutes. Te ayudaremos a descubrir lo que te motiva para que puedas edificar y fortalecer el cuerpo que Dios te dio.

EL ESENCIAL DEL ENFOQUE

Puedes tener una fe sólida, buenas decisiones en la alimentación y mucho ejercicio, y aun así sabotear tu salud. ¿El posible saboteador? Tu cerebro. Tu salud mental es vital para tu salud global. Los pensamientos negativos, pensamientos positivos o falta de pensamientos pueden consumirte. Dependiendo de cuál consuma más tu mente, puedes conseguir o estropear tu salud incluso ante de comenzar. Lo que más consiga la atención de tu mente dirigirá muchas otras áreas de tu vida.

Cuando tu cerebro funciona bien, trabajas bien. Cuando tu cerebro está sano, tu capacidad para enfocarte aumenta y tomas mejores decisiones. Muchas distracciones compiten por tu atención, así que es importante renovar tu mente y enfocarte en el plan y las prioridades de Dios para tu vida.

Cambia tu mente

«Concéntrense en todo lo que es verdadero, todo lo honorable, todo lo justo, todo lo puro, todo lo bello y todo lo admirable. Piensen en cosas excelentes y dignas de alabanza» (Filipenses 4.8, NTV). Parte de permanecer enfocado es poder desarrollar maestría sobre la calidad de tus pensamientos. Los pensamientos mienten, y mienten mucho. Son a menudo los pensamientos que no has investigado y que llevan a la depresión, la ansiedad, el temor o comer en exceso los que estropean el progreso hacia una mejor salud.

En definitiva, la salud de tu cerebro influye mucho en la calidad de tus decisiones y tu capacidad para mantener el enfoque. Tu cerebro participa en todo lo que haces. La neurociencia moderna nos dice claramente que cuando tu cerebro funciona bien, tiendes a estar más feliz, físicamente más saludable y más concienzudo, porque tomas mejores decisiones. (La toma de decisiones es una función del cerebro.)

Un paciente que era luchador de artes marciales mezcladas (MMA por sus siglas en inglés) fue a ver al doctor Amen. Uno se puede imaginar que el MMA no es bueno para el cerebro. Este paciente había estado luchando de manera competitiva durante más de cinco años y lidiaba con su enfoque, genio y humor. Usando los Esenciales de El plan Daniel — que incluían conectar de manera más profunda con su propósito, cambiar su dieta, hacer ejercicio que no dañe el cerebro, usar algunos suplementos sencillos para mejorar la función cerebral y conectar con amigos—, este paciente pudo conseguir una mejora sustancial.

Una de las partes más importantes del Esencial del Enfoque es conocer tu motivación, o por qué tienes que estar sano. Sin una subyacente y clara sensación de motivación, es mucho más difícil seguir haciéndolo en los buenos y en los malos momentos. Pero una vez que sabes por qué lo haces, por qué debes estar sano, tu motivación literalmente te aporta el combustible necesario para permanecer enfocado. Pregúntate por qué debes estar sano. ¿Es para vivir en la voluntad de Dios? ¿Para tener una mejor salud y claridad mental? ¿O para ser un gran modelo a seguir para alguien a quien amas?

Cada vez que tienes un pensamiento, tu cerebro libera sustancias químicas. Los pensamientos negativos, de enojo y desesperación producen sustancias químicas negativas que hacen que tu cuerpo y tu mente se

Perder algo más que kilos

Laura, una directora de proyectos de cincuenta y tres años, había luchado con su peso durante muchos años. Probó muchas dietas distintas sin conseguir ningún éxito duradero. Aprender a enfocarse en la gratitud, corregir sus patrones de pensamientos negativos y aprender de los errores en vez de culparse, todo esto junto con los elementos de fe, alimentación, ejercicio y amistades logró marcar una enorme diferencia a largo plazo para ella. Perdió veinte kilos (43 libras) en seis meses y comenzó a dedicarse a una nueva forma de vivir en vez de a una dieta de moda.

sientan mal; por el contrario, los pensamientos positivos, felices y espe-
ranzados producen un conjunto de sustancias químicas totalmente distintas que te ayudan a sentirte relajado, feliz y en control de tus impulsos.
Explicaremos varias formas en que tu mente distorsiona la verdad. Saber
cómo responder a tus pensamientos negativos es vital para poder enfocarte en la verdad de la Palabra de Dios y ayudarte a vivir en la plenitud
de salud física y mental que Dios quiere para ti.

De forma similar a disciplinar tu mente para tener pensamientos precisos y honestos, también es importante prestar atención cada día a esas
cosas por las que estás agradecido. Las investigaciones médicas moder-
nas revelan que cuando te enfocas constantemente en tus bendiciones y
en aquello por lo que estás agradecido cada día, eso tiene efectos positivos sobre tu salud física y mental. Por ejemplo, el psicólogo Martin Seligman de la Universidad de Pensilvania descubrió que cuando las personas
escribían tres cosas por las que estaban agradecidos cada día, en el plazo
de tres semanas aumentaba de manera significativa su nivel de felicidad.[5]
Como verás, la gratitud incluso ayuda a que tu cerebro funcione mejor.

A menudo, los intentos por mejorar tu salud o tu vida fracasan o terminan demasiado pronto porque la fuerza de voluntad es difícil de fortalecer.
Sabes que tu fuerza de voluntad debe descansar en el poder de Dios, pero
también se hace más fuerte con una mente clara y dominio propio. Piensa
en la frecuencia con la que intentas evitar algo malo para ti, pero fracasas
porque no puedes controlar tus impulsos. Es frustrante, ¿verdad? Entonces,
¿qué ocurriría si pudieras aprender las dos palabras más importantes del
idioma español en lo referente a la salud: *entonces qué*.

- *¿Entonces qué* ocurrirá si me como esto?
- *¿Entonces qué* ocurrirá si le digo esta cosa impulsiva a mi
  esposa?
- *¿Entonces qué* ocurrirá si me quedo despierto toda la noche en
  la computadora y no duermo bien para mañana?

Tener estas dos palabras frescas en tu mente e implementar los hábitos adecuados, como dormir bien y comer bien, marcará una gran diferencia en tu salud mental y física, lo cual a cambio te ayudará con tus
amistades y tu conexión con Dios.

Un enfoque claro y una mente sana no descarta que falles en este viaje. El fallo es una parte del viaje de cada uno, pero es tu actitud con respecto al fallo lo que determinará tu éxito final. El enfoque y una mente clara pueden ayudarte a tener la actitud correcta hacia el fracaso. Ahora te estamos diciendo que estés preparado para tener altos y bajos en tu viaje hacia una mejor salud. Habrá puntos álgidos y contratiempos.

El fallo no tiene por qué derrotarte o apartarte. De hecho, puede aumentar tus oportunidades de un éxito final. El plan Daniel te anima a convertir tus días malos en buena información y a estudiar tus fallos. Aprender de los errores ayuda a impedir que vuelvan a producirse en el futuro.

Uno de los ejercicios favoritos del doctor Amen para ayudar a las personas a estar y permanecer sanas para toda una vida se llama La bifurcación en la carretera:

> Imagínate gráficamente una bifurcación en la carretera con dos caminos:
>
> A la izquierda, imagínate un futuro de dolor. Si no cuidas tu cerebro y tu cuerpo y sigues haciendo lo que siempre has hecho, ¿cómo será tu vida dentro de un año… cinco años… diez años? Imagínate tu cuerpo que sigue envejeciendo y con todo lo que eso supone… neblina mental, cansancio, depresión, pérdida de memoria y enfermedad física.
>
> A la derecha, imagínate un futuro de salud. Si cuidas de tu cuerpo, que es un regalo de Dios, y haces El plan Daniel, ¿cómo será tu vida dentro de cuarenta días, de un año… cinco años… diez años? Imagínate tu cuerpo y tu espíritu siendo más sanos y todo lo que acompaña a eso… claridad mental, mejor energía, mejor humor, buena memoria, un cuerpo más sano y esbelto, una piel más saludable y un cerebro más sano.

Incrementa la salud de tu cerebro, e incrementarás todos los demás esfuerzos por tener una vida más sana.

EL ESENCIAL DE LAS AMISTADES

Para muchos de ustedes, esta no es la primera vez que han intentado controlar su salud. La salsa secreta —las amistades— une todas las demás cosas.

Cuando se trata de tu salud, cada *cuerpo* necesita un *amigo*. A fin de cuentas, Dios creó el universo de tal forma que nos necesitásemos los unos a los otros. De hecho, el Nuevo Testamento usa la frase *unos a otros* una y otra vez. Dice que nos amemos unos a otros, animemos unos a otros, sirvamos unos a otros, ayudemos unos a otros. La palabra «ayudar» literalmente significa aumentar el potencial del otro.

¿No es eso algo que tú quieres? Ya lo tienes de alguna forma. Quizá tienes un círculo de oración que te ayuda con tu caminar espiritual. Quizá te reúnes con un grupo de cocina en el que a todos les encanta cocinar. Quizá eres parte de un grupo de mamás o papás en el que todos hablan de los desafíos diarios de educar a los hijos. Tienes amigos que te ayudan.

Ahora piensa en lo que sería tu viaje hacia la salud si lo hicieras en comunidad. Los estudios revelan que las personas que intentan estar saludables juntas pierden el doble de peso de los que lo hacen solos.[6] Ese éxito aumenta drásticamente cuando estás conectado con otros, recibiendo un ánimo constante para estar enfocado y motivado para conseguir tus objetivos.

Los amigos y la fe diferencian El plan Daniel como un estilo de vida que es alcanzable y sostenible. Los libros de dieta y nutrición pueden darte las bases, pero solo la ayuda mutua de otros puede aumentar tus resultados y sostenerlos.

> Descubre más consejos prácticos acerca de estar sano mediante los cinco Esenciales. Invita a algunos amigos a hacer contigo un grupo de estudio de El plan Daniel durante seis semanas. Entra en www.elplandaniel.com para registrar tu grupo y comenzar.

El hombre más sabio del mundo, el rey Salomón, lo sabía: «Más valen dos que uno» (Eclesiastés 4.9).

El profeta Daniel también entendió este principio. Él no hizo su compromiso con los caminos de Dios y las decisiones saludables por sí solo. Lo hizo con tres amigos. Los cuatro, juntos, fueron mucho más fuertes de lo que cualquiera de ellos en solitario podría haber sido.

Dios nunca quiso que fueras solo por la vida, y eso incluye tu viaje hacia una salud mejor. Ya sea que te juntes con unos cuantos vecinos, preguntes a los padres de los amigos de tus hijos, comiences un grupo en la oficina, te inscribas en una célula de la iglesia o te juntes con tu familia, encuentra a algunos otros que quieran comenzar El plan Daniel contigo.

Las conexiones sociales son vitales. Cuando estás rodeado de personas que tienen los mismos valores, metas y hábitos de salud, progresarás más de lo que lo harías en solitario.

Por ejemplo, cuando te encuentras en una situación difícil, ¿a quién acudes? Tus amigos o familiares, los que mejor te conocen, los que orarán por ti. Esas personas se disponen a ayudarte, preguntándote y sirviéndote. Los amigos te inspiran y motivan.

Quizá no te apetece comer alimentos sanos hoy, pero si el amigo con el que has quedado para comer pide un plato saludable, alentará tu decisión de pedir lo mismo. Quizá no te apetezca meditar en la Palabra de Dios, pero si vas a la iglesia o a una célula esta noche, ellos te llevarán a la presencia de Dios. El sentimiento de comunidad es la razón por la que las clases de ejercicio y grupos de actividades son tan populares, porque proporcionan la motivación para conseguir cambios duraderos.

Un buen grupo de amigos es también un lugar donde Dios promete estar contigo. Jesucristo hizo una promesa increíble al respecto: «Pues donde se reúnen dos o tres en mi nombre, yo estoy allí entre ellos» (Mateo 18.20, NTV).

Un equipo de amigos te mantendrá en el camino para la carrera que Dios te ha llamado a correr. Y tú harás lo mismo por otros. Este es el secreto de El plan Daniel: incluye a los amigos con todos los demás Esenciales, y verás lo lejos que puedes llegar. Lleguemos a estar sanos juntos.

Reflexiona y da un paso...

Ahora es el momento de evaluar dónde estás. Todos tienen un punto de inicio distinto, así que haz esto de manera muy personal. ¿Cómo es tu salud en general? ¿Con qué cambios quieres empezar? Usando la página web de El plan Daniel, el diario o la aplicación (solamente disponible en inglés), toma algunas notas en cuanto a dónde estás con cada uno de los cinco Esenciales que acabas de leer. Después, durante los siguientes cuarenta días, comprueba cómo tus decisiones y cambios comienzan a restaurar tu cuerpo y tu mente.

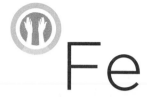# Fe

Todo lo puedo en Cristo que me fortalece (Filipenses 4.13).

Antes de poder realizar cualquier cambio saludable en tu vida, primero debes creer que ese cambio es posible.

Y más importante aun, si quieres la ayuda de Dios, debes confiar en que él te dará su poder para cambiar. Jesús dijo: «Se hará con ustedes conforme a su fe» (Mateo 9.29).

A esto lo llamamos el Esencial de la Fe, y es una de las distinciones clave entre El plan Daniel y otros programas para mejorar la salud. Si no crees que Dios puede ayudarte a estar sano, lo único que te queda es tu fuerza de voluntad, y ya sabes por experiencia propia que la fuerza de voluntad por lo general no dura mucho. Te cansas de hacer lo correcto, y lo abandonas.

La Biblia dice: «Así que no nos cansemos de hacer el bien. A su debido tiempo, cosecharemos numerosas bendiciones si no nos damos por vencidos» (Gálatas 6.9, NTV). Pero ¿dónde consigues el poder para continuar? Lo consigues de Dios, pidiéndole que te capacite y confiando en él en cada momento.

Dios puede producir cambios en tu vida que nunca antes te habías ni imaginado. Él es especialista en milagros de reformas. «Y ahora, que toda la gloria sea para Dios, quien puede lograr mucho más de lo que pudiéramos pedir o incluso imaginar mediante su gran poder, que actúa en nosotros» (Efesios 3.20, NTV). Ese es un poder que no podrás encontrar en ningún otro lugar.

Cada año se publican cientos de libros sobre autoayuda. Muchos de ellos ofrecen consejos excelentes, pero la mayoría carece del ingrediente más importante: explicar de dónde obtener el poder para cambiar. Te dicen lo que debes hacer, pero no te dan el poder para hacerlo. Eso puede llegar a ser frustrante.

Por ejemplo, ¿alguna vez has intentado dejar la cafeína o el azúcar? Quizá lo has conseguido durante unas cuantas semanas, pero entonces llega el estrés, y terminas necesitando algo vigorizante. Cuando te quieres dar cuenta, ya llevas toda una semana bebiendo otra vez dos cafés dobles con leche al día. ¿O alguna vez has intentado perdonar a alguien que nunca ha admitido su ofensa contra ti? Piensas en ello y sientes paz durante un tiempo corto. Después algo despierta tu memoria, el dolor y la ira regresan, y piensas: *Nunca seré capaz de perdonar a esa persona.* Tienes razón. No podrás hacerlo sin la ayuda de Dios.

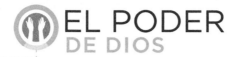

EL PODER
DE DIOS

PROVERBIOS 16.9 DICE: «El corazón del hombre traza su rumbo, pero sus pasos los dirige el Señor». La razón por la que finalmente fallamos en nuestras buenas resoluciones es porque no dependemos de Dios. ¿Cuántas veces has comenzado un año nuevo con un nuevo propósito, o un nuevo deseo, o una nueva dieta, y solo unas semanas después te encuentras en el mismo lugar? Necesitas fuerza de voluntad, pero también necesitas algo más que eso para un cambio de por vida. Dios dice: «No será por la fuerza ni por ningún poder, sino por mi Espíritu —dice el Señor Todopoderoso» (Zacarías 4.6).

Piensa en esto: ¿qué cambios positivos se podrían producir en tu vida si confiases en el poder ilimitado de Dios en vez de el poder limitado de tu fuerza de voluntad? El Esencial de la Fe en El plan Daniel significa que no lo harás por ti mismo. Dios te ayudará si te apoyas en él, y confías en que él te dará la capacidad y el poder para cambiar lo que quieres cambiar. Explico esto con detalle en *Una vida con propósito*:

> Jesús dijo: «Para los hombres es imposible [...] mas para Dios todo es posible» (Mateo 19.26).

> Solo el Espíritu Santo tiene el poder para hacer los cambios que Dios quiere hacer en nuestras vidas [...] Permitimos que Cristo viva *a través* de nosotros [...] mediante las decisiones que tomamos. Decidimos hacer lo correcto en situaciones y luego confiar en que el Espíritu de Dios nos dé su poder, amor, fe y sabiduría para hacerlo. Como el Espíritu de Dios vive en nuestro interior, estas cosas están siempre disponibles para que las pidamos.[1]

Dios te entiende mejor de lo que tú mismo te entiendes. Dios sabe lo que te motiva, sabe lo que te vigoriza, lo que te cansa, lo que te enferma y lo que funciona mejor en ti. ¿No crees que tiene sentido confiar en su ayuda?

Dios ha estado ahí cada momento de tu vida. Él te veía cuando eras formado en el vientre de tu madre y vio tu primer aliento. Eso significa que se preocupa de cada detalle, inclusive tu salud. Entonces, ¿por qué vas a intentar estar saludable, lo cual es algo que Dios claramente desea para ti, sin confiar en él?

El hecho es que nunca conseguirás una salud óptima sin prestar atención a las dimensiones espirituales de tu vida. Tienes un cuerpo, pero eres mucho más que tan solo un cuerpo. Cada área de tu vida afecta a las demás. Por ejemplo, es difícil estar espiritualmente fuerte y mentalmente alerta cuando estás estresado emocionalmente o cansado físicamente. Si estás débil o enfermo espiritual y emocionalmente, tu cuerpo no puede funcionar a su mejor nivel. El plan Daniel se trata de una salud total, no solo de tu forma física. Por esta razón, debemos empezar con tu relación con Dios, el Creador, quien te diseñó, quien mejor sabe cómo fue hecho tu cuerpo para que funcione mejor, y quien tiene el poder de ayudarte a realizar los cambios que quieras ver.

NECESITAS A DIOS PARA CAMBIAR

Sin el poder de Dios en tu vida, tan solo corres con tu propia energía. Dios nunca quiso que hicieras eso. Es como tener una computadora portátil que no está enchufada; la batería finalmente se acabará y se apagará la computadora. ¿Por qué vivir así cuando Dios te creó para mucho más?

Si te das cuenta de que estás cansado continuamente, una razón podría ser que estás intentando resolver todos tus problemas, cumplir con todas tus responsabilidades y hacer todos los cambios por ti mismo. Una pista de que esto te podría estar ocurriendo es cuando te preocupas más de lo que oras.

Piénsalo así: tienes una batería muy pequeña en tu interior. Tiene una cantidad limitada de energía. Cuando se acaba, te apagas. Al mismo tiempo, Dios te ofrece acceso a su planta de energía ilimitada. Lo único que tienes que hacer es enchufarte, y el cable de corriente es la oración.

Deja de intentarlo, y comienza a confiar. La clave para una vida llena de fe no está en intentarlo con más empeño. No se trata de empecinarte, sino de relajarte en la gracia de Dios, para que él pueda hacer a través de ti lo que desea hacer. Filipenses 2.12–13 nos indica que seamos enérgicos en nuestra vida de salvación, reverentes y sensibles ante Dios, y que esa energía es la energía de Dios, una energía muy dentro de nuestro ser.

Dios me levantó del sofá

«El fin de semana que habló el pastor Rick acerca de la necesidad de estar sanos para cumplir el plan de Dios para nuestra vida, nos desafió a todos los que teníamos algunos kilos de más a escribir el número de kilos que queríamos perder hasta Navidad y poner una tarjeta en la cesta. Yo escribí "12 kilos (25 libras)" con la esperanza de que esta vez por fin fuese la vez que funcionara. A los 36 años, pesaba 130 kilos (288 libras), probablemente me dirigía hacia todos los problemas de salud que tiene la gente con sobrepeso.

»No tenía ni idea del viaje en el que Dios me iba a embarcar. No me sentía diferente a otras veces. No escuché que Dios me hablara. Tan solo dejé la tarjeta en una cesta. Dios sabía lo que yo estaba haciendo. Dios me acababa de enrolar en lo que me gusta llamar El plan Daniel 1.0. Cuando me desperté a la mañana siguiente, Dios había empezado a ocuparse de mi vida física. No había hecho ejercicio durante años. Ese día comencé con algo tan básico como salir a caminar. No había comido bien... nunca. Ese día, comencé a ver la comida de otra forma. La batalla de toda mi vida con mi peso cambió ese día porque Dios me había tomado en serio y había cambiado mi corazón. Al escribir estas líneas, peso 30 kilos (70 libras) menos que hace seis años.

»Dios me levantó del sofá hace seis años, y él recibirá todo el mérito cuando cruce la línea de meta del Ironman de Arizona. He nadado, montado en bici y corrido cerca de 32.000 kilómetros en los últimos seis años. Durante el camino, he hecho muchas oraciones de agradecimiento porque Dios me ha dado la capacidad y el deseo de estar en forma. No conozco una manera mejor de adorar a Dios que salir a disfrutar de su creación haciendo aquello para lo cual él me creó».

—Joel Guerra

Después, en el mismo libro, Pablo dice esto: «Pues todo lo puedo hacer por medio de Cristo, quien me da las fuerzas» (Filipenses 4.13, NTV). Observa que no dice: «Pues puedo hacer *la mayoría* de las cosas». Dice que *todo* lo puedo. Eso incluye romper malos hábitos y crear otros sanos.

Vivir por fe significa que estás intentando hacer algo que no puedes hacer por ti mismo. Cualquier cosa que puedas hacer por tus propios esfuerzos obviamente no requiere de la fe. Pero en las áreas de tu vida que parecen incambiables —los intratables problemas, las áreas persistentes de fracaso, los tozudos malos hábitos que no responden a la fuerza de voluntad—, estas cosas requieren un poder mayor que el que tú tienes. Pregúntale a alguien que haya superado una drogadicción mediante el programa Celebremos la Recuperación.

Quizá hayas tenido tantos fracasos a la hora de cambiar tu manera de comer, o hacer ejercicio, o pensar o actuar, que tan solo la posibilidad de un cambio duradero te parece un objetivo inalcanzable. Bueno, para ser sincero contigo, probablemente lo será, a menos que te enchufes al poder de Dios. Lo que es imposible desde el punto de vista humano es fácil para Dios. Con Dios, la imposibilidad de hoy es el milagro de mañana. ¿Estás preparado para uno?

La Biblia dice: «Sin fe es imposible agradar a Dios» (Hebreos 11.6). Será necesaria la fe para lograr y mantener la salud total que Dios desea para ti. Pero comienza con admitir que no tienes el poder necesario por ti mismo para convertirte en todo lo que puedes ser. Las personas de fe son las que admiten que no pueden hacerlo con sus propias fuerzas. El viaje comienza con la humildad. ¿Has dado ya este primer paso?

En el caso de algunas personas, son necesarios años de frustración y fracasos antes de que puedan admitir que solo la fuerza de voluntad no funciona a la hora de conseguir los cambios más profundos. Necesitamos tanto un salvador como un director (o «Señor») en nuestra vida. Por fortuna, Dios vino a la tierra en Jesús para cumplir ese papel por nosotros. Es la razón por la cual la Navidad es la mayor fiesta del planeta. Si no necesitásemos un salvador, Dios no habría perdido el tiempo y la energía para enviar uno hace 2.000 años.

EL AMOR DETRÁS DEL PODER

Para entender realmente el poder de Dios, tienes que conocer y creer en su amor por ti. Dios te ama tanto que te da gratuitamente su poder para que actúe en tu vida. Dios proveyó su amor enviando a Jesús a morir en la cruz *por ti*, aun antes de que supieras lo mucho que necesitabas que hiciera eso por ti. ¿Cuán grande es el amor de Dios por ti?

Efesios 3.17–19 dice: «Entonces Cristo habitará en el corazón de ustedes a medida que confíen en él. Echarán raíces profundas en el amor de Dios, y ellas los mantendrán fuertes. Espero que puedan comprender, como corresponde a todo el pueblo de Dios, cuán ancho, cuán largo, cuán alto y cuán profundo es su amor. Es mi deseo que experimenten el amor de Cristo, aun cuando es demasiado grande para comprenderlo todo» (NTV). Este versículo revela que el amor de Dios por nosotros es mucho mayor de lo que nuestro cerebro humano puede entender. Tiene cuatro dimensiones:

El amor de Dios es tan grande como para estar en todas partes. No hay ningún lugar en este planeta en donde no esté presente el amor de Dios. No hay ningún lugar en el universo donde termine el amor de Dios. En tu vida, tendrás muchas experiencias que te harán sentir triste, desanimado o solo. Pero no estás solo. No habrá ni un solo instante en tu vida en que Dios no esté prestándote atención.

El amor de Dios es tan largo como para durar eternamente. El amor humano a menudo se marchita y muere, porque es condicional. La

El poder de la fe

Kalei Kekuna siempre había luchado con el aspecto de su cuerpo y con ser cohibida. Durante muchos años lidió con un trastorno alimenticio. Al comprender el poder y el amor de Dios mediante El plan Daniel, su enfoque cambió. «He aprendido que Dios me ama tal y como soy, incondicionalmente. No se trata necesariamente de perder peso o tener un aspecto en concreto. Se trata más de tomar decisiones saludables que me ayuden a seguir el plan de Dios para mí.

»Me despierto cada mañana y digo: "Dios, necesito ayuda con esto. ¿Me podrías ayudar por favor acompañándome en este día cuando tenga que tomar decisiones saludables y cuando tenga que ir al gimnasio en lugar de quedarme sentada en el sofá, y cuando escoja la ensalada saludable en lugar del pastel?". El simple hecho de saber que él está ahí todo el tiempo ayudándome en este proceso fue un cambio enorme para mí».

gente dice: «Te amo si…» o «Te amor porque…», y cuando las circunstancias cambian, el amor se evapora. Pero el amor de Dios es incondicional, así que él nunca, nunca dejará de amarte. No puedes hacer que Dios deje de amarte, porque su amor está basado en quien él es, y no en lo que tú haces. Está basado en su carácter, no en tu conducta. Esto no significa que Dios apruebe o le guste todo lo que haces. No es así, pero tu pecado no hace que Dios deje de amarte. Es esta gracia incondicional de Dios, no la aprobación condicional, el fundamento sobre el que reposa El plan Daniel.

El amor de Dios es tan profundo como para lidiar con todo. No importa por qué experiencia dolorosa hayas pasado, qué problemas estés resolviendo ahora mismo o qué dolor puedas afrontar en el futuro, puedes contar con el amor de Dios. Quizá haya días en que sientas que has tocado fondo y que no puedes caer más bajo. Bueno, debajo de lo que te parece el fondo está la roca del amor de Dios. Nada es más profundo que su amor por ti.

El amor de Dios es tan alto como para pasar por alto mis pecados. Jesús dijo: «Pues no vine a juzgar al mundo sino a salvarlo» (Juan 12.47). ¿Has aceptado su perdón y salvación por la fe? Es aquí donde comienza el Esencial de la Fe. No puedes tener el poder de Dios en tu vida sin tener a Jesús en tu vida. Todo comienza con una relación. No son reglas, ni regulaciones, ni rituales, ni religión. Se trata de una relación con Dios mediante su Hijo Jesús.

Las leyes de Dios y sus mandamientos simplemente nos muestran nuestra incapacidad para hacer lo correcto si no tenemos su gracia y su poder en nosotros:

> ¿Hay algún conflicto, entonces, entre la ley de Dios y las promesas de Dios? ¡De ninguna manera! Si la ley pudiera darnos vida nueva, nosotros podríamos hacernos justos ante Dios por obedecerla (Gálatas 3.21, NTV).

Las resoluciones y las reglas no bastan para cambiar el corazón humano. Por ejemplo, el gobierno puede crear una ley que haga que el racismo sea ilegal, pero ninguna ley transformará a un racista en una persona buena y amorosa. Ese tipo de transformación del corazón requiere el amor de Dios en el interior.

El comienzo de un cambio saludable empieza en el corazón. Si aún no has abierto tu corazón al amor de Dios, te animo a hacerlo en este mismo instante, antes de que leas otro capítulo. Es la decisión más sana que tomarás jamás. Cuando invitas a Jesús a ser el Salvador y Señor (director) de tu vida, tu pasado queda perdonado, obtienes un nuevo propósito para vivir y consigues una morada en el cielo. Además, te enchufas al poder de Dios para cambiar tu vida.

Esta es una oración que te animo a hacer. Las palabras no son tan importantes como la actitud de tu corazón. Si estás en un lugar donde puedes leer esta oración en voz alta, te animo a hacerlo así. De no poder hacerlo en alto, léelo calladamente para ti:

> La Biblia promete: «Para que puedan entender [...] la increíble grandeza del poder de Dios para nosotros, los que creemos en él. Es el mismo gran poder que levantó a Cristo de los muertos» (Efesios 1.18–20, NTV).

Amado Dios, gracias por crearme y amarme para que pueda tener una relación contigo. Gracias por entender la frustración que he sentido al no conseguir cambiar cosas en mí que debo cambiar. Me doy cuenta de que sin tu ayuda no tengo poder para cambiar mis hábitos más profundos, heridas y traumas. Necesito un Salvador, y te doy gracias por enviar a Jesús a morir en la cruz por mí.

Jesús, necesito tu presencia, tu poder y tu propósito en mi vida. Quiero dejar a un lado mis planes para hacer tu plan, y dejar de depender de mi poder para depender del tuyo. A partir de ahora, quiero que seas el Señor y director de mi vida. En fe, te pido humildemente que perdones mis pecados y errores, y me ayudes a convertirme en lo que tú quisiste que fuera. Durante el resto de mi vida, quiero conocerte mejor para poder confiar más en ti. Hago esta oración en tu nombre. Amén.

CÓMO OBRA EL PODER DE DIOS

Filipenses 2.12–13 explica que el cambio duradero y el crecimiento espiritual se producen como resultado de nuestra cooperación con Dios. No podemos lograrlo por nosotros mismos, pero él no lo hará sin nuestra cooperación. Dios suple los recursos y el poder para cambiar, pero nosotros debemos tomar decisiones para activar esas cosas en nuestra vida. Para decirlo de otra forma: «Lleven a cabo su salvación con temor y temblor, pues Dios es quien produce en ustedes tanto el querer como el hacer para que se cumpla su buena voluntad».

Observa dos términos: *lleven a cabo* y *produce*. ¡Se nos manda que nosotros *llevemos a cabo* mientras que Dios *produce* en nosotros! Esa es la cooperación necesaria para el cambio. ¿Qué significa que llevemos a cabo nuestra salvación? Bueno, no significa «trabajar PARA» tu salvación, porque la salvación no se puede ganar. «Porque por gracia ustedes han sido salvados mediante la fe; esto no procede de ustedes, sino que es el regalo de Dios, no por obras, para que nadie se jacte» (Efesios 2.8–9).

Cuando haces algún tipo de *ejercicio* físico, desarrollas los músculos que Dios ya te ha dado. En estos versículos, la Biblia está hablando acerca de un ejercicio espiritual, no para ganarte tu salvación, sino para crecer y desarrollar la nueva vida que Dios te ha dado. Así, en tu crecimiento y cambio, Dios tiene una parte y tú tienes otra parte. Tu llevas a cabo, ¡y Dios produce!

Veamos primero el lado de Dios de la ecuación (lo que él produce), y luego veremos nuestro lado de la ecuación (lo que llevamos a cabo).

1. Dios usa su Palabra para cambiarnos. La primera herramienta que Dios usa para cambiarnos es la Biblia. Mediante las Escrituras nos enseña cómo vivir y cómo cambiar. Segunda de Timoteo 3.16–17 nos dice: «Toda la Escritura es inspirada por Dios y es útil para enseñarnos lo que es verdad y para hacernos ver lo que está mal en nuestra vida. Nos corrige cuando estamos equivocados y nos enseña a hacer lo correcto. Dios la usa para preparar y capacitar a su pueblo para que haga toda buena obra» (NTV). Otra manera de decir esto es que la Palabra de Dios nos enseña (1) el camino por el que andar, (2) cuándo nos hemos desviado del camino, (3) cómo regresar al camino, y (4) cómo permanecer en el camino correcto.

Si quieres tomarte en serio el hecho de cambiar tu vida de una manera significativa, tendrás que acudir a la Biblia. Tendrás que leerla, estudiarla, memorizarla, meditar en ella y aplicarla. Jesús dijo: «Y conocerán la verdad, y la verdad los hará libres» (Juan 8.32). A veces, conocer la verdad acerca de nosotros mismos nos hace primero sentirnos desgraciados, porque quisiéramos negarla, pero a la postre, la verdad es liberadora.

El primer elemento de El plan Daniel es la fe, y la manera de hacer crecer tu fe es llenando tu mente con la verdad de la Palabra de Dios.

2. Dios usa su Espíritu para cambiarnos. El segundo recurso que Dios usa para cambiarnos es su Espíritu dentro de nosotros. Él no nos ofrece solamente consejos desde la banda. Cuando nos entregamos a Cristo, el Espíritu Santo viene a nuestra vida para capacitarnos y dirigirnos (Romanos 8.9–11). El Espíritu de Dios nos da su fortaleza para hacer lo correcto. Segunda de Corintios 3.18 dice: «El Señor, quien es el Espíritu, nos hace más y más parecidos a él a medida que somos transformados a su gloriosa imagen» (NTV).

> «Así que la fe es por el oír, y el oír, por la palabra de Dios» (Romanos 10.17, RVR-1960).

Observa que el objetivo de Dios en todos los cambios que hacemos es que seamos cada vez más como Cristo. El propósito número uno de Dios en nuestra vida es hacernos semejantes a Jesucristo. El Espíritu de Dios usa la Palabra de Dios para hacer que el hijo de Dios sea más como el Hijo de Dios. Y ¿cómo es Jesús? Su vida en la tierra personificó los nueve frutos del Espíritu enumerados en Gálatas 5.23–24: amor, gozo, paz, paciencia, benignidad, bondad, fe, mansedumbre y dominio propio.

3. Dios usa las circunstancias para cambiarnos. La manera ideal de Dios para cambiarnos es mediante la Biblia, de modo que podamos descubrir cómo debemos vivir y después mediante su Espíritu que mora en nosotros, quien nos capacita para hacerlo. Desgraciadamente, a menudo podemos ser muy tercos, y no cambiamos de manera fácil ni rápida. Los malos hábitos se arraigan, y entonces Dios usa una tercera herramienta para trabajar en nosotros: ¡las circunstancias! Esto se refiere a los problemas y presiones, angustias y momentos duros, dificultades y estrés que todos experimentamos.

Los problemas siempre captan nuestra atención, y cuanto más dolorosos son, más atención prestamos. C. S. Lewis observó que Dios nos susurra en nuestro deleite pero nos grita en nuestro dolor. A menudo es necesaria una situación dolorosa para captar nuestra atención. Todos conocemos la verdad de Proverbios 20.30, que nos dice que a veces es necesaria una experiencia dolorosa para que cambiemos nuestros caminos. La verdad es que es más probable que cambiemos por sentir el calor que porque veamos la luz. La gente raras veces cambia hasta que el dolor supera el temor al cambio.

Lo interesante acerca de cómo usa Dios las circunstancias es que para él no importa cuál sea su fuente. A menudo atraemos sobre nosotros problemas por nuestras propias decisiones erróneas, malas elecciones, malos juicios y pecados. Otras veces nuestros problemas los causan otras personas. A veces el diablo hace que nos ocurran cosas como hizo con un hombre llamado Job en la Biblia. Pero Dios dice que la fuente de la circunstancia es irrelevante. Él la usará para tu bien y tu crecimiento si cooperas con él.

Romanos 8.28–29 es una de las grandes promesas de la Biblia: «Y sabemos que Dios hace que todas las cosas cooperen para el bien de los que lo aman y son llamados según el propósito que él tiene para ellos. Pues Dios conoció a los suyos de antemano y los eligió para que llegaran a ser como su Hijo» (NTV).

Lección del zapato

«Llevo zapatos por comodidad, no por estilo, y cuando se amoldan y se sienten cómodos, no me gusta tener que deshacerme de ellos. Hace unos años, tuve un par de zapatos que me puse casi todos los días durante todo un año. Finalmente comenzaron a producirse agujeros en la suela, pero eran tan cómodos que seguí poniéndomelos. No podía cruzar las piernas cuando me sentaba en una plataforma para que la audiencia no pudiera ver los agujeros. Sabía que tenía que comprarme unos zapatos nuevos, pero seguí poniéndomelos. Entonces llovió durante una semana. Después de cuatro días de empaparme los calcetines, me decidí a comprarme unos zapatos nuevos.

»¡El primer paso para el cambio suele ser la incomodidad!».

—Pastor Warren

Dios promete acoplar todo, incluso tus contratiempos, recaídas y fracasos, en su plan y propósito para tu vida. A Dios le encanta convertir las piedras de tropiezo en peldaños y las crucifixiones en resurrecciones.

Así que Dios te muestra cómo cambiar mediante la verdad en la Biblia, y entonces su Espíritu dentro de ti te da el poder para cambiar. Pero si ignoras estas cosas, Dios alegremente usará ciertas circunstancias para captar tu atención. Dios te ama seas como seas, pero te ama demasiado como para dejarte así como eres, y usará lo que sea necesario para ayudarte a crecer hasta la madurez espiritual.

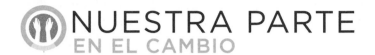

NUESTRA PARTE
EN EL CAMBIO

SI LA RESPONSABILIDAD de Dios es proveer la verdad transformadora, el poder del Espíritu Santo y experiencias a medida para ayudarte a cambiar y crecer, entonces ¿cuál es tu responsabilidad en cuanto al cambio personal? Debes desarrollar tres hábitos espirituales que fortalecerán tu fe y desarrollarán tu fortaleza espiritual.

DECIDE LLENAR TU MENTE CON LA PALABRA DE DIOS CADA DÍA

El cambio es una cuestión de decisión. No podemos quedarnos sentados pasivamente sin hacer nada y esperar que nuestra vida mejore. Debemos tomar decisiones sanas para usar los recursos que Dios nos da, y la primera decisión sana es escoger cuidadosamente en qué pensamos.

A menudo se dice: «No eres lo que piensas que eres, sino aquello en lo que piensas, ¡eso eres!». ¿Lo entiendes? Si quieres cambiar tu vida, primero debes cambiar tu forma de pensar: tus percepciones acerca de Dios, de ti mismo, de la vida, de la alimentación, de la salud y de todo lo demás. El cambio siempre comienza con una nueva manera de pensar. Debemos cambiar los patrones de nuestra mente. (Veremos más de esto en el capítulo 6 acerca del Enfoque.)

La palabra bíblica para cambio personal es *arrepentimiento*. La mayoría de las personas no llegan a entender bien el término. La idea popular de arrepentimiento es «¡Dejar de pecar! ¡Dejar de hacer cosas malas!». Pero la palabra realmente significa *cambiar tu mente*. Viene de la palabra griega *metanoia*, que significa cambiar tu perspectiva, pensar de otra forma, hacer un cambio de sentido mental.[2] Por supuesto, si cambias tu mente, después cambiará tu conducta, pero el arrepentimiento comienza en la mente, no en las acciones.

Decidir cambiar tu perspectiva y aquello en lo que piensas es tu primera responsabilidad para llegar a estar sano. La Biblia enseña que tu manera de pensar determina tu manera de sentir, y tu manera de sentir determina

El comienzo de mi cambio

«Cuando me arrepentí y acepté el regalo de Dios de la salvación mediante la gracia, cambié mi perspectiva acerca de muchas cosas. Comencé a pensar diferente acerca de Dios, del bien y del mal, de mi pasado, de mi presente, de mi futuro, de mis relaciones, de mi dinero, de mi tiempo, sexo, trabajo, juego y todo lo demás.

»Cuando te arrepientes de verdad, lo ves todo distinto. Tener una nueva perspectiva cambia tus valores. Como dijo el apóstol Pablo: "Antes creía que esas cosas eran valiosas, pero ahora considero que no tienen ningún valor debido a lo que Cristo ha hecho" (Filipenses 3.7, NTV)».

—Pastor Warren

tu forma de actuar. Si quieres cambiar cualquier conducta, debes comenzar desafiando tu malsana perspectiva sobre ese asunto. Por ejemplo, si te cuesta controlar tu ira, no comiences con tus acciones; en su lugar, comienza identificando y cambiando los pensamientos que te hacen enojar. Romanos 12.2 dice que somos transformados por la renovación de nuestra mente. No somos transformados por un acto de nuestra voluntad, sino por el arrepentimiento, viendo todo desde la perspectiva de Dios.

Imagina que tienes una lancha motora con un piloto automático configurado para dirigirse al este cruzando un lago, y de repente decides que quieres ir al oeste, en la dirección opuesta. ¿Qué harías?

Tendrías dos opciones: la forma más difícil sería tomar el volante y forzar físicamente la lancha para que fuera en dirección contraria a la que estaba programada. Solo con la fuerza de voluntad podrías obligar a la lancha a hacer un giro de 180 grados. Mientras tengas en tus manos el volante, la lancha se dirigirá en una nueva dirección. Pero durante todo el tiempo, sentirías la tensión en tus brazos y tu cuerpo porque has estado forzando al piloto automático a ir en contra de su naturaleza programada. Te sentirías estresado y tenso, y finalmente te cansarías y soltarías el volante. En ese momento, el piloto automático de la lancha volvería inmediatamente a dirigirse hacia el este.

La manera más sencilla y fácil de cambiar la dirección de la lancha es cambiar el piloto automático. Entonces se dirigirá naturalmente hacia la dirección en que tú quieres ir.

Por una razón parecida, las dietas, los planes para dejar de fumar y otros esfuerzos de autoayuda basados en la fuerza de voluntad finalmente fallan. Todo el tiempo te estás forzando a realizar un cambio, estás bajo tensión porque tus antiguos patrones de pensamiento te están diciendo inconscientemente que sigas haciendo lo que siempre has hecho. Nos cansamos de hacer lo que no se siente como «natural» y pronto dejamos de hacer ejercicio o volvemos a fumar, o regresamos a nuestros malos hábitos y maneras destructivas de relacionarnos con otros. Somos víctimas de nuestros propios pilotos automáticos que hemos programado mediante la repetición.

Tu piloto automático es el conjunto de pensamientos e ideas en tu mente que has creído como cosas ciertas acerca de ti mismo y que sientes que es natural. Termina esta frase diez veces, y te harás una idea de lo que es tu piloto automático mental: «Para mí es natural…».

La buena noticia es que Dios puede cambiar tu piloto automático mental mucho más rápidamente que tú. Él es especialista en darte una mentalidad nueva. Esa nueva mentalidad cambiará tu manera de sentir, lo cual cambiará tu manera de actuar. Señalé antes que Jesús dijo que la verdad nos hace libres. Cuando comienzas a renovar tu mente con la Palabra de Dios, y reemplazas las antiguas mentiras, falsas ideas e ideas equivocadas por la verdad, ella te hará libre de los hábitos e impedimentos que limitan tu vida. Tus acciones comenzarán a alinearse de forma natural con tus nuevas actitudes.

> Lo que piensas determina tu manera de sentir. Lo que sientes determina tu manera de actuar.

Este proceso solo comienza cuando seguimos las instrucciones de Dios. La Palabra de Dios nos da verdad transformadora, pero debemos leerla, estudiarla, memorizarla, meditar en ella y luego practicarla. Cuando uso la palabra *meditación*, me refiero a la meditación bíblica como se describe en el libro de los Salmos, en Josué 1.8 y en muchos otros pasajes de la Biblia.

De muchas formas, la meditación bíblica es exactamente lo contrario a la meditación oriental de la Nueva Era, la cual se trata de vaciar tu mente y repetir una sola palabra o mantra. Por el contrario, la meditación bíblica significa tomar un versículo de la Biblia, como una promesa, un mandamiento o una historia, y reflexionar seriamente en su significado. Piensas en las implicaciones al aplicar la verdad de Dios a tu vida. Este es el tipo de meditación al que se refería David cuando decía una y otra vez: «Sino que en la ley del Señor se deleita, y día y noche medita en ella» (ver Salmos 1.2; 119.148, etc.).

Dios hace algunas promesas increíbles a quienes se toman el tiempo de pensar seriamente en su Palabra. Salmos 1.1–3 dice: «Dichoso el hombre [...] que en la ley del Señor [la Biblia] se deleita, y día y noche medita en ella. Es como el árbol plantado a la orilla de un río que, cuando llega su tiempo, da fruto y sus hojas jamás se marchitan. ¡Todo cuanto hace prospera!». ¡Qué promesa! ¿Te gustaría tener éxito en todo lo que hicieras? Dios hace esa promesa a los que meditan en la Biblia.

Ver las cosas de otra forma

Como pastor, Tom Crick observó un cambio en su vida espiritual cuando comenzó El plan Daniel. «Si estás continuamente en la Biblia, leyendo y haciendo tu tiempo devocional, de repente comienzas a ver cosas en ella que te están hablando realmente de lo que harás por el resto de tus días». Los principios bíblicos que leía antes ahora tenían una aplicación práctica para su salud. Cada día era como si las Escrituras le estuvieran animando a comer mejor y aumentar su energía. Entonces comenzó a observar que ocurría lo mismo con otras personas que estaban haciendo El plan Daniel.

«Al igual que yo, vi que las personas comenzaban a ver cosas en las Escrituras que no habían visto antes. Leían un versículo y decían: "Esto es para mí, y así es como estoy pasando por estos momentos difíciles cuando tengo deseos de comer". Vi a otros usando la Palabra de Dios para ayudarles [...] Qué diferencia cuando realmente empiezas a entender lo que significa la Biblia para tu propia vida».

Entonces ¿cómo aprendes a meditar en la Palabra de Dios como lo hacía David? No es nada difícil. Solo has de enfocar tu atención en una sola verdad de la Biblia y luego seguir pensando en ella durante el día. Si miras en un diccionario, encontrarás que un sinónimo de *meditación* es la palabra *rumiar*. Rumiar es lo que hace una vaca cuando mastica su bolo alimenticio. Una vaca come algo de hierba, la mastica y luego se la traga. La hierba se empapa en el estómago durante un rato, y luego la vaca la devuelve, ¡con un sabor renovado! La vaca la mastica otro rato y finalmente se la vuelve a tragar. Ese proceso se llama rumiar. Esa vaca está extrayendo cada gramo de posibles nutrientes de la hierba mientras la digiere.

De forma similar, la meditación bíblica es una digestión de la verdad. No es poner tu mente en punto muerto, sino todo lo contrario. La meditación bíblica significa involucrar tu mente para investigar, considerar y analizar lo que Dios ha dicho en su Palabra. Piensas en un versículo de la Biblia una y otra vez hasta digerir su significado y aplicación para tu vida.

Filipenses 4.6–7 explica los beneficios de meditar en las Escrituras en vez de preocuparse: «No se preocupen por nada; en cambio, oren por todo. Díganle a Dios lo que necesitan y denle gracias por todo lo que él ha hecho. Así experimentarán la paz de Dios, que supera todo lo que podemos entender. La paz de Dios cuidará su corazón y su mente mientras vivan en Cristo Jesús» (NTV).

Si te estás tomando en serio lo de mejorar tu vida y tu salud, tienes que invertir un mínimo de diez minutos al día leyendo la Biblia, meditando en lo que has leído, escribiendo lo que has aprendido, y luego hablando

Más fácil de lo que crees

Quizá estés pensando que esa meditación bíblica es una habilidad difícil de desarrollar, ¡pero a estas alturas ya sabes cómo hacerlo si sabes cómo preocuparte! Cuando tomas un temor, un problema o un pensamiento negativo y piensas en ello una y otra vez, eso se llama preocuparse. Cuando tomas un versículo de las Escrituras y piensas en él una y otra vez, eso se llama meditación bíblica.

con Dios en oración al respecto. Este hábito saludable se llama «tiempo devocional diario». Si te gustaría aprender más acerca de cómo establecer y estructurar un tiempo devocional diario, mándame un correo electrónico a PastorRick@saddleback.com, y con mucho gusto te enviaré un librito que escribí hace casi cuarenta años y que ha ayudado a millones de personas a comenzar este hábito. También puedes usar el *El plan Daniel –Diario personal* para comenzar. Te sorprenderás de lo mucho que transformará tu vida.

DECIDE DEPENDER DEL ESPÍRITU DE DIOS EN CADA MOMENTO

Todo el que confía en Cristo para salvarse recibe el Espíritu Santo de Dios en su vida, pero pocas personas experimentan el poder del Espíritu Santo porque siguen dependiendo de su propia fuerza. Aprender a depender del Espíritu de Dios para guiarte, fortalecerte, capacitarte y usarte es el segundo hábito que debes desarrollar para tener fortaleza espiritual.

Jesús da una bella ilustración de esto en Juan 15. Él compara nuestra vida espiritual con una vid y sus ramas. Jesús dijo: «Ciertamente, yo soy la vid; ustedes son las ramas. Los que permanecen en mí y yo en ellos producirán mucho fruto porque, separados de mí, no pueden hacer nada» (Juan 15.5, NTV).

Ninguna rama de vid puede producir fruto sin estar conectada a la vid principal, y tú no puedes producir fruto espiritual si estás desconectado del Espíritu de Dios. El fruto de tu vida dependerá de lo dependiente que seas del Espíritu Santo. Intentar dar fruto (y llevar a cabo cambios positivos) por tu propia fuerza de voluntad es tan necio como atar manzanas a las ramas de un manzano muerto. Desde la distancia, puede parecer que el árbol está vivo y da fruto, pero en una inspección más de cerca, las personas se darán cuenta de que el fruto es falso.

Muchas personas «religiosas» intentan falsificar el fruto. Se involucran en todo tipo de buenas actividades, como asistir a las reuniones de la iglesia, ayudar a los pobres y ser educados y generosos con otros, pero realmente no hay vida espiritual o poder dentro de ellos, porque no están conectados a Dios. Todas sus actividades «espirituales» son solo para aparentar. Cuando te acercas a ellos, puedes ver que no tienen una relación personal con Jesús.

Entonces, ¿cómo desarrollas una relación con Dios vibrante y viva? ¡Del mismo modo que desarrollas cualquier otra relación! Se necesita tiempo, es necesario hablar y no debe faltar la confianza. Para desarrollar una amistad con Dios, tienes que estar en una conversación continua con él, escuchándole mediante su Palabra y hablando con él en oración. Si no estás hablando con Dios durante el día, con toda probabilidad no estarás dependiendo de él. La oración es mucho más que un tiempo a solas una vez al día o una bendición memorizada antes de cada comida. ¡Dios quiere tener una conversación continua contigo!

¿Por qué cosas deberías orar? ¡Por todo! Esta es una regla sencilla: si merece la pena preocuparse por ello, entonces merece la pena orar por ello. Si orases tanto como te preocupas, tendrías mucho menos mucho menos por preocuparte.

DECIDE CONFIAR EN DIOS EN TODAS LAS CIRCUNSTANCIAS

No puedes controlar todo lo que te ocurre. De hecho, la mayoría de lo que ocurre a tu alrededor está totalmente fuera de tu control. Pero sí tienes

Mi conversación diaria

«Según trabajo durante el día, a menudo me doy cuenta de que oro después de cada tarea: "¿Qué viene después, Señor?". Y antes de entrar en una sala para una reunión, siempre hago una oración en silencio, pidiéndole a Dios que me dé sabiduría para esa reunión. La oración es la clave para estar conectado con Dios, y estar conectado con Dios es la clave para el poder y la eficacia de Dios. Recientemente escribí un tweet que decía: "Mucha oración, mucho poder. Poca oración, poco poder. Falta de oración, falta de poder". Si no estoy hablando calladamente con Dios mientras trabajo, no estoy dependiendo de él en ese momento. Y si no hablo con Dios acerca de lo que estoy haciendo, eso demuestra que lo estoy haciendo en mis propias fuerzas».

—Pastor Warren

el control sobre dos factores importantes: tú controlas tu respuesta, y controlas cuánto decides confiar en Dios, a pesar de tus circunstancias.

Victor Frankl, un judío, fue enviado a uno de los campos de concentración nazis de la II Guerra Mundial. En su gran clásico, *Man's Search for Meaning* [El hombre en busca de sentido], Frankl escribió que mientras era prisionero en Dachau, los guardas le despojaron de todo lo que tenía. Le quitaron su identidad, le quitaron a su esposa y familia, le quitaron su ropa, e incluso le quitaron su anillo de boda. Pero, dijo él, hubo una cosa que nadie pudo quitarle: su libertad de escoger su respuesta y su actitud. Escribió: «Aportaron pruebas suficientes de que podían quitarle todo a un hombre menos una cosa: la última de las libertades humanas, escoger nuestra propia actitud en un conjunto dado de circunstancias, decidir nuestra propia manera».[3] Ningún guarda pudo quitarle esto a Viktor Frankl. Fue su decisión.

Nosotros no sabemos lo que nos ocurrirá en el futuro, pero podemos controlar cómo reaccionar y responder. Decidimos si algo hará que nos amarguemos o que mejoremos. Dios nos dio esa libertad, y él está viendo cómo respondemos a circunstancias que no salen como esperamos. Lo que importa en la vida no es tanto lo que *nos* ocurre, sino qué ocurre *en* nosotros.

Uno de los ejemplos más famosos de ese principio es la historia de José en el Antiguo Testamento. José fue traicionado por sus celosos hermanos mayores y le vendieron como esclavo. Años después, cuando se volvieron a encontrar, los hermanos temían una represalia, pero José dijo: «Es verdad que ustedes pensaron hacerme mal, pero Dios transformó

A veces las circunstancias que parecen como si fueran una manera de destruirnos terminan siendo situaciones que nos desarrollan. Por eso Santiago 1.2-4 dice: «Cuando tengan que enfrentar problemas, considérenlo como un tiempo para alegrarse mucho porque ustedes saben que, siempre que se pone a prueba la fe, la constancia tiene una oportunidad para desarrollarse. Así que dejen que crezca, pues una vez que su constancia se haya desarrollado plenamente, serán perfectos y completos, y no les faltará nada» (NTV).

ese mal en bien» (Génesis 50.20). Eso es cierto también en tu caso. En el transcurso de tu vida encontrarás personas que intentarán hacerte daño. Pero el propósito de Dios para tu vida es mucho más grande que cualquier problema que afrontes, y él quiere usarlo para bien, como promete Romanos 8.28. Cualquiera puede sacar algo bueno de lo bueno, pero Dios puede sacar algo bueno de lo malo, si confías en él en cada circunstancia.

Las circunstancias son la tercera herramienta que Dios usa para cambiarnos, hacernos crecer y hacernos más semejantes a Cristo. Saber esto nos impide dejar crecer el resentimiento o la amargura en nosotros. Romanos 5.3–4 dice: «También nos alegramos al enfrentar pruebas y dificultades porque sabemos que nos ayudan a desarrollar resistencia. Y la resistencia desarrolla firmeza de carácter, y el carácter fortalece nuestra esperanza segura de salvación» (NTV).

Este ha sido el plan de Dios desde el inicio. Cuando Dios decidió crear a los seres humanos, también decidió hacernos a su propia imagen (Génesis 1.27). ¿Qué significa eso? No que nos convertiremos en dioses (no sucederá), sino que seremos piadosos, teniendo las mismas cualidades morales de amor, benignidad, bondad, justicia e integridad que tiene Dios. Él quiere que desarrollemos un carácter como el de Cristo, lo cual es más importante que nuestro aspecto, nuestros logros o nuestras adquisiciones en la vida.

La razón por la que tu carácter es tan importante es que te lo llevarás al cielo. No te llevarás tu carrera al cielo. No te llevarás la ropa, o el automóvil, ni ninguna cosa material que hayas acumulado en la tierra. ¡Pero te llevarás tu carácter! Así que finalmente, es lo más importante que puedes desarrollar en la tierra. Los cinco Esenciales de El plan Daniel —Fe, Alimentación, Ejercicio, Amistades y Enfoque— harán mucho más que ayudarte a estar más sano físicamente. Te ayudarán a fortalecer tu fe y desarrollar tu carácter, lo cual, a largo plazo, importará incluso más que cómo te sientas aquí y ahora. Un carácter como el de Cristo recogerá recompensas eternas que disfrutarás para siempre.

Queremos que recuerdes una verdad muy importante: Dios no está esperando a que estés físicamente sano o que seas espiritualmente maduro para empezar a amarte o disfrutarte. Él te ama en este instante, y te estará animando en cada etapa de tu crecimiento y desarrollo. Él no está esperando a que cruces la línea de meta el primero. Él está sonriendo sobre ti mientras corres la carrera.

Quizá estás pensando: *¿pero qué ocurre si tropiezo o me caigo en la carrera?* Dios seguirá amándote. Imagina esta escena: si los padres están viendo a su hijo correr en una carrera en la escuela y el niño tropieza y se cae, ¿qué hacen unos padres amorosos? Le animan incluso más alto. No critican o menosprecian al niño, sino que le gritan: «¡Sé que puedes hacerlo! ¡Levántate! ¡Yo creo en ti! ¡No te desanimes! Es un pequeño contratiempo. ¡Sigue corriendo! ¡Sé que puedes llegar a la meta!».

Eso es lo que Dios te está diciendo en este instante. «Estoy orgulloso de ti por intentarlo, y voy a estar ayudándote. Te daré el poder que necesitas si pasas tiempo conmigo leyendo mi Palabra cada día, si dependes de mi Espíritu que está en tu interior cada momento, y si confías en que yo usaré cada circunstancia de tu vida para tu propio bien y crecimiento».

Así que este es tu momento de comprender el amor y el poder de Dios. Es tu momento para conseguir una visión más clara y un fundamento más fuerte de fe. Este es el momento en que Dios comienza a cambiarte desde dentro hacia fuera.

Reflexiona y da un paso...

La fe es el fundamento de El plan Daniel, y aprender a confiar en el poder de Dios es la clave para un cambio duradero. No tengas miedo de compartir todo con Dios. Él está esperando escucharte. Comienza con esta sencilla oración:

«Padre, quiero hacer lo que sea necesario para estar sano y glorificarte. Sé que no puedo hacerlo yo solo. Lo he intentado y he fracasado, y estoy nervioso por poder fallar de nuevo. Estoy dispuesto a realizar mi parte, Señor, y voy a confiar fielmente en que estás trabajando para ayudarme a tener éxito. Estoy aprendiendo que tú quieres que yo tenga éxito más que yo mismo. Ayúdame a ver tu mano en esto rápidamente, y mantenme animado mientras trabajo hacia una salud mejor. Amén».

Capítulo 4

Alimentación

En conclusión, ya sea que coman o beban o hagan cualquier otra cosa,
háganlo todo para la gloria de Dios (1 Corintios 10.31).

La mayoría de los estadounidenses se sienten confundidos sobre la alimentación. ¿Deberíamos comer como un hombre de las cavernas, solo carne, verduras y fruta y evitar todo tipo de cereales y lácteos? ¿O debemos comer solo fruta, verdura y plantas como un gorila? ¿Bajo en carbohidratos o bajo en grasa? ¿Qué ocurre con las etiquetas nutricionales de los alimentos y el recuento de calorías? ¿Y qué pasa con todos los reclamos saludables que aparecen en la etiqueta? ¿O los alimentos bajos en calorías o dietéticos? ¿Cuál es la dieta correcta?

¿Podemos poner sentido común a todo esto? No es muy fácil porque la industria alimentaria y dietética gana miles de millones —en realidad más de un trillón de dólares— al tenerte preguntándote todo eso. Es bueno para ellos, pero malo para ti.

Cuando se proporcionan las condiciones para que un ser humano prospere y se eliminan los impedimentos para la salud, la enfermedad a menudo simplemente se retira como un efecto secundario. Cuando te enfocas en la salud, la sanidad y la pérdida de peso ocurren automáticamente. Eso es exactamente lo que ocurre en El plan Daniel.

El plan Daniel no fue diseñado como un programa para perder peso. De hecho, nunca nos hemos enfocado en el peso, sino en la salud. ¿Cómo se crea un ser humano sano? Cuando empezamos el programa en la iglesia Saddleback, lo diseñamos como un programa de bienestar, combinando los Esenciales de fe, alimentación, ejercicio, enfoque y amistades en una poderosa pócima de renovación y salud. Los participantes iniciales no solo perdieron más de 118.000 kilos (260.000 libras) durante el primer año, sino que además reportaron mejoría o desaparición de síntomas y enfermedades crónicas, incluyendo asma, alergias, jaquecas, síndrome de colon irritable, reflujo gástrico, enfermedades autoinmunes, depresión, enfermedades del corazón, diabetes, hipertensión arterial, acné y problemas de la piel como eccemas y soriasis, torpeza mental, fatiga e insomnio. Reportaron un mayor compromiso con sus familias, sus amigos, con la iglesia y con su comunidad, siendo más capaces de servir a un propósito mayor. Muchos perdieron alrededor de 50 kilos (100 libras) y muchas personas diabéticas de tipo II dejaron la insulina y múltiples medicaciones. No tuvimos que tratar todas sus enfermedades de manera individual. Muchas enfermedades crónicas y síntomas procedían de las mismas causas comunes: desequilibrios en los cinco Esenciales fundamentales.

¿Alguna vez te has detenido a pensar en lo que es la alimentación, por qué comemos y lo que se produce en nosotros cuando lo hacemos? El vínculo entre la alimentación y nuestro bienestar es muy inmediato, muy profundo y directo, pero a su vez, la mayoría de nosotros no se hace a la idea de que cómo nos sentimos está vinculado a lo que comemos; que varias de nuestras quejas, problemas de salud, estados de ánimo y energía (o la falta de ella) se alimentan del combustible que les damos.

Los médicos rara vez realizan esta simple pregunta: «¿Cómo se crea un humano sano?».

> «Que tu comida sea tu medicina, y que la medicina sea tu comida».
>
> —Hipócrates, el médico griego de la Antigüedad

Los veterinarios estudian la nutrición de una manera extensa. ¿Cómo haces que un caballo gane el Derby de Kentucky? Aprendes a optimizar su metabolismo y su salud con la calidad de la comida con la que le alimentas.

Eso es lo que queremos para todos: optimizar su salud. Queremos que amen, disfruten y celebren la comida y la usen para enriquecerse y vivificarse. La alimentación puede transformar tu salud en unas pocas semanas a través de los sencillos principios de El plan Daniel.

El plan Daniel es un estilo de vida, o como algunos lo han llamado, un *estilo de salud* que deshace la duda acerca de cómo comer y cocinar. De hecho, puedes comer cualquier cosa basándote en una regla: come verdaderos alimentos completos. Come una variedad colorida de verdaderos alimentos completos provenientes de ingredientes verdaderos que puedes hacer tú mismo, u otra persona cercana.

Si quieres patatas fritas, entonces hazlas de patatas crudas y con aceite sin refinar ni procesar. Quizá no las comas todos los días, pero las disfrutarás más y serán mucho mejores para ti.

Comidas sencillas, auténticas, frescas, deliciosas y altamente nutritivas que son fáciles de cocinar, alimentos que llegan desde el campo del granjero y no desde una fábrica, alimentos que viajan distancias lo más cortas posibles desde el campo hasta el tenedor, eso es lo que deberíamos comer.

Ya está; puedes ir directamente al siguiente capítulo.

Bien, quizá todavía no. Desgraciadamente, la mayoría nunca aprendimos lo que son los verdaderos alimentos, así que solo por si acaso, vamos a exponerlo para ti en este capítulo: qué es la alimentación, qué evitar, cómo encontrar las buenas cosas, y cómo preparar tus propias comidas.

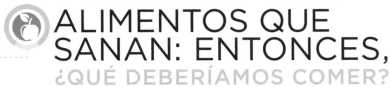

ALIMENTOS QUE SANAN: ENTONCES, ¿QUÉ DEBERÍAMOS COMER?

¿QUÉ ES LA ALIMENTACIÓN? ¿NUTRICIÓN? ¿Una fuente de energía o calorías? ¿Un placer en el que deleitarnos?

Sí, puede ser todas esas cosas. Pero como médico que ha dedicado su carrera a estudiar cómo la alimentación afecta al cuerpo y contribuye a, o previene la enfermedad, el doctor Hyman tiene una opinión ligeramente diferente: la alimentación es medicina.

La alimentación tiene la capacidad de sanarnos. Es la herramienta más potente que tenemos para ayudar a prevenir y para tratar muchas de nuestras enfermedades crónicas, incluyendo la diabetes y la obesidad. Verdaderamente, lo que pones en tu tenedor dicta si estás sano o enfermo, delgado o gordo, agotado o lleno de energía.

> La alimentación es medicina. Es la herramienta más poderosa que tenemos para combatir la enfermedad crónica.

¿Cómo hace la alimentación todo eso? A través de la ciencia revolucionaria llamada *nutrigenómica*. Las moléculas en los alimentos hacen mucho más que proporcionar combustible para nuestro cuerpo. Dan las instrucciones que dicen a cada célula de nuestro cuerpo qué hacer en cada momento. Más del 95% de las enfermedades crónicas no están relacionadas con tus genes, sino con aquello a lo que esos genes son expuestos a lo largo de tu vida. Llamamos a eso el *exposome*.

El exposome es la suma de todo lo que comemos, respiramos, bebemos, pensamos y sentimos, más las toxinas en nuestro medioambiente e incluso los 100 trillones de bacterias que viven en nuestro intestino. Esto son buenas noticias, pues significa que tienes control casi por completo sobre tu salud. Y lo más importante que haces cada día de tu vida para interaccionar con tus genes es comer.

Así que la próxima vez que pongas algo en tu tenedor, imagina lo que tus genes podrían sentir. ¿Les gustará ese refresco extra grande o esos nachos de maíz con queso, o preferirán unos arándanos dulces o brócoli salteado con ajo y aceite de oliva?

Queremos enseñarte cómo tratar a tu cuerpo con respeto y bondad. Te enseñaremos qué alimentos elegir para nutrirte y cuáles evitar. Y lo más importante, te enseñaremos cómo crear una relación constructiva y pacífica con la comida y la cocina que automáticamente te guiará a la pérdida de peso, una salud de hierro y una sensación general de bienestar.

> «La comida es nuestro terreno en común, una experiencia universal».
>
> —James Beard

La Escritura nos enseña cómo vivir y amar plenamente, pero de alguna manera pasamos de largo por las partes que nos enseñan a honrar el templo del Espíritu Santo: nuestro cuerpo. Estar en un estado de coma alimentario por comer azúcar y comida chatarra, tener tu mente químicamente secuestrada por alimentos altamente procesados, supersabrosos y altamente adictivos, te impide habitar por completo tu cuerpo y tu mente. Si la comida que estás comiendo te está causando enfermedad y desconcentración, y te hace tan perezoso hasta el punto en que si sientes la urgencia de hacer ejercicio, te acuestas hasta que se te pase, entonces vivir una vida plena y que honre a Dios es difícil.

La verdadera alimentación tiene el poder de devolverte tu vida y comprometerte más plenamente en el propósito para la misma. El motivo para ello no es entrar en tus tejanos o verte bien con un vestido, sino despertar al milagro y la belleza de la vida, ser capaz de vivir con propósito, de amar, servir, conectar y celebrar los dones que Dios te ha dado.

Si nutres tu cuerpo con ingredientes de alta calidad procedentes de una verdadera alimentación no solo aumentarás tu energía, perderás peso y revertirás muchas enfermedades crónicas, sino que además te sentirás más ligero y más motivado a hacer ejercicio, tu estado de ánimo se elevará y tu mente tendrá una mayor claridad, permitiéndote despejar los estorbos en el camino de tus relaciones con otros y con Dios.

Así que, ¿a qué nos referimos con «verdadera» comida? A todo lo que es completo, fresco y no procesado. Las cosas que tu bisabuela reconocería como comida. Un pollo, una verdura, un frijol, un fruto seco,

Cambia el control

«Mi mayor logro en materia de salud hasta ahora ha sido perder alrededor de 70 kilos (150 libras)», dice Chloe Seals. «Yo no lo sabía en ese tiempo, pero mi médico me dijo que era considerada diabética en el año 2010 cuando pesaba 125 kilos (277 libras). Cambiar mis hábitos alimenticios y tomar decisiones más sanas en mi alimentación ha resultado en la eliminación completa de la diabetes. Siento que he recuperado mi vida, y me siento más en control sobre lo que como en lugar de que me dominen la comodidad y la tentación por la comida.

»He aprendido a disfrutar una variedad de alimentos que preparo para mí misma y para mis dos hijos. Me siento mejor conmigo misma en lugar de sentirme siempre cohibida. Mi mayor motivación son mis hijos y el deseo de estar sana tanto tiempo como pueda para poder estar ahí para ellos».

un cereal, una fruta, un huevo. Todo lo demás es una imitación que roba energía y salud. La alimentación verdadera sana; la alimentación verdadera nutre.

La buena noticia es que la lista de alimentos verdaderos es corta, fácil de entender y fácil de identificar. Desgraciadamente, sin embargo, muchos no estamos muy familiarizados con la verdadera alimentación. Hemos delegado nuestra cocina a la industria alimentaria con alimentos envasados, procesados, precocinados y rápidos, y a los restaurantes de comida rápida y las tiendas de comida preparada. Pero no hay nada bueno en sentirte desconectado, perezoso, haragán, vago o deprimido, o en tener enfermedades que contraes y medicinas que tienes que tomar cuando tu combustible es «la comida rápida».

Desacreditemos un mito flagrante. Hemos sido guiados a creer que comer bien es costoso y que cocinar tu propia comida lleva mucho tiempo. La realidad es bastante diferente. Las investigaciones revelan que puedes comer bien, en menos tiempo y por menos dinero que comprando alimentos procesados.[1] Con unos sencillos trucos puedes comprar bien, cocinar de manera sencilla y comer mejor por menos en el mismo tiempo que empleas para ir hasta una ventanilla de comida rápida desde el automóvil y comerte la comida. Y lo más importante, la verdadera comida sabe mejor y satisface y nutre más. Puede incluso eliminar tus ansiedades.

El plan Daniel se enfoca en los grupos principales de alimentos: los carbohidratos sanos, las grasas sanas, la proteína sana, las especias sanadoras, las bebidas y los superalimentos; y proporciona una guía fácil para usar en cada comida:

- 50% de verduras no almidonadas
- 25% de proteína saludable animal o vegetal
- 25% de almidones saludables o granos enteros
- Acompañamiento de fruta de bajo índice glucémico
- Bebida: agua o té de hierbas

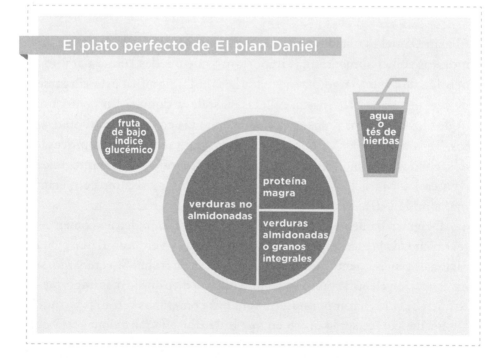

El plato perfecto de El plan Daniel

fruta de bajo índice glucémico

agua o tés de hierbas

proteína magra

verduras no almidonadas

verduras almidonadas o granos integrales

LAS 10 MEJORES ELECCIONES DE CADA GRUPO de alimentos para comenzar			
VERDURAS NO ALMIDONADAS	PROTEÍNA	ALMIDÓN O CEREAL	FRUTA DE BAJO ÍNDICE GLUCÉMICO
Espárragos	Frijoles	Remolacha	Manzanas
Pimientos	Ternera	Arroz integral o negro	Moras
Brócoli	Pollo		Arándanos
Coliflor	Huevos	Zanahorias	Bayas de Goji
Coles	Fletán o platija	Trigo sarraceno	Pomelo
Pepino	Lentejas	Guisantes	Ciruelas
Judías verdes	Frutos secos	Maíz	Kiwi
Berza o col rizada	Salmón	Quinoa	Nectarinas
Espinacas	Semillas	Patata dulce	Duraznos
Calabacín	Pavo	Nabos	Frambuesas
		Calabaza de invierno	

LOS CARBOHIDRATOS BUENOS

El plan Daniel es una dieta alta en carbohidratos. De hecho, los carbohidratos son el alimento más importante que puedes comer para una pérdida de peso a largo plazo y para la salud. ¿Significa esto cargarse de cereales, pan, arroz, pasta, galletas, pasteles y dónuts? Lo siento, no. Todos los alimentos procedentes de las plantas contienen carbohidratos. Te convienen los carbohidratos buenos: no refinados, no procesados, conocidos como verduras y frutas. Los granos o cereales integrales o enteros y los frijoles son también carbohidratos, pero como contienen más almidón, deberían ser consumidos con moderación.

Desgraciadamente, menos del 10% de los estadounidenses comen las recomendadas cinco a nueve raciones de frutas y verduras al día. (Una ración es generalmente media taza o una pieza de fruta.) Sin embargo, la investigación científica abrumadoramente nos dice que lo más importante que podemos hacer por nuestra salud es comer más verduras y fruta. De hecho, parece ser lo único en que toda filosofía nutricional está de acuerdo.

Los alimentos que proceden de las plantas contienen una rica combinación de compuestos equilibradores del azúcar, antiinflamatorios y detoxificantes llamados fitonutrientes. Se ha asociado la inflamación con la mayoría de las enfermedades de la edad, incluyendo ataques al corazón, diabetes, cáncer y demencia. De hecho, tener sobrepeso es un estado inflamatorio crónico. Las verduras y las frutas contienen los antiinflamatorios más potentes de la naturaleza.

Los alimentos procedentes de las plantas son la mayor fuente de vitaminas y minerales de la dieta. Estas vitaminas y minerales llevan a cabo cada reacción química en tu cuerpo; son el aceite que lubrica las ruedas de tu metabolismo. La fibra de los alimentos procedentes de las plantas es necesaria para mantener saludable tu aparato digestivo, alimentar las bacterias buenas que mantienen a raya a la inflamación y ayudar a equilibrar los niveles de azúcar en la sangre. La mayoría de los estadounidenses ingiere de 8 a 12 gramos o menos, cuando lo que necesitamos es de 30 a 50 gramos de fibra al día.

> «También les dijo: "Yo les doy de la tierra todas las plantas que producen semilla y todos los árboles que dan fruto con semilla; todo esto les servirá de alimento"» (Génesis 1.29).

La buena noticia es que puedes comer verdura sin límite. Piensa «atracón de brócoli». (Está bien, brócoli no suena tan atractivo, pero ¡no te vayas!) Cuando estés pensando en la cena, piensa en cocinar dos o tres clases de verduras o en probar algunas variedades crudas con una salsa deliciosa como el humus o alguna salsa casera. (Ver el capítulo 10 para las recetas.) Cuando comas fuera de casa, pide dos o tres acompañamientos

Incrementa la fibra

Añade lo siguiente a tu dieta para aumentar la fibra:

- Granos integrales como la quinoa o el arroz integral
- Verduras, verduras, verduras
- Semillas de lino (tritúralas y espolvorea sobre ensaladas o fruta)
- Legumbres, también conocidas como frijoles y guisantes

de verduras y evita el pan o la pasta, que está comprobado que aumentan los kilos y causan diabetes.

De hecho, estos alimentos que proceden de las plantas deberían ser el 50% de nuestra dieta. Es un cambio grande para la mayoría de la gente, pero cuanto más cerca puedas llegar a aumentar las verduras y complementar con la fruta, más mejorarás tu salud (y la salud del planeta para colmo).

Cuando te acostumbres a los verdaderos alimentos, entonces te recomendamos que te concentres en un sencillo principio: enfócate en los alimentos que no aumentan tu nivel de azúcar en la sangre o que no lo aumentan rápidamente. Este concepto se llama el índice glucémico o carga glucémica de los alimentos. Por ejemplo, el pan blanco es un carbohidrato que eleva más tu azúcar en la sangre y más rápidamente incluso que el azúcar de mesa, mientras que las verduras verdes crujientes apenas alteran tus niveles de azúcar en la sangre. Ambos son carbohidratos, pero actúan de manera muy diferente por caloría.

EL ÍNDICE GLUCÉMICO

El índice glucémico (IG) es una herramienta nutricional para identificar cómo los carbohidratos afectan tus niveles de azúcar en la sangre. Los carbohidratos con un índice bajo (55 o menos) no hacen que nuestros niveles de azúcar suban demasiado, sino que proporcionan energía mantenida. Los carbohidratos con un alto IG (70 o más) causan que nuestros niveles de azúcar en la sangre se eleven durante más tiempo. Una de las mejores estrategias para mantener bajo el azúcar en la sangre es incorporar a tu plan diario de comidas alimentos con un bajo IG. Estos son algunos de los beneficios para la salud:

- Ayudan a evitar que entres en una emergencia alimenticia porque te mantienen satisfecho
- Mantienen bajos tus niveles de insulina, lo cual ayuda a quemar grasa más fácilmente
- Ayudan a liberar grasa corporal y mantienen el tejido muscular magro
- Reducen los triglicéridos y el colesterol total y el malo (LDL)
- Incrementan los niveles del colesterol bueno (HDL)

Los 10 mejores consejos para una alimentación baja en IG

1. Sigue el filtro de El plan Daniel.
2. Llena la mitad de tu plato con verduras coloridas.
3. Limita las verduras almidonadas como las patatas, la calabaza o la remolacha cocida (sólo ¼ del plato).
4. Limita (o elimina) el azúcar y los productos de harina blanca.
5. Come proteína para desayunar, como un batido de proteína de un alimento completo (ver la página 317 para una receta), huevos completos o una omelette, o come de la cena para desayunar, o incorpora frutos secos y semillas en el desayuno.
6. Añade grasas buenas a la dieta, como aceite de oliva virgen extra, aguacate, frutos secos y semillas, y mantequilla de coco virgen extra.
7. Reemplaza las elecciones de pasta almidonada por algunos cereales sin gluten como el trigo sarraceno o alforfón, el arroz integral o negro, o la quinoa.
8. Come legumbres como las lentejas o los garbanzos.
9. Elige fuentes de proteína magras (animales o vegetales) en cada comida.
10. Lleva contigo aperitivos o snacks, como frutos secos y verduras con humus, para evitar las emergencias alimenticias.

Cambio de desayuno: escoge un desayuno de granos integrales, como avena con almendras y bayas, en lugar de la caja de tus cereales favoritos.

- Disminuyen el riesgo de desarrollar diabetes tipo II
- Limitan el riesgo de desarrollar enfermedad cardiovascular
- Mantienen tus niveles de energía durante más tiempo, mejorando por tanto tu rendimiento mental y físico

EL MITO DE LAS CALORÍAS

Ahora es nuestro momento de destruir el mito de las calorías. Este es: todas las calorías son iguales.

La lección que todos hemos aprendido es que las calorías son una forma de energía, y de acuerdo a las leyes de la física, una caloría es una caloría: la cantidad de energía requerida para aumentar la temperatura de un litro de agua en un grado centígrado. Esta ley es verdad para la física, pero todo esto no sirve cuando ponemos la biología en la ecuación. Si fuera todo «come menos y haz más ejercicio», lo haríamos todos y todos estaríamos delgados y en forma; pero hay diferentes clases de calorías: calorías que sanan y calorías que causan enfermedad. Vamos a explicarnos.

Comparemos un refresco de 20 onzas con 240 calorías con el número de calorías equivalentes de brócoli (que es más o menos 7 ½ tazas). El refresco no tiene fibra ni vitaminas ni minerales, pero tiene 15 cucharaditas de azúcar en forma de sirope de maíz de alta fructosa, cafeína y ácido fosfórico, que causa osteoporosis. El azúcar en el refresco produce un pico de insulina, causa hígado graso, incrementa los triglicéridos, baja el colesterol bueno, aumenta el colesterol malo, incrementa el cortisol (hormona del estrés) y causa diabetes, enfermedades del corazón, cáncer y demencia.

El brócoli (¡si es que pudieras comerte las 7 ½ tazas!) tiene el mismo número de calorías, pero alrededor de ½ cucharadita de azúcar natural y 35 gramos de fibra, y es rico en vitaminas y minerales, incluyendo folatos y magnesio. El brócoli contiene también poderosos fitonutrientes, que son compuestos sanadores de las plantas que ayudan a disminuir el riesgo de cáncer y aumentan tu capacidad desintoxicante. Y el brócoli tiene muy poca capacidad de elevar el azúcar en la sangre. De hecho, cuando entra a tu cuerpo tiene el efecto contrario al refresco; crea salud en lugar de destruirla. Las mismas calorías, pero muy diferente resultado.

Es evidente que no todas las calorías son iguales. Es cuestión de calidad; por tanto, queremos que te enfoques en convertirte en un «buscacalidad».

VERDURAS DE BAJO ÍNDICE GLUCÉMICO

Las verduras de bajo índice glucémico son tus mejores nuevas amigas. Adelante, llénate de estas plantas vivificantes, que deberían constituir el 50% de tu plato. Mantén un registro de ellas según caminas por el supermercado, que es ahora tu nueva granja-farmacia, donde encontrarás la mejor medicina para tu cuerpo y tu alma. Prepara dos o tres platos de verdura para la cena, haz una ensalada con rúcula, alcachofas y aguacates, y ponle un acompañamiento de calabacín salteado con ajo y aceite de oliva y unos champiñones asados. ¡Vuélvete loco!

Prueba algunas verduras raras y poco comunes; tienen unos niveles de nutrientes y fotoquímicos sanadores mucho más altos que las variedades domésticas más comunes.

Cuando sea posible, elige variedades autóctonas únicas que hayan dominado las mayores plantaciones de los últimos siglos. Por ejemplo, tomates morados de Cherokee, zanahorias de Touchon, o lechuga de semilla negra Simpson. Estas encierran una cantidad mayor de nutrientes. Puedes encontrarlas a menudo en los mercados de granjeros o en programas de agricultura sostenidos por la comunidad.

Champiñones o setas

La mayoría de nosotros estamos familiarizados con los champiñones blancos y los utilizamos crudos en ensaladas. No hagas eso, contienen toxinas causantes de cáncer cuando se comen crudos. Pero hay otras maravillosas variedades de la familia de los champiñones o setas que tienen poderosas propiedades antiinflamatorias, anticancerígenas y que potencian el sistema inmunitario. Además, están llenas de minerales y son la mejor (y una de las únicas) fuente vegetal de vitamina D. Prueba champiñones y setas diferentes y únicos, pues tienen maravillosas texturas y sabores. El doctor Hyman los pone en una bandeja, los rocía con aceite de oliva, ajo y sal, y los asa. ¡Están increíbles!

Prueba estos champiñones o setas: gírgola, porcini, shitake, maitake y enoki. Puedes conseguirlos en mercados asiáticos y en muchos supermercados hoy día.

La única variedad de la que nunca puedes tomar demasiado es la familia de las verduras crucíferas, que incluye col rizada, berzas, brocolini, repollo, coles de Bruselas, coliflor y col china. Contienen potentes químicos detoxificantes llamados glucosinolatos que previenen el cáncer y sostienen tu salud. Te recomendamos una o dos tazas cada día.

Verduras del mar

Antes de que pienses que esto es demasiado raro, probablemente ya hayas probado las algas con el sushi. Es esa envoltura negra que rodea el arroz. Las algas son unos de los alimentos más ricos en nutrientes, minerales y anticancerígenos del planeta. Si nunca has probado verduras del mar, sé aventurero; prueba Seasnax, deliciosos aperitivos crujientes de algas nori. Puedes añadir algas como el kombu, arame y wakame a las sopas y guisos.

Búscalas en el pasillo de la comida internacional o étnica del supermercado, y para más variedades visita un mercado asiático, herbolario o una tienda de productos ecológicos. Añadir alga kombu al cocinar frijoles reduce su efecto gasificante.

VERDURAS CON ALMIDÓN

La mayoría de nosotros ha crecido con los guisantes, las zanahorias y el maíz como nuestras verduras de acompañamiento. Estos alimentos vegetales almidonados tienen su lugar en una dieta sana; sigue pensando en ellos como un acompañamiento. Son más dulces y pueden aumentar el nivel de azúcar en la sangre en algunas personas, pero están llenos de antioxidantes y de fitonutrientes que curan. Usa en tu plato las verduras almidonadas, incluyendo remolacha, zanahorias, maíz, guisantes o chícharos, alcachofas de Jerusalén, chirivías, patatas, calabaza, naba, patata dulce, boniato o batata, nabo, calabaza de invierno, en mayor proporción que los granos.

FITONUTRIENTES

Volvamos a los fitonutrientes. El cuerpo es perezoso, esto es, bioquímicamente hablando. No hace cosas de una manera que pueden hacerse por otros medios. Lo mágico de tu cuerpo es que puedes usar el poder de las plantas para llevar a cabo diversas funciones que te mantienen con salud. Hay un grupo completo de compuestos (fitonutrientes) en nuestros alimentos de origen vegetal que trabajan mucho para reducir la inflamación, liberar nuestro cuerpo de toxinas, mejorar el modo en que el cuerpo metaboliza los alimentos, aumentar la quema de calorías, optimizar la función inmunitaria, prevenir el cáncer, enfermedades del corazón, diabetes y demencia; y contienen potentes antioxidantes que literalmente previenen la oxidación y el envejecimiento prematuro de nuestros cuerpos.

Alimentos detoxificantes: las verduras crucíferas son los alimentos superdetoxificantes. Otros detoxificantes naturales son el té verde, los berros, las hojas de diente de león, el cilantro, las alcachofas, el ajo, la piel de los cítricos, la granada e incluso el cacao en polvo sin azúcar (no el que es para hacer chocolate caliente azucarado).

En cuanto a alimentos antiinflamatorios, piensa en las bayas y cerezas. Come verduras de hojas verdes oscuras y patatas dulces naranjas para eliminar la inflamación. La curcumina se encuentra en una especia amarilla llamada cúrcuma que se usa en currys y mostazas. Es el ibuprofeno de la naturaleza y el más potente antiinflamatorio. Añádelo a los salteados o revueltos, o al cocinar cereales o al hacer currys.

El arco iris de los alimentos

Come del arco iris de colores (y no nos referimos a los Skittles) del mundo vegetal, y estarás cubriendo todas las necesidades de fitonutrientes. Piensa en rojos, naranjas, amarillos, verdes, morados, azules; cuanto más oscuros e intensos sean los colores, mejores son para ti.

Come al menos de cinco a nueve raciones al día del arco iris. Explora tu supermercado habitual y el mercado de los productores y granjeros para encontrar verduras únicas, raras y autóctonas; tienen más poder fitonutriente en cada bocado.

Alimentos ricos en antioxidantes: estos alimentos previenen el envejecimiento y promueven la salud general. Se encuentran en las bayas oscuras, el arroz negro, la remolacha y las granadas; verduras naranjas y amarillas como la calabaza de invierno; verduras de hoja verde oscura como la col rizada o las berzas y espinacas; y frutas que contienen resveratrol como las uvas moradas, los arándanos, los arándanos agrios y las cerezas.

Alimentos reguladores de hormonas: alimentos como el miso, el tempe y el tofu (todos ellos son alimentos *completos* de la soja) y semillas de lino molidas ayudan a equilibrar las hormonas y previenen el cáncer.

Muchos alimentos altos en fitonutrientes son también considerados como superalimentos. Son alimentos más ricos en proteínas de alta calidad, grasas saludables, vitaminas y minerales. Estos están entre los alimentos que más promueven la salud de todos los que puedes comer. Visita la página web de El plan Daniel (*www.elplandaniel.com*) para consultar una lista de superalimentos.

CEREALES

Los cereales integrales pueden ser parte de una dieta saludable, pero con moderación. Para algunos, los cereales pueden producir picos de azúcar en la sangre. La clave es la cantidad y lo que comes junto con ellos. El

Danos cada día el pan cotidiano

Jesús enseñó a sus discípulos a orar: «Danos cada día el pan cotidiano». Comer pan es casi un mandamiento religioso. Desgraciadamente, el pan que comemos hoy no es el pan de los cereales bíblicos; la mayoría está altamente procesado y hecho de diferentes especies de trigo que es más alto en almidón y que contiene gluten, un reconocido agente inflamatorio. (Este tema lo cubriremos más en la página 123).

¿Alguna vez te has encontrado a ti mismo comiendo de más de la cesta del pan? Los cereales refinados o procesados han sido desprovistos de toda la fibra y nutrientes, así que actúan igual que el azúcar en tu cuerpo. Si algo está hecho de harina (ya sea con o sin gluten), empieza a pensar en ello como un superazúcar. Si quieres perder peso o tienes problemas inflamatorios conocidos, es mejor que los elimines por un tiempo o mantengas su ingesta al mínimo.

Aquí te damos algunos consejos para disfrutar de un pan de mejor calidad:

tamaño ideal de una ración es de ½ taza para los hombres y de ⅓ de taza para las mujeres. Puedes tolerar más si eres un corredor de maratón, pero para la persona promedio, el azúcar extra puede estimular la insulina, producir ganancia de peso e inflamación.

La clave es comer únicamente cereales *enteros*, integrales, no procesados de ninguna manera. Eso significa que se compran en su forma original, como la avena, los granos de trigo, e incluso los granos de maíz. Muchos alimentos envasados dicen «granos enteros», pero a menudo es un poco de harina integral mezclada con harina blanca, cereales azucarados u otros productos. La lista de ingredientes te dirá lo que realmente hay dentro.

Si tienes diabetes o prediabetes, ni siquiera quizá toleres cantidades grandes de cereales integrales en tu dieta hasta que se corrijan los desequilibrios metabólicos de base. Así que los mejores cereales son los cereales sin gluten. Prueba los cereales con bajo IG como el arroz negro

- Si no eres sensible al gluten (ver página 118), entonces el mejor pan es el pan de centeno alemán de grano entero (también hecho con lino y espelta), hecho del grano entero, no de harina. Es muy bueno tostado con cualquier cosa encima.
- Si quieres pan de harina normal, asegúrate de que no contenga harina blanca (también etiquetada como «harina de trigo») y que sea hecho de harina de grano grueso integral, con proteína extra e ingredientes fibrosos como frutos secos y semillas.
- Prueba panes de grano entero germinado como el pan de grano entero germinado de lino Ezequiel 4.9 de Food for Life, si ya estás saludable y en forma.
- Cambia la manera en que piensas sobre el pan. Piensa en él como un capricho o premio para ser usado de vez en cuando, idealmente no más de una rebanada al día.
- Minimiza los alimentos que contienen harina, como waffles, magdalenas, dónuts, pretzels y galletas.
- Prueba alguna galleta que no esté hecha de harina sino de frutos secos y semillas.

(conocido también como arroz del emperador), arroz integral, arroz rojo, el trigo sarraceno y la quinoa. Las pastas cocidas al dente (cocinadas solo lo suficiente para mantener una textura firme) son más bajas en glucemia, pero los productos de harina deberían ser considerados como un capricho especial que solo comes ocasionalmente.

LA FRUTA

La fruta es una maravillosa fuente de potentes compuestos fitonutrientes antiinflamatorios y antioxidantes. Cuanto más oscuro e intenso sea el color, más maravillosa y especial es la fruta, y mayor valor nutricional contiene. Nos enfocamos en las frutas de menor contenido en azúcar, como bayas, manzanas y peras, y usamos el resto como premios en menor cantidad. La ración media es de ½ taza o una pieza de fruta. (Si tienes sobrepeso o problemas con el azúcar en la sangre, entonces ten cuidado con la ingesta de fruta y limítala a una ración al día.) Hay muchas frutas de bajo índice glucémico.

- *Frutas del bosque*. Arándanos, moras y frambuesas son ricas en fitonutrientes. Puedes conseguirlas también congeladas y ponerlas en batidos o licuados, o incluso hacer postres helados poniéndolas en la licuadora.
- *Frutas con hueso*. Ciruelas, melocotones, nectarinas, cerezas y sus variantes son conocidas como las «frutas con hueso». Son saludables y están llenas de fibra y sustancias químicas curativas, y no son muy altas en azúcar.
- *Granadas, kiwis, papayas y mangos* son igualmente maravillosas frutas curativas.
- *Los cítricos* como el pomelo, las naranjas, los limones y las limas son muy buenos, pero es mejor no tomar el jugo. A menudo tienen tanta azúcar como un refresco. (Explicaremos por qué cuando hablemos sobre los azúcares.)

Limita las frutas altas en azúcar. El melón, la piña y las uvas son saludables, pero es mejor comerlos en pequeñas cantidades por su alto índice glucémico. También las frutas secas como el albaricoque, las pasas y las ciruelas son las más altas en azúcar, así que consúmelas solo de vez en cuando. Muchas frutas secas contienen además azúcares añadidos.

Come solo uno o dos higos, brevas o dátiles, o dos cucharadas de uvas pasas o pasas de Corinto como un premio, o mezcla una pequeña cantidad con frutos secos y semillas para hacer tu propia mezcla.

LEVÁNTATE CON LAS PROTEÍNAS

El secreto de una óptima salud, menos ansiedad, azúcar en la sangre equilibrada y perder peso es tomar proteína de calidad en cada comida. Pero ¿de dónde debes conseguir la proteína? Los estadounidenses han llegado a asociar la proteína con ternera, cerdo o pollo, y la carne es todavía el centro de la mayoría de los platos de la cena en casa y en los restaurantes. Todo el debate sobre el veganismo o las paleodietas confunde a la gente aun más.

La ciencia en ambas posturas respalda las cuestiones de salud. Algunos estudios muestran que demasiada proteína animal y lácteos pueden causar enfermedades del corazón y cáncer. Sin embargo, si comparamos las carnes frías o embutidos, como el fiambre marca Spam, o incluso la ternera engordada industrialmente con el búfalo o bisonte salvaje, o la ternera alimentada con pastos o el pollo de corral, los efectos sobre la salud son muy diferentes.

La ironía está en que las dietas veganas y las paleodietas están más cercanas la una a la otra que la dieta estándar americana llena de azúcar, grasas trans y alimentos procesados. Las dietas veganas y las paleodietas insisten en los alimentos completos, con mucha fruta y verdura, frutos secos y semillas. A algunas personas les va muy bien con las dietas veganas y a algunas no les va tan bien; otras se sienten sobrecargadas por la carne. Somos bioquímicamente, metabólicamente y genéticamente muy diferentes.

Cada uno de nosotros ha de escuchar a su propio cuerpo y honrar su naturaleza única. El cuerpo nunca comete errores. Cuando sin pensarlo llevamos alimento a nuestra boca, sin considerar si le está ofreciendo a nuestro cuerpo nutrición o curación, agravamos nuestros problemas de salud; así que debemos aprender con lo que nuestro cuerpo funciona mejor y de eso, comprar la mejor calidad.

Conclusión: tienes que incluir proteína de buena calidad en cada comida, y debería ser alrededor del 25% de tu plato o comida. Una ración es de 100 a 200 gramos o alrededor del tamaño de la palma tu mano.

Lo que sigue a continuación son las mejores fuentes de proteína para tu dieta.

1. PRODUCTOS ANIMALES SALUDABLES

Si te gustan las proteínas animales, siempre que sea posible elige los productos animales que más contribuyan a tu salud (y tengan el menor impacto en el planeta). No siempre vas a encontrar las fuentes de proteínas más limpias o de menor impacto o más humanamente criadas, pero seguir estas pautas cambiará el sistema de producción de alimentos, mejorará tu salud y reducirá el impacto medioambiental negativo.

Elige los productos avícolas correctos. Elige cuando sea posible productos avícolas orgánicos alimentados con pasto, criados en libertad y libres de pesticidas, hormonas y antibióticos. El pollo y el pavo son fuentes de proteínas buenas y económicas. Una cena con pollo asado es más barata que una salida a un restaurante de comida rápida para una familia de cuatro personas. Compra productos avícolas de mayor calidad. Deberían estar disponibles en tu supermercado habitual. ¿Por qué no probar incluso pavo molido para tus hamburguesas de vez en cuando? Para recetas de hamburguesas de pavo, visita *www.elplandaniel.com* o *El recetario de El plan Daniel* (solamente disponible en inglés).

Disfruta de los huevos omega 3 o de corral. Los huevos han tenido mala fama durante un mucho tiempo. Los huevos omega 3 contienen DHA, la grasa omega 3 más novedosa y alimento para el cerebro. Los huevos *no* elevan el colesterol; hacen justamente lo contrario. La yema del huevo contiene además colina y vitaminas del grupo B, así que sigue utilizando huevos enteros, no solo claras.

Pescados y carnes seguros

Descarga la aplicación o tarjeta de referencia de la página *www.seafoodwatch.org*, o visita *www.cleanfish.com* para encontrar empresas de comercio de pescado y tipos de pescado que son criados de manera sostenible (sin sobrepesca) y son bajos en toxinas.

Lee el manual Enviromental Working Group's Meat Eater's Guide *www.ewg.org/meateatersguide* para ayudarte a elegir las mejores fuentes de carnes para ti y para el planeta.*

Ve a pescar. El pescado es una de las mejores fuentes de proteína y grasas omega 3. Sin embargo, a causa de la contaminación de los océanos y de las piscifactorías, encontrar pescado seguro no es tan fácil como solía serlo. El mejor pescado para comer es el salvaje y especies pequeñas libres de toxinas, como sardinas, tilapia, cangrejo y trucha de agua dulce. Piensa en pescados pequeños. Si el pescado entero cabe en tu sartén, probablemente sea seguro comerlo. Es mejor mantenerse alejado del pescado con altos niveles de mercurio. Para tener una lista a la mano de los pescados con menor contenido en mercurio, visita *nrdc.org/health/ effects/mercury/walletcard.PDF.**

Ponte un caparazón. Los camarones y las almejas son también formas saludables de marisco bajo en toxinas y altas en proteína de buena calidad y minerales. Las ostras están entre las mayores fuentes de zinc.

Reduce tu carne. Elige calidad sobre cantidad. Pequeñas cantidades de cordero o ternera libre de antibióticos y hormonas alimentados con pasto, orgánicos y magros pueden ser parte de una dieta saludable. Puedes incluso pensar en comprar y congelar un animal entero con tu familia extendida, amigos o un grupo de tu iglesia. Considera probar productos animales más magros, criados de una manera más sostenible o salvajes, tales como el visón, el búfalo o el venado. No comas carne roja más de una o dos veces por semana y no más de 100 a 200 gramos por ración. Hay buenas opciones en las tiendas de comida saludable, y muchos supermercados están empezando a comercializar mejores opciones.

El cerdo es la carne menos saludable. Un consumo excesivo de su carne ha sido asociado con cáncer, enfermedades del corazón y diabetes. Evita la carne demasiado asada o carbonizada que causa cáncer debido a que el cocinado en exceso crea carcinógenos.

2. FUENTES DE PROTEÍNA VEGETAL

Ve por frutos secos. Los frutos secos pueden ser parte de tu ingesta proteica. Son una maravillosa fuente de proteína, fibra, minerales y grasas saludables que satisfacen tu apetito y reducen el riesgo de diabetes y enfermedades del corazón. Las cremas de frutos secos son un gran aperitivo. Mantén los frutos secos bien cerrados en la despensa o el refrigerador. Come nueces, almendras, pacanas y nueces de macadamia. Vigila el tamaño de las porciones. Una ración es un puñado o alrededor de 10 a 12 frutos secos. Compra frutos secos o ligeramente tostados y sin sal, y evita los frutos secos fritos o cocinados en aceites.

Semilla tu salud. Las semillas son fáciles de añadir a las ensaladas, los platos de frijoles o cereales, y a los licuados; o simplemente disfruta de un puñado. Prueba las semillas de calabaza, girasol y sésamo, o añade semillas poco usuales a tu dieta, como las semillas de sésamo negras. (Espárcelas sobre huevos o revueltos.) Experimenta con el cáñamo, la chía y las semillas de lino; son ricas en grasas omega 3, minerales y fibra.

Disfruta la soja. Este es un tema controvertido, y muchos están preocupados por los efectos dañinos de la soja en nuestra salud. Pero la ciencia es clara. Continúa con los productos tradicionales de soja completa. Esto incluye tempe, tofu, miso y natto. Están fermentados o desmenuzados para hacerlos fácilmente digeribles. Los modernos productos de soja industriales, procedentes de las habas de soja en el proceso de la creación del aceite de soja (que después se usa para fabricar grasas

Frijoles

Los frijoles llenos de azúcar que se sirven como acompañamiento a un «hot dog» procesado es como la mayoría de nosotros «degustamos» por primera vez los frijoles. Pero los frijoles son una fuente energética de proteína, fibra, vitaminas y minerales maravillosa y económica. No disparan el azúcar en la sangre para la mayoría de las personas, y algunas estrategias sencillas pueden hacerlos más fáciles de digerir. Compra frijoles precocinados enlatados (preferiblemente en latas sin BPA), o cómpralos a granel y cocínalos tú mismo. Si los cocinas, añade una pieza de kombu (un alga), semillas de hinojo o rodajas de jengibre fresco a la olla mientras se cuecen para mejorar la digestibilidad. También puedes tomar enzimas digestivas para ayudar a tu cuerpo a digerir los frijoles.

Prueba diferentes variedades, como los garbanzos, azuki, frijoles Anasazi, frijoles mungo, frijoles rojos, negros o pintos, en sopas, guisos y ensaladas. Las lentejas se cocinan rápido y existen en muchas variedades, incluidas la francesa, la roja y la regular.

trans), causan cáncer y deberían evitarse. Más del 90% de la soja en la dieta típica americana está oculto y hecho de habas de soja genéticamente modificadas o refinadas industrialmente. Así que evita productos de soja procesados, como los que se encuentran en los sustitutos de las carnes frías, el queso de soja o las barritas sustitutivas de una comida.

Vuélcate con los frijoles o legumbres. Puedes prepararlos con un poco de planificación remojándolos durante la noche y cocinándolos en tandas. Esta es la forma más económica para tu bolsillo; o puedes comprar frijoles enlatados en latas libres de toxinas (bisfenol A o BPA) para una comida rápida o como añadido a ensaladas, sopas y guisos.

GRASAS QUE SANAN

En El plan Daniel consigues disfrutar de muchas grasas saludables. Solíamos pensar que toda la grasa es perjudicial y que causa enfermedades del corazón. Esto es lo que se dice de las grasas. Se ha comprobado que las grasas buenas como las omega 3 del pescado, los frutos secos, las semillas, los aguacates, las olivas y el aceite de oliva virgen extra, y la crema de coco (una grasa saturada derivada de una planta) disminuyen la diabetes, las enfermedades del corazón, el cáncer y la demencia. Disminuyen el colesterol y los triglicéridos, y son compuestos antiinflamatorios muy potentes. Pero lo más importante es que le dan buen sabor a tu comida y sacian.

La batalla contra el colesterol

Cuando Tracy Keibler comenzó a seguir El plan Daniel, su colesterol disminuyó. Su colesterol total bajó de 260 a 207, con una proporción de LDL/HDL de 1,6 y una proporción de colesterol total/HDL de 2,5. Sus triglicéridos estaban en 48. «Todo esto ocurrió sin tomar ninguna estatina, ¡ni ningún otro medicamento!», dice Tracy. Uno de sus médicos incluso le dijo que era una paciente modelo. Pero eso no es todo.

«Lo más importante es que mi arsenal de medicinas ya no existe. Ya no necesito inhaladores para el asma, mis problemas gastrointestinales han desaparecido, y mis problemas de eccemas y alergias estacionales han mejorado sustancialmente».

En un estudio dietético realizado en España, los investigadores dividieron a la población de estudio en tres grupos. A todos se les pidió que comieran la dieta mediterránea básica, pero a un grupo se le dio un litro de aceite de oliva virgen por semana, a otro se le dio 30 gramos (alrededor de 1 onza) de frutos secos al día, y al último grupo solo la dieta. Los grupos que tomaron el aceite de oliva y los frutos secos tuvieron una reducción del 30% en ataques al corazón y muerte.[2] Este resultado es mejor que el de los fármacos del grupo de las estatinas, sin ninguno de sus efectos secundarios. Más grasa fue mejor.

Si comes grasas de buena calidad con cada comida, te levantarás de la mesa satisfecho y sin ansiedades. Tu azúcar en la sangre se estabilizará, y tu cerebro estará feliz. De hecho, el 60% de tu cerebro está hecho de grasa, concretamente de DHA. Puedes obtener DHA del pescado y las algas. Cada una de tus 10 trillones de células está envuelta en una membrana de grasa. La salud de tus células determina tu salud, y las grasas saludables producen membranas celulares saludables. (Hablaremos de la salud de tu cerebro en el capítulo 6.)

Básicamente todos necesitamos un cambio de aceite. Cambia las grasas malas por las buenas y observa cómo mejora tu salud, cómo se levanta tu estado de ánimo, cómo mejora tu memoria y cómo brillan tu piel, tu cabello y tus uñas. Así que llena tu despensa con una buena variedad de grasas saludables. Aprende a usarlas. Puede ser tan sencillo como tomar un puñado de frutos secos, abrir una lata de salmón salvaje, tomar una cucharada de crema de coco del tarro, o utilizar aceite de oliva virgen extra (AOVE) sobre tus verduras o ensaladas.

Nuestras fuentes favoritas de grasas saludables incluyen alimentos sobre los que ya te hemos hablado. El pescado y el marisco son grandes fuentes de grasas omega 3 (además de proteínas y minerales). Las mejores fuentes de grasas omega 3 son las sardinas, los arenques y el salmón salvaje. Almacena siempre varias latas en tu despensa. Son muy buenas en las ensaladas, o pruébalas con un poco de limón o tu especia aromática favorita. Los frutos secos y las cremas de frutos secos (sin azúcar, sal, ni grasa hidrogenadas añadidas) proporcionan grasas monoinsaturadas. Asegúrate de que estén crudos o ligeramente tostados. Toma un puñado de frutos secos o moja rodajas de manzana en una crema de frutos secos como aperitivo. Las semillas son un alimento fabuloso que muy poca gente come. No son solo para los pájaros.

Encontramos otras grasas saludables en las olivas, los aguacates y el coco. El aceite de oliva y las olivas son ricos en grasas monoinsaturadas y también como antioxidantes, fitonutrientes polifenoles antiinflamatorios. El aceite de oliva virgen extra, prensado en frío, es el aceite principal que deberías tener a mano en tu despensa. Puedes ponerlo en las ensaladas o sobre las verduras, y cocinar con él a bajas temperaturas; a altas temperaturas puede oxidarse y quemarse. Para cocinar a altas temperaturas, usa el aceite de semillas de uva o el aceite o crema de coco. Para añadir sabor al cocinar, como en un revuelto, puedes usar aceite de sésamo sin refinar.

Los aguacates son una fruta maravillosa y poco común que contiene grasas buenas monoinsaturadas y compuestos antiinflamatorios muy potentes. Corta uno a la mitad y rocíalo con un poco de vinagre balsámico. Añade aguacates troceados a las ensaladas, o tritúralo en guacamole con jugo de limón, tomate troceado, cebolla picada, sal y pimienta. Los aguacates pueden hacer que los batidos sean cremosos e incluso se pueden usar para hacer pudding de chocolate sano. (Visita *www.elplandaniel. com* para la receta «Helado increíble de aguacate»).

La crema o el aceite de coco virgen extra es un extraordinario superalimento que contiene un tipo especial de grasa saturada antiinflamatoria

Cambia tu aceite

Llena tu despensa con los siguientes aceites sin refinar que son buenos para tu cuerpo y para tu cerebro:

- Aceite de oliva virgen extra (AOVE), prensado en frío: para aliños, marinados y cocinar a temperaturas bajas o medias
- Aceite de coco virgen extra, prensado en frío o sin refinar: para cocinar incluso a temperatura media alta
- Aceite de semilla de uva: para cocinar a temperaturas más altas
- Aceite de aguacate 100%: para cocinar, se necesita menos cantidad de este aceite que de AOVE
- Aceite de sésamo: para cocinar cuando quieres añadir un poco de sabor

llamada ácido láurico. Es la mejor fuente de combustible que tu cerebro prefiere, y aumenta tu energía y tu capacidad mental.

¿QUÉ DE LAS BEBIDAS?

Vamos a tener que decirte que tus papilas gustativas han sido secuestradas. Los refrescos, las bebidas para deportistas, los cafés aromáticos llenos de sirope, los tés dulces, los jugos, las bebidas dietéticas y las bebidas energéticas son superautopistas hacia la obesidad, las ansiedades y los problemas químicos cerebrales.

Lo más fácil y más sencillo que puedes hacer por tu salud es recalibrar tus papilas gustativas y aprender a disfrutar del agua pura. Puedes añadirle limón, lima o hierbas aromáticas, puedes tomarla con gas o sin gas, pero necesitas de seis a ocho vasos de agua al día.

El agua debería ser tu bebida principal. El agua ideal es la filtrada (para quitar el cloro, los pesticidas y otros químicos y microorganismos), procede de tu grifo y se almacena en recipientes de cristal o de acero inoxidable.

Otras bebidas para disfrutar si quieres un poco de variedad:

- *Tés de hierbas.* Simplemente pon unas bolsitas en una jarra grande de cristal, añade agua hirviendo, déjalo reposar y después métalo al refrigerador.
- *Té verde.* El té verde natural frío es una bebida refrescante y contiene un estímulo potente de salud.
- *Hojas de menta, gajos de naranja o rodajas de pepino.* Añádelos al agua para darle un poquito de sabor.
- *Café.* Una taza en la mañana es una buena manera de empezar el día, pero demasiado café puede elevar tu presión sanguínea y el ritmo del corazón, incrementar la ansiedad, producir pérdida de masa ósea y llevarte a una mayor fatiga e insomnio. (Ver la página 116 para saber más sobre el café.)

NO VUELVAS A ESTAR EN UNA URGENCIA ALIMENTICIA

Entendemos que para las vidas ocupadas es un desafío encontrar y comer buenos alimentos completos. Estamos constantemente moviéndonos. Cada día, la mayoría de los estadounidenses vive en un estado continuo de ocupación. A menudo omiten el desayuno o están a merced de la cafetería del barrio que ofrece cafés con mucho azúcar y dónuts, magdalenas o bizcochitos (los cuales parecen alimentos muy saludables, pero en realidad son galletas gigantes de azúcar camufladas). Después, en el trabajo siempre hay recipientes con dulces variados y máquinas expendedoras llenas de refrescos. De camino a casa, los restaurantes de comida rápida y tiendas de alimentos preparados te seducen con una «solución rápida» para tu sensación de hambre. Vivimos en un páramo nutricional tóxico, así que el último lugar donde deberías estar es en una urgencia alimenticia.

¿Qué es una urgencia alimenticia? Cuando tu azúcar en la sangre comienza a descender, estás diseñado internamente para comer cualquier cosa (o todas las cosas) que veas. Pensar que podrás usar tu fuerza de voluntad para controlar tu hambre o ansia de comer contradice la ciencia de cómo tu cerebro controla tu conducta. Cuanto más fuerza de voluntad trates de usar, más contraproducente resultará. ¿Cuántas veces te encuentras automáticamente comiendo más de la cuenta o dándote un atracón, o tan solo comiendo cualquier cosa que te ponen delante?

Pero hay una solución, una idea sencilla, práctica, que la mayoría de nosotros nunca pensamos: planificar y llevar comida con nosotros. Si tú eres una persona con diabetes tipo I, no deberías salir de casa sin tu inyección de insulina o un sobrecito de azúcar. Si lo hicieras, tu vida estaría en peligro. Si tuvieras una alergia grave a los cacahuates, no irías a ningún lugar sin tu EpiPen. Tan solo con inhalar restos de cacahuate, podrías morir si no llevas tu protección.

Aunque quizá no te mueras en una hora cuando estás hambriento, enfermarás y engordarás, y vivirás una vida más corta y de menor calidad si regularmente te encuentras en estados de urgencia alimenticia. Elegirás repetidamente alimentos refinados de mala calidad y altos en azúcar, y comerás más de lo que necesitas. Algunas cosas que te mantendrán lejos de un estado de urgencia alimenticia incluyen comenzar tu día con un desayuno sano y equilibrado, comer cada tres o cuatro horas, hidratar tu cuerpo durante el día y almacenar un kit de comida de emergencia.

Recomendamos que todo el mundo cree un kit de comida de emergencia; será tu red de seguridad alimenticia. Encuentra tus cosas favoritas para incluirlas; las opciones son abundantes. Almacena estos paquetes en

Kit de comida de emergencia para los viajes del doctor Hyman

Cuando estoy de viaje, mi salud está en peligro cada vez que salgo del ambiente que controlo. Los aeropuertos, los minibares de los hoteles y los malos restaurantes son a menudo desiertos alimenticios. Así que llevo la comida conmigo y tengo la norma de no comer nunca en aviones o aeropuertos (aunque cada vez más puedes encontrar comidas saludables en los aeropuertos; ¡tan solo tienes que saber cómo encontrarla!). Nunca salgo de casa sin esas cosas, y mantengo un buen almacén en mi despensa, de modo que solo necesito meterlas en mi bolsa. Ocupan poco espacio y encierran un gran aporte nutricional.

- Cecina de salmón salvaje
- Cecina de pavo o ternera alimentada con pasto
- Paquetes de crema de coco y crema de nueces de macadamia
- Barritas de proteínas
- Almendras orgánicas
- Nueces de macadamia orgánicas
- Dátiles orgánicos

casa, en tu bolsa de viaje, tu automóvil y tu lugar de trabajo con raciones adecuadas para cualquier urgencia alimenticia. Si no tuviste tiempo de desayunar, ¿qué llevarías para el automóvil? O si estás ocupado en el trabajo, ¿qué puedes encontrar en tu cajón para sostenerte a lo largo del día, o qué tienes a la mano a la caída de la tarde si empiezas a desfallecer?

Recomendamos proteína para muchas de las elecciones, porque la proteína controla tu apetito y equilibra tu azúcar en la sangre durante largos periodos de tiempo. Los aperitivos de proteína te siguen aportando, pero sin el rápido altibajo que producen la mayoría de los «aperitivos rápidos» que nos dejan más hambrientos y cansados. Si esperas hasta tener hambre, tomarás decisiones ilógicas. Así que decide hacer mejores elecciones teniendo opciones nutritivas a tu alrededor.

Con un poco de planificación y compra, podemos mantenernos sanos y lejos de las urgencias alimenticias. Consigue unos cuantos recipientes de cristal con tapa y bolsas para bocadillos en los que poner tus aperitivos. Compra una bolsa térmica o una nevera pequeña en la que guardar la comida. Estas son solo unas cuantas ideas y puedes innovarlas, pero asegúrate de que incluyas alimentos con proteínas de buena calidad, grasas saludables y bajo contenido de azúcar.

Aperitivos

Almacena estos en tu despensa; duran para siempre:

- Sardinas o salmón salvaje enlatado
- Galletas de linaza o semillas
- Cecina (bisonte, ternera alimentada con pasto o pavo)
- Cecina de salmón
- Frutos secos y semillas
- Envases de crema de frutos secos
- Envases de crema de coco
- Barritas de proteína o alimentos completos
- Corazones de alcachofas
- Pimientos rojos asados

Prepara unos aperitivos fáciles de llevar:

- Garbanzos con aceite de oliva, limón, ajo y sal
- Huevos cocidos
- Humus
- Zanahorias, pepinos, pimientos y apio troceados
- Manzanas o peras

También es una buena idea almacenar unos cuantos antojos:

- Chocolate negro (70%)
- Higos secos
- Dátiles

¿QUÉ DE LAS VITAMINAS?

Los datos experimentales y la ciencia apoyan abrumadoramente el uso de suplementos nutricionales para la prevención de la enfermedad y la promoción de una salud óptima. Las vitaminas no sirven para todo, pero son clave para cada reacción química y función fisiológica de tu cuerpo.

Hay miles de suplementos nutricionales en el mercado. ¿Cuál deberías tomar? Tan solo intentar decidirlo puede ser confuso, pero realmente es muy sencillo. Para la mayoría de nosotros, un sencillo multivitaminas y minerales, un suplemento de grasa omega 3 y vitamina D3 es todo lo que necesitamos. Hay otros suplementos que pueden beneficiar a las personas según envejecen o para aquellos con otros problemas. Puedes leer más sobre esto en la Internet en *www.elplandaniel.com*.

ANSIEDAD Y ADICCIÓN ALIMENTICIA

Si te pido que contengas la respiración debajo del agua durante quince minutos y te prometo darte un millón de dólares si lo haces, ¿podrías hacerlo? ¡Por supuesto que no! No podemos vivir sin oxígeno. Nuestro cerebro está diseñado para anhelarlo. La mayor parte de nuestro cerebro también anhela el azúcar. Es sencillamente un mecanismo de supervivencia. De modo que si crees que la fuerza de voluntad puede rescatarte de los malos hábitos alimentarios y la ansiedad por la comida chatarra, el azúcar o los carbohidratos refinados, olvídalo. Podrías también intentar contener la respiración durante una hora.

Es una cuestión de hormonas y química cerebral. Soluciona esas dos cosas y tus ansiedades desaparecerán en un par de días (¡no te olvides del oxígeno, de todos modos!). Es duro imaginarlo, pero es verdad.

En el libro *Salt, Sugar and Fat* [Sal, azúcar y grasa], Michael Moss revela que la industria alimentaria ha diseñado intencional y científicamente la alimentación hiperprocesada, hipersabrosa y cargada de azúcar para hacernos adictos, no metafóricamente, sino adictos físicamente. Piensa en dulces de heroína o bizcochos de morfina. La industria designó «expertos en ansiedad» para encontrar el «punto de éxtasis» de los alimentos. Estudios cerebrales en imágenes confirman que estos alimentos estimulan las partes del cerebro que responden a los opiáceos como la heroína, y estimulan el apetito y la ansiedad. De hecho, el

Doma las cuatro hormonas del apocalipsis

Es fácil conseguir estabilizar tus hormonas clave. Esta es la forma de eliminar la ansiedad:

- Elimina el azúcar y la harina blanca. Para en seco.
- Elimina todos los edulcorantes artificiales.
- Aumenta la fibra.
- Come proteína en el desayuno.
- Come un puñado de frutos secos 15 minutos antes de una comida para reducir tu apetito.
- Deja de comer por la noche y de darte atracones.
- Concéntrate en el tamaño de la ración. Aprende acerca de los tamaños adecuados de las raciones para las proteínas magras y cereales enteros.
- Espera 20 minutos antes de comer una segunda ración. Es el tiempo que tarda el alimento en alcanzar la parte más baja de tu intestino delgado y estimular el PPY, la hormona que es un freno poderoso sobre tu apetito.
- Deja tu tenedor en la mesa entre bocados. Te hará disminuir el ritmo, y cuando llegue el momento de repetir un plato, ya no querrás más.
- Incrementa el ejercicio, sobre el que leerás en el próximo capítulo.
- Duerme al menos de 7 a 8 horas por la noche. Aquellos que pierden incluso una o dos horas de sueño cada noche, ansían más carbohidratos y terminan comiendo más durante el día.[4]
- Respira. La forma más sencilla y más rápida de relajarte y de reducir el cortisol es hacer cinco respiraciones. Cuenta hasta cinco en la inhalación, y cuenta hasta cinco en la exhalación. Hazlo cinco veces.
- Jugar, que es una forma de ejercicio, es algo que hacemos sin pensar cuando somos jóvenes. Es una forma maravillosa de disminuir el cortisol.
- Da y recibe: una de las cosas más poderosas del mundo para curar y restaurar.

azúcar es más adictivo que la cocaína.[3] ¡No es de extrañar que tengamos ansiedad!

Existen cuatro hormonas clave que dirigen la química de nuestro cerebro y controlan nuestro apetito y metabolismo. Las llamamos «las cuatro hormonas del apocalipsis». Si aprendes trucos sencillos para volver a tener el control de estas hormonas, tus ansiedades se desvanecerán, y lo harán rápidamente, por lo general en menos de 48 horas. Si consigues mantener estas hormonas bajo control, todo lo demás a menudo se reinicia automáticamente:

1. *La insulina* se produce en grandes cantidades por el páncreas, en respuesta al azúcar o el almidón que estimula la acumulación de grasa abdominal e interfiere con los centros de control del apetito en el cerebro, produciendo que tengas hambre y ansíes más azúcar y carbohidratos.
2. *La grelina* es la hormona del hambre producida en el estómago. La mayoría de las formas en que comemos y vivimos producen picos de esta hormona del hambre.
3. *El PYY (péptido YY)* se produce en el intestino y pone el freno a tu apetito.
4. *El cortisol* es la hormona del estrés producida por las glándulas adrenales, y bajo estrés crónico causa hambre, acumulación de grasa abdominal y pérdida de masa muscular.

La belleza de añadir alimentos que sanan, nutren y satisfacen profundamente está en que transformará, casi sin esfuerzo, tu cuerpo y tu mente en un estado diferente, un estado donde tus ansiedades habrán sido eliminadas, donde no es necesaria tu fuerza de voluntad porque ansías de manera natural aquello que te hace mejorar y sentirte bien. Al añadir hábitos sencillos —dormir un poquito más, mover tu cuerpo, calmar tu mente, respirar, jugar, servir—, gradualmente, día a día, entrarás en una capacidad profunda de autocuidado y curación. La realización plena, vivir con propósito y el bienestar son el resultado natural.

Ahora que has aprendido que los alimentos son medicinas, que la verdadera comida tiene el poder de crear una vida saludable abundante, y cuáles alimentos puedes comer exactamente para obtener la energía más poderosa de tu comida, es el momento de tener que mirar lo que hemos estado comiendo que pensábamos que era alimento, pero no lo es, y cómo evitar los alimentos que nos roban la vida, producen enfermedad e inducen a la obesidad.

Detener la ansiedad

El pastor Tom Crick había oído a otras personas hablar sobre El plan Daniel, diciendo cosas como: «Mira, después de un tiempo te acostumbras. Dejas de ansiar los refrescos o el azúcar». *Sí, claro*, pensaba.

Mientras se enfocaba en comer según El plan Daniel, esto comenzó a cambiar. «He descubierto que es realmente cierto. Comencé a no tener ansia por esas cosas. Era capaz de saborear los azúcares naturales de la fruta y cosas así... Vaya, ¡una fresa es algo muy dulce! Nunca antes me había fijado en ello, porque estaba muy acostumbrado a los azúcares artificiales».

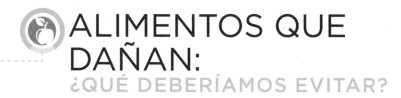

ALIMENTOS QUE DAÑAN:
¿QUÉ DEBERÍAMOS EVITAR?

ASÍ COMO LOS ALIMENTOS TIENEN EL PODER DE SANARNOS, también tienen el poder de dañarnos. La causa mayor de nuestra epidemia de enfermedades crónicas, de una nación que ya no está prosperando, es la mala calidad de nuestra alimentación. Es difícil imaginar que nos alimentamos tanto nosotros como nuestros hijos con comida que ni tan siquiera le daríamos a nuestro perro. ¿Le darías a tu perro una hamburguesa con queso, patatas fritas y un refresco? Esperamos que no. Entonces, ¿por qué se lo das a tu hijo? ¿Por qué existe incluso algo como «comida para niños» o «menús infantiles»? Adivina lo que comen los niños en España. ¡Comida española! ¿Qué comen los niños en Indonesia? Comida indonesia.

> «Mi casa tenía solo dos cosas en el menú: o lo tomas, o lo dejas».
> —Dr. Hyman

Nos han convencido de que cambiar lo que comemos es difícil. ¡No es de extrañar! En muchas comunidades en Estados Unidos hay diez veces más tiendas y lugares de comida rápida que supermercados o mercados de abastos. El estadounidense promedio consume cinco kilos (10 libras) de aditivos químicos cada año. Cuanto más aditivos, por lo general menos nutrientes.

Así que también queremos educarte acerca de las sustancias que no son alimentos o parecen alimentos que están ocultas en las cosas que comemos cada día. Esta es una manera sencilla de saber si una comida no es alimento: si tardas más en leer y entender la etiqueta que en comértelo, probablemente no es alimento. Si contiene «ingredientes» que tu bisabuela no habría usado al preparar las comidas para su familia, probablemente no es alimento.

Los alimentos contienen calorías, proteínas, grasas, carbohidratos, fibra, vitaminas y minerales, fitonutrientes y genes de las plantas donde la suma de todo el conjunto es mucho mayor que cualquier ingrediente por sí solo. Pero en el último siglo, nuestra alimentación ha sido desbancada por los antinutrientes: sustancias con semejanza de comida que a menudo nunca fueron, ni se ha demostrado que sean, seguras, como los azúcares químicamente manipulados; los superalmidones inflamatorios y adictivos, que contienen harina genéticamente modificada; las grasas procesadas, conservadas con productos químicos para que duren años y coloreadas con tintas para hacerlas más atractivas. Los alimentos industriales están cargados de grasas tóxicas, azúcares y sal.

Pueden parecer convenientes y económicos, pero el coste real de comer estos alimentos está acabando con nuestra salud y capital humano, sin mencionar lo que un sistema de agricultura químicamente dependiente produce en el medioambiente. Quinientos gramos (1 libra) de carne producida en fábricas requiere 7.500 litros (2.000 galones) de agua y produce 53 veces más gases contaminantes con efecto invernadero que 500 gramos de verduras.[5] (Tanto el Enviroment Working Group [*www. ewg.org*]* como CleanFish [*www.cleanfish.com*]* ofrecen más información sobre cómo reducir el impacto medioambiental al elegir tu comida de forma inteligente.) Así que lo que comes va mucho más allá de tu estómago hambriento o de la medida de tu cintura. ¡Afecta todo!

LA AMENAZA DE LOS BLANCOS

Una de las amenazas para nuestra salud es el drástico aumento de azúcar en todas sus formas en nuestra dieta en los últimos cien años. Las poblaciones cazadoras-recolectoras consumían unas 22 cucharaditas de azúcar al año; ahora el estadounidense promedio consume de 22 a 30 cucharaditas de azúcar cada día.[6] En 1800, la persona promedio consumía 2 kilogramos (5 libras) al año;[7] ahora tenemos una media de 70 kilogramos (152 libras) al año.[8] Nuestro cuerpo no está diseñado para soportar esa cantidad de azúcar. Paracelso, el médico griego de la antigüedad, dijo: «La dosis hace el veneno». Según la dosis actual, el azúcar es veneno. El refresco medio de 500 ml. (20 onzas) tiene 15 cucharaditas de azúcar. ¿Pondrías esa cantidad en tu taza de café o té?

El azúcar tiene muchos nombres: azúcar de caña, jugo de caña evaporada, azúcar moreno, dextrosa, agave, jarabe de arce, miel, y por supuesto, el jarabe de maíz de alta fructosa (HFCS, por sus siglas en inglés), que ahora es la mayor fuente de calorías de nuestra dieta. Todos ellos son dañinos cuando se comen en exceso. Las bebidas endulzadas con azúcar, como los refrescos, ahora componen el 15% de las calorías consumidas por el estadounidense promedio. Una lata de refresco al día aumenta el riesgo de obesidad de un niño en un 60%, y la probabilidad de las mujeres de contraer diabetes en más del 80%.[9]

Otros peligros son los alimentos blancos refinados o procesados que producen un pico de azúcar en la sangre, pero no los consideramos azúcar. Son la harina blanca, el arroz blanco y la pasta blanca. Estos alimentos blancos actúan como el azúcar en el cuerpo. Deberíamos sustituirlos por mejores opciones, como el pan hecho con grano de centeno entero o arroz negro o integral.

Desde 1950, más de 600.000 alimentos procesados y envasados han sido introducidos en el mercado. El 80% de ellos están llenos de azúcar, a

Variedades de azúcar

Azúcares habituales (no saludables, solo reales)

Agave	Jugo de caña evaporado o deshidratado
Azúcar	
Azúcar de coco	
Azúcar moreno	Malta de cebada
Azúcar de palma	Melaza
Concentrado de jugo	Miel
Jarabe de arce	Sirope de arroz

Azúcares ocultos o azúcares tóxicos

Almidón hidrogenado	Lactosa
Dextrosa	Maltodextrina
Dextrina	Maltosa
Disacáridos	Monosacáridos
Fructosa	Sorgo
Glucosa	Sucrosa
Jarabe de maíz de alta fructosa (o cualquier jarabe o azúcar de maíz)	Xilosa

menudo cucharadas y cucharadas, escondida y disfrazada con toda clase de nombres.[10] Está en el pan, en el kétchup y en los aderezos para ensalada. De hecho, la ración media de la salsa de espagueti comercial tiene más azúcar que una ración de galletas de chocolate, razón por la que más adelante en este capítulo te mostraremos cómo leer las etiquetas de una manera efectiva.

POR QUÉ EL AZÚCAR ES LA PRINCIPAL CAUSA DE ENFERMEDAD

Desde las recomendaciones de una alimentación baja en grasa a principios de 1980 (que todos pensábamos que era bueno en esa época), hemos duplicado nuestras cifras de obesidad en adultos y las hemos triplicado en niños, y las cifras de diabetes tipo II en el mundo se han multiplicado por siete. De hecho, actualmente en Estados Unidos, una de cada dos personas tiene prediabetes o diabetes tipo II. Hemos visto dispararse el número de personas con enfermedad de corazón, diabetes tipo II, cáncer, demencia, depresión e infertilidad. (En la actualidad, para diagnosticar el cáncer, los médicos dan a los pacientes azúcar radioactiva. El azúcar se dirige directamente al cáncer, y lo revela en el radiodiagnóstico PET.)

El azúcar estimula una cascada de cambios en tu cuerpo que te hacen enfermar y engordar. Esto es lo que sucede:

1. Comes azúcar de rápida absorción o carbohidratos refinados (como la harina blanca).
2. Tu azúcar en la sangre se dispara.
3. Tus niveles de insulina se disparan.
4. La insulina estimula la acumulación de grasa abdominal e incrementa tu apetito y ansias de azúcar.
5. El azúcar (especialmente la fructosa del jarabe de maíz de alta fructosa) se convierte en una fábrica de colesterol en tu hígado (llamado lipogénesis), incrementando el LDL (colesterol malo), disminuyendo el HDL (colesterol bueno), y elevando los triglicéridos.
6. Esto lleva a un hígado graso (que afecta ahora entre 60 y 90 millones de estadounidenses).[11]

Todo esto aumenta algo llamado *resistencia a la insulina,* donde tus células no responden a los efectos de la insulina, requiriendo cada vez más insulina para mantener los niveles normales de azúcar en la sangre. Esta es la mayor causa de toda enfermedad crónica relativa a la edad (como las enfermedades del corazón, hipertensión arterial, ictus, cáncer, diabetes tipo II y demencia).

Tu cuerpo fabrica cada vez más insulina, estimulando más y más la acumulación de grasa abdominal y la inflamación. Esta inflamación es la raíz de la mayoría de las enfermedades crónicas. ¡Caramba! Incluso aunque no se desarrolle la diabetes tipo II, la resistencia a la insulina es la mayor causa de ataques al corazón, apoplejía, muchos cánceres e incluso demencia (llamada ahora diabetes tipo III).

Conclusión: el azúcar es un antojo ocasional. Cuando tomes azúcar, hazlo en las formas naturales y tradicionales: azúcar cruda, miel cruda, azúcares de la fruta natural, y jarabe de arce puro. Mantente alejado del resto. Úsala en cosas que cocinas tú mismo, pero muy de vez en cuando, y usa las recetas de El plan Daniel en la página web y de *El recetario de*

Muerte líquida: No te bebas tus calorías

Si hubiera una cosa que pudieras hacer para mejorar drásticamente tu salud y perder peso, sería esta: no bebas las calorías líquidas del azúcar. Esto se refiere a refrescos, bebidas para deportistas, cafés o tés aromatizados, bebidas energéticas y jugos (excepto el jugo natural de verduras verdes).

Esto es lo que hacen las calorías líquidas:

- Se depositan directamente en forma de esa temida grasa abdominal.
- Transforman tu hígado en una fábrica de grasa, estimulando más resistencia a la insulina y empezando un círculo vicioso.
- Interfieren en tu cerebro incrementando tu apetito y evitando que te sientas lleno, con lo cual comes más de lo que normalmente comerías en un día.

Conclusión: bebe agua o tés sin cafeína y sin edulcorantes.

El plan Daniel como guía para postres saludables. Evita todo el azúcar oculto y añadido leyendo cuidadosamente las etiquetas.

Puedes usar la fruta natural o los jugos de fruta naturales en pequeñas cantidades como edulcorantes naturales en postres saludables. Al comenzar a comer alimentos verdaderos, tus ansiedades y adicciones serán reemplazadas por un profundo placer y satisfacción por las cosas naturalmente dulces.

EL CASO ESPECIAL DE LA FRUCTOSA

Podemos tolerar el azúcar en pequeñas cantidades como un antojo ocasional. Una buena fuente de azúcar es la fruta natural (no en jugo o concentrado). La verdad es que la fructosa que obtienes al comer fruta es buena porque está envuelta en fibra y llena de vitaminas, minerales y fitonutrientes. El problema lo tenemos cuando la fructosa se extrae de la fruta, que es como obtenemos el jarabe de maíz de alta fructosa (HFCS). Evita el HFCS a toda costa. Si no haces ningún otro cambio en tu dieta, haz este cambio y sé implacable al respecto.

EDULCORANTES ARTIFICIALES

Como el azúcar causa tantos problemas de salud, ¿por qué no cambiar a edulcorantes artificiales y alimentos dietéticos hechos con estas alternativas? Si perder peso fuera todo cuestión de calorías, entonces consumir bebidas dietéticas podría parecer una buena idea. Un estudio de catorce años con más de 65.000 mujeres reveló que la verdad es justamente lo opuesto. Las bebidas dietéticas quizá sean peores que las bebidas azucaradas.[12]

Nada es gratuito. Las bebidas dietéticas no son buenos sustitutos de las bebidas azucaradas. Incrementan igualmente la ansiedad, el aumento de peso y la diabetes tipo II, y son adictivas. Observa los nombres ocultos de edulcorantes artificiales, o no calóricos, o no absorbibles, como aspartamo, acesulfamo y sucralosa; y los alcoholes del azúcar como el malitol y el xilitol, y cualquier otra cosa que termine en OL.

¿QUÉ HAY DE LA STEVIA?

La stevia parece la alternativa perfecta para los peligros de los edulcorantes artificiales como el aspartamo. Procede de una planta, es completamente natural, no tiene calorías. Los indios guaraníes, en Paraguay, la han usado desde el siglo XVI. Suena perfecto. Hasta el año 1995 estuvo vetada en Estados Unidos a causa de la fuerte presión de los fabricantes de aspartamo, un edulcorante artificial. Cuando el Departamento de Control de Alimentos y Medicamentos (FDA) finalmente tomó parte en ello en 1995, fue aprobada como un suplemento dietético comercializado por las tiendas de comida saludable. Esta forma de stevia es una buena alternativa.

> A medida que sigas El plan Daniel, tus papilas gustativas despertarán al sabor maravilloso de los verdaderos alimentos, no te sentirás privado y tus ansiedades cotidianas se eliminarán.

Sin embargo, lee cuidadosamente las etiquetas, ya que algunos fabricantes han encontrado una manera de extraer las partes amargas de la planta y mantener solo el sabor dulce, convirtiendo lo que potencialmente era un edulcorante mejor en una sustancia refinada. Aislaron el químico dulce llamado «rebausido A» o «reb A» como abreviatura.

En su lugar, busca el extracto original completo de la planta, que puedes encontrar en tiendas de comida saludable o supermercados. Existe en polvo o en líquido. Ten en mente que el dulce es un antojo, no lo principal.

En este punto puedes estar pensando que quieres abandonar ahora mismo. *¿Nada de azúcar? ¿De verdad?* El hecho es que los azúcares naturales que se encuentran en la fruta y en algunas verduras saben increíblemente dulces una vez que has reeducado tus papilas gustativas. La vida puede seguir siendo muy dulce sin los azúcares refinados altamente procesados y los edulcorantes artificiales. Si te enfocas en los verdaderos alimentos, alimentos que son naturalmente dulces como la fruta e incluso las verduras y hortalizas dulces, y aprendes a disfrutarlos, no extrañarás la basura. Y si vuelves a probar la basura, te parecerá extremadamente dulce. Prueba las verduras asadas o las patatas dulces. Incluso a los niños les encanta. El chocolate negro es también un antojo maravilloso en pequeñas cantidades. Siempre hay lugar para los antojos dulces con moderación.

LAS GRASAS MALAS

Lo que la ciencia dice acerca de la grasa es tan confuso que no es de extrañar que todo el mundo esté confundido. Por suerte, las nuevas guías dietéticas en Estados Unidos se mueven en la dirección correcta, animándonos a comer los tipos de grasa correctos, los cuales ya hemos visto, y a evitar los malos.

Hay dos clases principales de grasas que son malas para nosotros: las grasas trans, y los aceites vegetales procesados y refinados. Piensa en los aceites transparentes o amarillos que se venden en grandes envases, usados por la mayoría de los estadounidenses, y que se venden como aceite vegetal, de soja, de maíz, o de colza (previamente llamado semilla de colza y que no servía para consumo humano hasta recientemente). Estos son los llamados aceites omega 6 o grasas poliinsaturadas. Son inflamatorias, ¡y en este punto ya sabes lo que produce en tu cuerpo la inflamación!

Cambia estos aceites por aquellos que beneficien a tu cuerpo y a tu cerebro (ver página 97). La excepción es que puedes usar pequeñas cantidades de aceites no refinados, a menudo llamados *de prensado en frío* o *de prensado mecánico*, como el de semilla de uva, semilla de sésamo o nueces para cocinar en casa. Y por supuesto, puedes usar el aceite de oliva virgen extra y el aceite de coco.

Las grasas trans son venenosas y, junto al jarabe de maíz de alta fructosa, el ingrediente más mortífero en nuestra alimentación. No hay ningún límite seguro. No hay ninguna razón para comerlas.

Están hechas en una fábrica donde el aceite vegetal líquido (normalmente de las habas de soja) se trata químicamente a alta presión para convertirlo en sólido a temperatura ambiente. Mejora la caducidad drásticamente, razón por la cual las galletas pueden mantenerse en las estanterías durante años y el aceite es perfecto para hacer masas de pasteles después de treinta y cinco años en el armario. Sí, aumenta su tiempo de almacenamiento, ¡pero acorta tu tiempo de vida!

Las grasas trans incrementan el riesgo de sufrir los siguientes problemas de salud:

- Aumentan el colesterol malo y disminuyen el colesterol bueno
- Riesgo de ataque al corazón
- Obesidad y diabetes de tipo II
- Cáncer
- Mal funcionamiento cerebral y demencia
- Aumentan la inflamación

Encontrarás las grasas trans en bollería envasada, galletas, pasteles, tartas y galletas saladas, comidas rápidas fritas, patatas fritas y palomitas de maíz. Camina por el pasillo de cualquier supermercado e intenta encontrar cualquier alimento sin «grasa hidrogenada» en la etiqueta nutricional. Sí, las grasas trans están ahora identificadas, pero la política alimentaria permite que la etiqueta diga «sin grasas trans» si el producto tiene menos de 2 gramos por ración. La nata montada congelada está hecha de agua, grasa hidrogenada y jarabe de maíz alto en fructosa como ingredientes principales, y aun así la etiqueta dice «sin grasas trans» porque la ración tiene menos de 0,5 gramos. Llámalo mentir legalmente.

¿Cómo afecta al planeta lo que comemos?

Las cosas que pones en tu tenedor tienen el potencial de afectar no solo a tu salud, sino también a las prácticas agrícolas, al cambio climático e incluso a nuestra economía. Un miembro de la iglesia nos habló de los granjeros de Nigeria que conoció a los que una gran empresa agrícola les daba semillas a un precio mucho más barato que las semillas regulares, pero después las semillas de esa cosecha no se podían volver a plantar. (Están diseñadas de esa manera.) Los granjeros, por tanto, se veían forzados a comprar semillas a la misma compañía a un precio más alto al año siguiente, y con el tiempo no podían permitirse cultivar.

Este patrón de prácticas agrícolas industriales no solo ha afectado a la calidad de la comida que ingieres, sino que además ha creado hambre en los niños de África. Cuando dejas de comprar alimentos industriales, tiene un enorme efecto de propagación. El poder de tu tenedor puede cambiar el mundo.

Cuando se trata de nuestra salud y de la salud del planeta, tenemos mucho más que aprender y estudiar, pero no necesitamos todas las respuestas para empezar a actuar. Todos podemos tomar decisiones para comprar más alimentos completos, animales criados de manera sostenible, cosechas cultivadas localmente y más. Así como hemos aprendido que ciertas grasas son buenas para nosotros y otras son destructivas, también podemos aprender que las prácticas agrícolas y alimenticias también son buenas para nosotros.

PROYECTOS CIENTÍFICOS INDUSTRIALES

Además de eliminar el jarabe de maíz de alta fructosa y las grasas trans, lo mejor que puedes hacer por tu salud es evitar los proyectos científicos industriales con extrañas y raras moléculas que no han sido creadas por Dios en la naturaleza.

Muchos aditivos alimentarios comunes causan desde un hambre incontrolable y comer compulsivamente (culpa al GMS), hasta dolores de cabeza, alergias y daño a tu intestino. Unas reglas sencillas te protegerán a ti y a tu familia de sustancias engañosas en los alimentos.

Come menos de cinco. Vigila cualquier etiqueta que contenga menos de cinco ingredientes que sean alimentos verdaderos, como tomate, agua y sal.

Estate alerta al GMS (glutamato monosódico) y todas sus formas ocultas. No solo causa dolores de cabeza y pesadez mental, sino que también se usa en experimentos con animales para inducir la sobrealimentación y el comer compulsivamente en ratones y ratas, para engordarlos y crear un modelo animal para estudiar la obesidad. El GMS te hace estar hambriento y comer compulsivamente, y triplica tu producción de insulina, llevándote a la acumulación de grasa abdominal. Nombres ocultos para el GMS son…

- [ ] Cualquier cosa con la palabra «glutamato» en ello
- [ ] Gelatina
- [ ] Glutamato monosódico
- [ ] Proteína vegetal hidrolizada (PVH)
- [ ] Proteína texturizada
- [ ] Proteína de planta hidrolizada (PPH)
- [ ] Extracto de levadura
- [ ] Glutamato
- [ ] Proteína de planta autolizada
- [ ] Nutriente o alimento de levadura
- [ ] Sal de sodio del ácido glutámico
- [ ] Levadura autolizada
- [ ] Extracto de proteína vegetal
- [ ] Cualquier cosa «hidrolizada»
- [ ] Proteasa
- [ ] Cualquier cosa «modificada enzimáticamente»
- [ ] Cualquier cosa que contenga «enzimas»
- [ ] Umami
- [ ] Carragenato
- [ ] Consomé y caldo
- [ ] Caldo de carne
- [ ] Cualquier «aroma» o «aromatizante»
- [ ] Maltodextrina
- [ ] Malta de cebada
- [ ] Extracto de malta
- [ ] Condimentos naturales

«Tuve que comer una comida precocinada mientras estaba trabajando después del terremoto en Haití. Cuando leí la etiqueta del pollo y bolas de masa guisada, había más de 500 ingredientes. No reconocía casi ninguno de ellos y no podía pronunciar la mayoría. De hecho, no pude encontrar pollo en la etiqueta, sino solo "sustancia de pollo"».

—Doctor Hyman

Come de manera orgánica, si te lo puedes permitir, para evitar pesticidas, hormonas y antibióticos en la comida. Si tienes poco presupuesto, usa la lista de *Los quince limpios* y *Los doce sucios* de Environmental Working Group (*www.ewg.org*)* para elegir las frutas y verduras cultivadas de manera convencionalmente menos contaminada y evitar las versiones más contaminadas. Visita la página *www.ewg.org/agmag/2010/06/shopoersguide-pesticides.** Es un poco más caro, pero ser selectivo aquí puede ayudar con el presupuesto y con tu salud. Para los lácteos, sugerimos comprar orgánicos y comer menos. Los alimentos orgánicos tiene alrededor del 25% más nutrientes que los alimentos cultivados de manera convencional. La carne de ternera, las aves y los huevos son también artículos mejores para ti si son orgánicos o criados de manera sostenible. Si más personas usaran los productos orgánicos, los precios bajarían.

Come de manera sostenible. Intenta comprar animales y productos animales criados de forma sostenible cuando puedas. Esto te ayudará a evitar pesticidas, antibióticos y hormonas. Busca los términos *alimentado con hierba, criado en pastos, criados en libertad* u *orgánico*, o *hecho sin hormonas ni antibióticos*. Pregúntale a tu tendero de dónde vienen las cosas y cómo fueron criadas.

¿QUÉ DE LA CAFEÍNA?

A la mayoría de los estadounidenses, junto a millones por todo el mundo, les encanta el café. Está hecho de granos de café, un alimento vegetal. El café tiene pros y contras.

Evita los aditivos y químicos más comunes en la comida

- [ ] GMS (glutamato monosódico)
- [ ] Edulcorantes artificiales
- [ ] Aislado de proteína de soja (extracto de soja procesado que causa cáncer en animales)
- [ ] Caseinato sódico o cálcico (extracto lácteo tóxico)
- [ ] Ácido fosfórico (fosfato dipotásico y fosfato tricálcico)
- [ ] Aromas artificiales (a menudo contienen GMS)
- [ ] Carragenato (puede provocar síndrome del intestino permeable e inflamación)
- [ ] Colorantes y tintes (tinte amarillo nº 5 o tartrazina y otros)
- [ ] Sulfitos (causan alergias e inflamación)
- [ ] Nitritos y nitratos (en carnes frías y procesadas y produce cáncer)

Los contras:

- Aumenta las hormonas del estrés y la ansiedad e irritabilidad
- Eleva la tensión arterial y el ritmo cardiaco
- Aumenta la insulina
- Si se es adicto, puede causar dolores de cabeza al dejarlo
- Interfiere con el sueño y produce insomnio
- Puede producir reflujo gástrico y ardor de estómago
- Puede producir palpitaciones
- Puede producir pérdida de minerales, como el magnesio y el calcio, en la orina
- Al ser diurético, puede causar deshidratación
- Produce energía a corto plazo, pero incrementa el cansancio después.

Los pros:

- Aumenta el enfoque y la concentración
- Mejora el rendimiento deportivo
- Puede ayudar al estreñimiento
- Puede contribuir a disminuir el riesgo de cáncer de próstata, demencia, ictus y fallo cardiaco

- Puede disminuir el riesgo de sufrir diabetes
- Huele bien y sabe genial

Conclusión: si disfrutas una taza de café en la mañana, disfrútalo. Pero estamos hablando de verdadero café natural, no el café con leche moca cargado de azúcar. Piensa en lo que le pones, y recomendamos no más de una o dos tazas al día. Todos tenemos una tolerancia y una respuesta distinta al café. Observa la tuya. La única excepción es que te recomendamos que pruebes la recalibración de La detoxificación de El plan Daniel. Es donde sugerimos evitar los estimulantes y sedantes para ver cómo te sientes en realidad. (Ver página 294 para más información sobre el plan detoxificación.)

INTOLERANCIA Y ALERGIAS ALIMENTARIAS

El viejo dicho dice que lo que es la medicina de un hombre, es el veneno de otro. En ningún lugar es esto tan cierto como cuando se trata de nuestras diferentes respuestas a los alimentos. Y en ningún lugar en la medicina hay más controversia, superstición y confusión que en lo concerniente al tema de las alergias alimentarias, las intolerancias y la enfermedad.

Como doctor en activo en la práctica médica, el doctor Hyman ha tenido a su disposición dos medicinas poderosas para tratar, revertir e incluso curar cientos de enfermedades. Estas medicinas son (1) tratar las intolerancias y alergias alimentarias ocultas, y (2) conseguir que la gente coma verdaderos alimentos. La ciencia de la medicina funcional (su especialidad) se trata de unir los puntos y tratar tu cuerpo como un sistema holístico, no solo enfocándose en los síntomas.

Los dos alimentos más comunes que provocan reacciones son el gluten (que encontramos en trigo, cebada, centeno, espelta y avena) y los lácteos. Estos alimentos provocan inflamación, que es la raíz de las enfermedades autoinmunes (que padecen de 24 a 50 millones de estadounidenses);[13] las enfermedades artríticas, alérgicas y asmáticas, que están todas al alza; diabetes; demencia; obesidad; depresión; enfermedades del corazón; y autismo.

Así que, ¿por qué estamos viendo una epidemia de enfermedad inflamatoria en este país? ¿Es una mutación genética repentina que nos tiene

¿Qué del alcohol?

El vino, la cerveza y las bebidas alcohólicas existen desde hace casi tanto como la raza humana. Pero su uso es controvertido por motivos morales, personales y médicos.

Ten presente que en dosis de más de uno o dos vasos, el alcohol se convierte en un veneno, y es una fuente de calorías y azúcar que puede contribuir de manera significativa al aumento de peso. Demasiado alcohol causa daño a tus paredes intestinales, daña tu hígado y aumenta el azúcar en la sangre y la insulina. También puede causar inflamación, alteración hormonal, provocar atrofia cerebral y reducir sustancialmente tus niveles de vitaminas. Un vaso puede tener beneficios para la salud, pero más de dos puede ser perjudicial.

Desgraciadamente, la adicción al alcohol es habitual, y les roba la vida a las personas y a sus familias. Para aquellos con adicción o tendencia a la adicción, la abstinencia es la mejor medicina. (Si alguien a quien amas está luchando con una adicción al alcohol, puedes encontrar cómo ayudarles en *www.celebraterecovery.com*.*) También, si tienes un riesgo elevado de padecer cáncer de mama, tendencia a la enfermedad mental, sufres problemas digestivos o hepáticos, tienes un historial familiar o personal de alcoholismo o eres alérgico a los sulfitos en el vino, no deberías consumir nada de alcohol.

a millones hiperreaccionando a los alimentos que aparentemente hemos comido durante miles de años?

La respuesta es no.

Tenemos que empezar a buscar las reacciones alimentarias ocultas y demoradas que producen inflamación. Estas reacciones podrían ser difíciles de detectar. Si comes pan el lunes, quizá tendrás una migraña el miércoles, o simplemente sentirte generalmente hinchado, o con pesadez mental, o ganar peso y convertirte en un prediabético. Los síntomas pueden ser vagos: fatiga, hinchazón, pesadez mental, ansias por la comida, congestión sinusal o rinitis, acné, eccema, soriasis, colon irritable, reflujo ácido, dolor de cabeza, dolor articular, dificultad en el sueño, asma y más.

Las alergias alimentarias a las que nos estamos refiriendo son diferentes. Hay reacciones leves que causan problemas durante un largo periodo de tiempo y conducen a una enfermedad crónica más que aguda. Esto puede afectar hasta al 50% de la población.

Hay pruebas sanguíneas para estas reacciones, y si te preocupa que puedas tener una intolerancia grave al gluten o celiaquía, deberías hacerte las

¿Qué de los lácteos?

A los estadounidenses se nos ha enseñado que necesitamos leche, que sin ella los niños no crecerán ni se harán fuertes y los huesos de las ancianitas se disolverán debido a la osteoporosis. Se nos ha enseñado que la leche es el alimento perfecto de la naturaleza. Y lo es, ¡para un ternero! Los humanos son la única especie que bebe leche después del destete.

Más del 75% de la población mundial es intolerante a la lactosa (tiene la incapacidad de digerir el azúcar en la leche), y los lácteos producen hinchazón, gas y diarrea. Además de la intolerancia a la lactosa, abundan las respuestas inmunes adversas a las proteínas en los lácteos, incluyendo congestión, asma, problemas sinusales, infecciones de oídos en los niños, erupciones y eccemas, enfermedades autoinmunes y diabetes tipo I. Animamos a todos a tomar unas vacaciones de los lácteos y eliminarlos durante al menos diez días y cuarenta como máximo para ver cómo te sientes. Junto al gluten (ver p. 123), los lácteos son uno de los alimentos más inflamatorios de nuestra dieta.

Algunas personas quizá toleren los lácteos en pequeñas cantidades. Si quieres incluir lácteos y ver si los toleras, aquí tienes la forma de minimizar los riesgos:
- Prueba la leche o el queso de cabra o de oveja
- Escoge productos lácteos que sean orgánicos y de animales criados en pastos
- Elige los quesos duros en vez de los quesos procesados
- Usa más formas de lácteos fáciles de digerir como el kéfir o el yogur natural, que contienen bacterias beneficiosas.

pruebas sanguíneas pertinentes. Sin embargo, para la mayoría de nosotros, una prueba de dos a seis semanas eliminando estos alimentos te dirá más que cualquier prueba médica. Tu cuerpo tiene una sabiduría infinita. Escúchalo. ¿Qué síntomas han mejorado? ¿Cómo te sientes? ¿Has perdido peso?

El aumento de estas intolerancias alimentarias ahora está directamente relacionado con lo que hemos estado comiendo. Nuestra dieta alta en azúcar, baja en fibra y procesada, altera las bacterias que viven en nuestro aparato digestivo. Tienes 500 especies de organismos ahí. La bacteria supera en cantidad a tus células en una proporción de 10 a 1, y tienes 100 veces más ADN bacteriano en ti que tu propio ADN. Lo que muestran las investigaciones es la existencia del «síndrome de intestino permeable», donde las proteínas de los alimentos se filtran a través de la pared intestinal dañada y activan tu sistema inmunológico. Cuando comes comida procesada, cambias tu flora intestinal y promueves el crecimiento de organismos malos que producen inflamación. Añade a esto los medicamentos que usamos que afectan al sistema digestivo —antibióticos, antiinflamatorios, antiácidos y esteroides— junto a nuestras vidas estresadas, y tenemos el escenario perfecto para un intestino permeable.

Después sufres un virus estomacal o una diarrea del viajero o tomas un curso más de antibióticos, y ¡zas!, de repente desarrollas un intestino permeable. Tu sistema inmunológico (60% del cual está justo debajo de tu pared intestinal) queda expuesto a la comida y las partículas bacterianas. Tu equilibrio normal se altera. No puedes digerir bien la comida o distinguir un amigo de un enemigo, y tu sistema inmunológico crea una reacción anormal a algo bastante normal: la comida que comes.

LO QUE PUEDES HACER PARA CURARTE

Podemos hacer muchas cosas para tratar con las alergias e intolerancias alimentarias demoradas, reequilibrar nuestros sistemas y deshacernos de nuestros síntomas crónicos.

Aquí tienes una cuantas cosas que puedes hacer para curar tu intestino permeable:

1. Durante diez a cuarenta días, deja de comer gluten y lácteos por completo. Incluso el 99% no servirá. Tu sistema inmunitario responde a cosas microscópicas. Diseñamos La detoxificación

de El plan Daniel para darte un plan de comidas sin lácteos ni gluten (ver página 294).

2. Después de haber estado sin estos alimentos entre 10 y 40 días, vuelve a añadir uno cada tres días y observa tus síntomas en *El plan Daniel - Diario personal* para ver qué causa síntomas que puedas observar tras un periodo de entre dos y cuarenta y ocho horas después de haberlo comido.

3. Toma un probiótico (una bacteria beneficiosa saludable) para ayudarte a regular tu sistema inmunológico. Busca las marcas en la tienda de alimentos saludables o en la Internet en fuentes de confianza que contengan una mezcla de bacteria beneficiosa, incluyendo el Lactobacilo rhamnossu y Bifidobacteria, con al menos entre 30 y 50 mil millones de organismos por dosis. Entre los alimentos que contienen probióticos están el chucrut, el kimchi, el miso o tempe y la kombucha. El yogur sin endulzar y el kéfir están bien si no tienes intolerancia a los lácteos.

4. Añade más fibra a tu dieta (ver página 81).

5. Las enzimas digestivas ayudan a digerir los alimentos y a hacer que sea menos probable que te provoquen una reacción alérgica. Busca enzimas de amplio espectro que contengan proteasas, amilasas y lipasas. Pueden ser de origen animal o vegetal. Hay enzimas naturales en tu tracto digestivo, que es la manera en que digieres la comida, pero cuando tienes un intestino permeable, puede que no funcionen igual de bien.

6. Toma una buena multivitamina y aceite de pescado (de 1 a 2 gramos al día, sin metales y otras toxinas), el cual contiene nutrientes que ayudan a curar el sistema digestivo.

7. Otros nutrientes pueden ser útiles para curar un intestino permeable, incluyendo el cinc, la vitamina A, el aceite de onagra y la glutamina.

Si los problemas persisten, piensa en hacerte una prueba de alérgenos IgG mediante un análisis de sangre y consulta a un doctor especializado en tratar alergias alimentarias. (Ver *www.functionalmedicine.org* para encontrar un doctor con experiencia en medicina funcional)*.

¿ES PELIGROSO EL TRIGO?
EL PROBLEMA DEL GLUTEN

El trigo bíblico autóctono de nuestros antepasados es algo que el ser humano moderno nunca come. En su lugar, comemos trigo enano, producto de la manipulación genética y la hibridización, que crearon plantas de trigo cortas, gruesas, endurecidas, muy rentables, con cantidades mucho más altas de almidón y gluten. El hombre que diseñó este trigo moderno ganó el Premio Nobel porque prometía alimentar a millones de hambrientos en todo el mundo. Bueno, lo consiguió, pero produjo algunos problemas con ello.

Este tipo de trigo también contiene formas especiales de una proteína llamada *gluten*, la proteína semejante al pegamento que hace que la masa esté pegajosa. El gluten se encuentra en la cebada, el centeno, la espelta, la avena y el kamut, y hace

> El estadounidense promedio come 70 kilos (146 libras) de harina al año.[14]

que el pan se mantenga junto y crezca. El trigo enano que crece en Estados Unidos ha cambiado la calidad y el tipo de proteínas de gluten en el trigo, creando con ello un contenido mucho mayor de gluten y creando un supergluten que causa la celiaquía y anticuerpos autoinmunes.

Combina esto con el daño que han sufrido nuestros intestinos por nuestra dieta, entorno, estilo de vida y medicamentos, y sabrás por qué la intolerancia al gluten va en aumento. Este supergluten atraviesa nuestros intestinos permeables y queda expuesto a nuestro sistema inmunológico. Nuestro sistema inmunológico reacciona como si el gluten fuera un cuerpo ajeno, y enciende los fuegos de inflamación en un intento de eliminarlo. Sin embargo, esta inflamación no es selectiva, así que comienza a atacar nuestras células.

La inflamación de bajo nivel ocasionada por el gluten que no es celiaquía se ha demostrado que aumenta los ataques al corazón en más de un 35% y el cáncer en más del 70%.[15] Por eso eliminar el gluten y los alérgenos o intolerancias alimentarias puede ser una manera poderosa de prevenir y revertir la obesidad, la diabetes y muchas otras enfermedades crónicas.

Conclusión: si tienes alguna enfermedad crónica, tienes sobrepeso o tan solo quieres ver lo bien que te puedes sentir, prueba una dieta sin gluten entre 10 y 40 días. Es una manera poderosa de identificar la causa de problemas de salud crónicos. Combinado con la eliminación de los lácteos, puede curar muchas enfermedades, acelerar la pérdida de peso y renovar tu cuerpo y tu mente.

Comer sin gluten me ha funcionado

En una visita a la iglesia Saddleback, el doctor Hyman habló sobre cómo seguir los principios de El plan Daniel y aun así no sentirte mejor. Si este es tu caso, debes intentar eliminar el gluten. Cuando Cindy Sproul le escuchó decir eso, se animó. «Una campanita sonó en mi cabeza. *Por eso aún no me estoy sintiendo bien*, pensé. He estado teniendo migrañas casi semanalmente durante tres o cuatro años. Ese día, me quité el gluten y en tres días dejó de dolerme la cabeza.

»Podía pensar con más claridad. No tenía rigidez y transpiración en mis manos y articulaciones. Tenía más energía y me sentía como si hubiera vuelto a comenzar».

LA DETOXIFICACIÓN DE EL PLAN DANIEL

Recomendamos que todos comiencen con La detoxificación de El plan Daniel por diez días (que luego puedes prolongar hasta cuarenta días) para comenzar el proceso de sanidad, reiniciar tu sistema y descubrir el poder de recuperar tu cuerpo y tu mente dejando las cosas que pueden dañarte y añadiendo las cosas que pueden curarte. Usando el poder de alimentos que curan, tu cuerpo y tu mente experimentarán rápidamente una transformación, y te darás cuenta de lo bien que puedes sentirte y lo rápido que puede suceder.

¿Por qué debería hacer La detoxificación de El plan Daniel?
Muchos de nosotros por lo general no nos sentimos ni mucho menos totalmente saludables. O bien tenemos agobiantes molestias como cansancio y pesadez mental, o enfermedades más serias. Al darle a tu cuerpo la oportunidad de reiniciarse por un corto periodo de tiempo, conocerás de primera mano el poder de los alimentos que curan y la abundancia, energía y vitalidad que obtendrás mediante una manera saludable de comer.

Estos son los beneficios que puedes experimentar en tan solo unas semanas:

- Perdida de peso de entre 2 y 5 kilos (5–10 libras) o más
- Mejor digestión y eliminación
- Menos síntomas de enfermedad crónica
- Mejor concentración, enfoque mental y claridad
- Mejor estado de ánimo y más sensación de equilibrio interior
- Más energía y sensación de bienestar
- Menos congestión y menos síntomas alérgicos
- Menos retención de líquidos
- Menos dolor articular
- Más sensación de paz y relajación
- Mejora del sueño
- Mejora de la piel

Es tan sencillo como eliminar lo malo e implementar lo bueno. El doctor Hyman y el doctor Amen han visto a pacientes recuperarse de una larga lista de síntomas y enfermedades crónicas relacionadas con la alimentación, problemas que nunca antes habían atribuido a lo que estaban comiendo. Si tienes alguno de estos síntomas o enfermedades, considera hacer La detoxificación de El plan Daniel durante diez días o prolongarla a cuarenta días.

- ☐ Artritis
- ☐ Enfermedades autoinmunes
- ☐ Halitosis
- ☐ Hinchazón, gas, estreñimiento o diarrea
- ☐ Úlceras en la boca
- ☐ Síndrome de fatiga crónica
- ☐ Diabetes o prediabetes
- ☐ Dificultad para concentrarte
- ☐ Sobrepeso o dificultad para perder peso
- ☐ Cansancio
- ☐ Fibromialgia
- ☐ Retención de líquidos
- ☐ Alergias alimentarias
- ☐ Ansias alimentarias
- ☐ Dolores de cabeza y migrañas
- ☐ Acidez
- ☐ Enfermedad del corazón
- ☐ Enfermedad de Crohn o colitis ulcerosa
- ☐ Colon irritable
- ☐ Dolor articular
- ☐ Síntomas menopáusicos (cambios de humor, sueño, sofocos)
- ☐ Problemas menstruales (síndrome premenstrual, sangrado abundante, calambres)
- ☐ Migrañas

- ☐ Dolores musculares
- ☐ Ojos hinchados y ojeras
- ☐ Congestión de sinus
- ☐ Rinitis
- ☐ Picores de piel (eccemas, acné, soriasis)
- ☐ Problemas de sueño

La detoxificación de El plan Daniel incluye las bases expuestas en todo El plan Daniel: fe, alimentación, ejercicio, enfoque y amistades. La única diferencia es que durante un corto periodo de tiempo dejarás cualquier cosa que pudiera provocar problemas de salud. Aunque pienses que no tienes ningún problema, deberías notar una gran diferencia. Si un caballo te ha estado pisando el pie durante toda tu vida, quizá no sepas lo malo que es hasta que el caballo deje de pisarte. La mayoría de los pacientes del doctor Hyman dicen: «Dr. Hyman, ¡no sabía que me sentía tan mal hasta que comencé a sentirme tan bien!». Esa es nuestra oración para todos ustedes.

Esperamos que te concedas el regalo de este poderoso arranque de sanidad con El plan Daniel. La verdadera alimentación, con algunas especias y cocinada o preparada, simplemente sabe mucho mejor que cualquier comida precocinada o procesada. Puede que sea necesaria una semana o dos hasta que puedas recuperar tus papilas gustativas, ¡pero las recuperarás! Y comenzarás a ansiar la verdadera comida fresca. ¡Sí, de verdad!

Reducir el dolor comiendo

«El plan Daniel era realmente bastante sencillo, pero al principio no fue fácil», apunta Latrice Sarver. «Había desarrollado unos hábitos tan malos de alimentación y hecho dietas yoyó durante toda mi vida, que había muchas cosas que tenía que cambiar.

»Nunca soñé que mi dolor se vería afectado de manera alguna. Cuando hicimos la detoxificación al principio, enseguida descubrí que se había reducido mi dolor cuando eliminé la proteína animal, y que mi dolor aumentó significativamente cuando volví a añadirla a mi alimentación. Al enfocarme principalmente en frutas, verduras, semillas, frutos secos y cereales enteros, tenía mucho menos dolor, más energía, mejores niveles de azúcar en la sangre y había perdido peso de forma gradual».

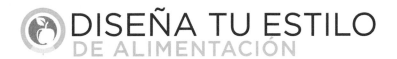

DISEÑA TU ESTILO
DE ALIMENTACIÓN

AHORA QUE HAS APRENDIDO QUÉ COMER y qué evitar, ¿cómo puedes hacer el cambio? La triste realidad es que es muy fácil comer mal. La salud no es algo que ocurre automáticamente. Somos muy buenos planificando algunas áreas de nuestra vida: las vacaciones, las fiestas, y quizá nuestro futuro económico. Pero la mayoría raramente planificamos nuestra salud.

Comer para estar sano requiere algo de esfuerzo y trabajo al principio, pero una vez que conoces lo básico, puedes ser consciente e intencional con bastante facilidad. Comienza estableciendo tu entorno para que esas decisiones sanas no te resulten solo fáciles, sino también automáticas. El plan Daniel te prepara para el éxito a fin de que después de cuarenta días, ni siquiera tengas que pensar dos veces en ello porque será tu estilo de vida normal. La clave es diseñar tu vida para tener éxito. Estarás preparado para todo lo que Dios ha planeado para ti.

Imagínate si en el momento en que sintieras hambre, tuvieras a la mano alimentos que nutren, sanan y sacian. Imagínate si supieras exactamente cómo comer cuando estuvieras de viaje o cuando comieras fuera, o tan solo cuando estuvieras en un día habitual en tu trabajo.

Con la comida, te enseñaremos cómo diseñar tu estilo de alimentación para tener éxito, cómo no estar nunca en una emergencia alimenticia, cómo comprar y

> La idea de diseñar tu vida es aplicable a todos los Esenciales. Vivir la vida según El plan Daniel te lleva en un viaje hacia la restauración no solo de tu salud física, sino también de tu salud espiritual, mental y relacional.

leer las etiquetas, cómo comer bien por menos, cómo rehacer tu despensa, cocina y congelador, unas cuantas ideas de platos sencillos, e incluso ideas para cultivar parte de tu propia comida. Aprenderás cómo hacer de tu hogar, tu trabajo, tu vida social e incluso tu vecindario, entornos alimenticios seguros.

Antes de cambiar nada, es una brillante idea comenzar a usar *El plan Daniel - Diario personal*. Escribe todo lo que comes: tamaño de las raciones, tipo de comida, tiempo, cómo te sientes cuando lo comes (estresado, hambriento, aburrido, cansado). Escribir lo que comes produce dos cosas: te hace consciente de lo que verdaderamente estás comiendo, y te ayuda a cambiar tus hábitos. Comparte tu diario con tus amigos, compañeros o grupo. Aprenderás mucho sobre ti mismo, y al hacerlo, serás capaz de hacer cambios con más facilidad que aporten sanidad a tu cuerpo y mente. Si prefieres usar un diario virtual, descárgalo en la aplicación El plan Daniel.

> Las personas que escriben diarios de alimentación pierden el doble de peso que las que no lo hacen.[16]

DISEÑA TU COCINA

La salud comienza en casa, concretamente en la cocina. Tienes que hacer una reforma de tu cocina. Quizá necesites aprender unas cuantas habilidades culinarias. La mayoría de los estadounidenses pasan más tiempo viendo cocinar en televisión que cocinando ellos mismos. Pensamos que es difícil y que lleva mucho tiempo. Enseguida verás que eso es tan solo un mito.

Por tanto, ha llegado el momento de echar un vistazo honesto a las alacenas, conservar todas las cosas buenas y tirar las malas. Saca tu lupa.

REFORMA EN LA COCINA: COSAS QUE RETIRAR

Comienza con cosas que deberías tirar a la basura porque ningún ser humano ni ningún otro ser viviente debería comerla jamás. Hay una razón por la que las moscas no se posan sobre un paquete de margarina. Si no se lo comería ni una mosca, ¿por qué te lo vas a comer tú? Mira

---

Reforma en la despensa

Observa al doctor Amen y su esposa, Tana, reformar la despensa de alguien. Ve a *www.elplandaniel.com* para ver el vídeo «¿Qué hay en tu despensa?».

en tu refrigerador, congelador y despensa para identificar los alimentos procesados que contengan cualquiera de estos tres ingredientes: jarabe de maíz de alta fructosa, grasas trans y glutamato monosódico (GMS), acerca de lo cual ya has aprendido en este capítulo.

Realiza también un inventario de los alimentos envasados que tienes. Hay colorantes, tintes, aditivos, nitratos y otros químicos en la mayoría de los alimentos envasados. Hay alternativas a tus alimentos favoritos en cualquier supermercado. Será necesario un poco de trabajo de detective, pero aprender a ser un buen lector de etiquetas es una de las cosas más importantes que puedes hacer por tu salud y la salud de tu familia.

REFORMA EN LA COCINA: COSAS QUE AÑADIR

Comienza una lista de compra de alimentos básicos de despensa que deberías tener siempre a mano. Selecciona artículos en base a tus gustos, pero no tengas miedo a probar nuevos alimentos.

LATAS O TARROS

☐ Frijoles (negros, garbanzos, blancos, lentejas, etc.)
☐ Pimientos rojos asados
☐ Corazones de alcachofa
☐ Tomates, salsa y pasta de tomate
☐ Leche de coco
☐ Salmón salvaje
☐ Sardinas
☐ Arenques o caballa
☐ Pasta curry
☐ Salsas

BOLSAS

☐ Bolsas de diferentes frutos secos (pacanas, nueces, almendras, anacardos, piñones, avellanas, nueces de Brasil)
☐ Bolsas de semillas (calabaza, sésamo, girasol, linaza, chía, cáñamo)
☐ Bolsas de cecinas (ternera orgánica criada en pastos, pavo o bisonte sin nitratos o GMS)

BOTELLAS

☐ Aceites saludables (aceite de oliva virgen extra, coco, semilla de uva, aguacate y/o sésamo)
☐ Vinagre balsámico
☐ Tamari sin trigo (salsa de soja)
☐ Aceite de sésamo para dar sabor (oscuro o claro)
☐ Caldo de pollo o caldo vegetal (bajo en sodio)

ARTÍCULOS A GRANEL

☐ Frijoles (lentejas, garbanzos, negros, blancos, frijoles azuki)
☐ Granos enteros (arroz integral, negro y rojo, quinoa, trigo sarraceno)

ESPECIAS

☐ Cúrcuma
☐ Comino
☐ Canela
☐ Chiles
☐ Copos de chile rojo
☐ Chile en polvo
☐ Romero
☐ Hojas de laurel
☐ Cilantro
☐ Orégano
☐ Sal marina
☐ Pimienta negra (granos enteros de pimienta y un molinillo)

CREMAS DE FRUTOS SECOS
(sin azúcar o grasas añadidas)

☐ Crema de almendra
☐ Crema de nuez de macadamia
☐ Crema de coco

EDULCORANTES

☐ Miel pura, jarabe de arce puro, azúcar sin refinar
☐ Extracto de stevia completo

CONDIMENTOS Y SALSAS

☐ Salsa picante (escoge distintas variedades)
☐ Mermelada de fruta (solo 100% fruta, sin azúcar)
☐ Kétchup natural (sin jarabe de maíz de alta fructosa)
☐ Mostaza (común o Dijon)
☐ Pasta de miso
☐ Salsa de tomate
☐ Tahini (pasta de sésamo)
☐ Chucrut
☐ Kimchi (col fermentada picante)

INGREDIENTES HABITUALES

Tener los ingredientes adecuados a mano te permite tener éxito y es esencial para tu éxito culinario. Por supuesto, el fundamento de tu despensa básica se complementa con la abundancia de verdaderos alimentos frescos y naturales, pero hay algunos *ingredientes habituales* que te salvarán en una situación difícil y te asegurarán que estés preparado para completar una comida rápida y saludable en cuestión de minutos.

Llena tu cocina con alimentos diarios, es decir, abundancia de verduras frescas sin almidón, proteínas magras, frijoles y legumbres, cereales enteros y fruta fresca de temporada.

VERDURAS TROCEADAS

Tómate un tiempo para trocear y prepárate para un aperitivo saludable en cualquier momento. La verdura fresca y cruda combina de manera deliciosa con el humus, el guacamole y la salsa, y amplía tu dosis de alimentos nutritivos. Corta los clásicos como zanahorias y apio, pero prueba algunos otros, como los pimientos rojos, el pepino, la coliflor y los guisantes. Si te sientes aventurero, prueba la jícama, un estándar mexicano que es una buena fuente de fibra.

VERDURAS DE HOJA FRESCAS

Como son algo obligatorio en toda buena cocina, explora el amplio surtido de verduras de hojas en tu supermercado habitual, desde la clásica y deseada espinaca baby a una col lacinada y berzas. Las verduras de hoja frescas proveen a tu cuerpo una buena cantidad de nutrientes que aumentan tu energía y literalmente llevan tu estilo de vida de alimentación a un nivel completamente nuevo. Toma un puñado para complementar tu licuado en la mañana, crea tu propia mezcla a tu medida de verduras de hoja para ensaladas, o sofríelas con un poco de aceite de oliva virgen extra y ajo fresco. ¡Tus papilas gustativas explotarán! *Conclusión:* nunca es demasiado con las verduras de hoja.

BAYAS

Haz de las bayas la estrella de tu licuado e invítalas a tus avenas matutinas y como embellecedoras de las ensaladas. Una manera económica de ser orgánico es comprar bayas orgánicas congeladas. Los arándanos son uno de los cincuenta principales alimentos del doctor Amen para el cerebro y contienen antioxidantes vitales. Las fresas están llenas de vitaminas, fibra y altos niveles de antioxidantes.

AGUACATE

Mantén siempre en tu cocina una buena cantidad de los nutritivos y deliciosos aguacates.

LECHES ALTERNATIVAS

Muchas personas han descubierto que son sensibles a los lácteos, y si tú eres uno de ellos, saluda a tu nueva amiga: la leche de almendras. Este maravilloso líquido nutritivo es una bendición en tu cocina y se puede usar en cualquier lugar en el que antes usabas la leche de vaca. Úsalo como la base para tu licuado de la mañana. Si te gusta tomar café, prueba un café con leche de almendras. Otra leche alternativa es la leche de cáñamo o de coco; asegúrate de comprar la que no está endulzada.

Humus casero

Empieza comprando garbanzos y tahini. Este dúo dinámico te prepara para el éxito. Tenerlos a mano te equipa para que puedas hacer tu propio humus en un momento. En una batidora o procesador de comida, mezcla lo siguiente:

2 latas de garbanzos (cómpralos orgánicos si puedes)

2 cucharadas de tahini

6 cucharadas de aceite de oliva virgen extra

2 cucharaditas de comino molido

Jugo de un limón

1 cucharadita de sal

Una pizca o dos de pimienta molida

Consigue la textura que a ti te guste añadiendo un poco de agua tibia en la batidora. Diviértete experimentando al añadir ajo fresco picado o tus hierbas aromáticas favoritas. Esto se convertirá en un pilar de tu libro de recetas.

DISEÑA TU ESPACIO DE TRABAJO

La mayoría de nosotros vivimos nuestra vida en un círculo bastante pequeño: casa, trabajo, iglesia, amigos, vecindario. Es donde pasamos la mayor parte de nuestro tiempo. Por eso es importante diseñar tu vida para el éxito. Si tuvieras en ti un GPS y pudieras ver dónde pasas el 90% de tu tiempo, te sorprenderías. Por eso es clave preparar tu entorno de trabajo para el éxito.

Ya sea que trabajes en casa, en una oficina o que viajes en tu automóvil, diseñar tu vida laboral para que incluya alimentos verdaderos, frescos y naturales —sabiendo qué llevar, dónde comprar o dónde comer en tu área más inmediata— es esencial para el éxito. Hay comida procesada gratis o barata en todos los trabajos: dónuts, bagels, tarros de dulces, refrescos. Y es muy probable que también estés rodeado de restaurantes de comida rápida.

La solución es fácil. Consigue tus kits de comida de emergencia (ver página 98) y ten uno para el trabajo, para casa, para tu automóvil, para tu bolsa de viaje. Si empiezas a tener hambre, come algo. Si esperas a estar hambriento, comerás más de lo necesario. Consigue un puñado de nueces, un pedazo de cecina, un paquete de crema de frutos secos. ¡Te sentirás mejor y te irá mejor! Si te entran las ganas y el ansia de comer algo dulce, cómete una pieza de fruta o un trozo de chocolate negro.

Algunas otras ideas sencillas pueden hacer que estar en el trabajo sea más saludable:

Consigue un grupo de almuerzo. Encuentra un grupo de entre cinco a diez compañeros de trabajo y ponte de acuerdo con ellos en que una persona lleve el almuerzo para todos una vez por semana o cada dos semanas. Así consigues verdadera comida fresca y solo tienes que hacer algo una o dos veces al mes.

Crea un club de ensaladas. Busca un grupo en el trabajo que se anoten para llevar ingredientes de ensalada al trabajo una vez por semana. Mantenlos en el refrigerador y compártelos. Haz una lista de ingredientes para ensalada como verduras de hoja (no lechuga iceberg), una opción crujiente (zanahorias, pepinos), proteína (frutos secos, huevos cocidos o salmón enlatado), e ingredientes para un aderezo casero como vinagre balsámico, aceite de oliva virgen extra, mostaza Dijon y pimienta molida; o aceite de oliva virgen extra, jugo de lima, comino y cayena.

Encuentra un compañero para El plan Daniel. Si estás haciendo El plan Daniel a través de tu iglesia o por ti mismo, es esencial intentar encontrar un compañero en el trabajo o en tu vecindario que pueda hacerlo contigo. (Hablaremos más de ello en el capítulo 7.) Llegar a estar saludable es un deporte de equipo, y dar cuentas a otra persona y ayudar a motivar y que te motive un compañero puede duplicar tu éxito y hacer que los cambios perduren.

DISEÑA TU VIDA SOCIAL

Parte de la vida es salir y estar con amigos, ir a eventos, comer en restaurantes y viajar. La buena noticia es que puedes comer casi de todo de vez en cuando, y está bien, siempre que sea verdadera comida, como una pizza auténtica o patatas fritas (no patatas de la comida rápida que tienen cerca de treinta ingredientes) o un pedazo de tarta o galletas, siempre y cuando tú o alguien a quien tú conozcas las haya hecho con ingredientes verdaderos.

Así que si el 90% de las veces comes bien, puedes comer antojos y alimentos que hay en las fiestas el 10% de las veces. Para seguir concentrado en comer bien y aun así disfrutar de una vibrante vida social, aquí tienes algunas estrategias básicas:

Nunca vayas a una fiesta hambriento. Si tomas antes un aperitivo, no tendrás la tentación de comer cualquier comida grasienta, frita o azucarada que veas.

Come antes de viajar. Nunca vayas a un aeropuerto, un partido o un evento público hambriento.

Lleva tu comida. Si vas de picnic, lleva opciones saludables para comer si no hay nada más que merezca la pena comer.

Comienza una tendencia con tus amigos. A ver quién consigue los mejores alimentos verdaderos de la ciudad. Puedes leer menús en la Internet y asegurarte de que son elecciones saludables.

Acumula cuando estés de viaje. Si estás de viaje, acumula aperitivos sanos o rellena tu kit de comida de emergencia.

Comienza un grupo de cena con tus amigos o con tu grupo de la iglesia. Rota organizar la comida una vez al mes entre amigos. Haz una olla común o cocina recetas de El plan Daniel, que están disponibles en la Internet (en la aplicación El plan Daniel) y en *El recetario de El plan Daniel*.

Di no a los incitadores a la comida. Estas son las personas que dicen: «Vamos, come solo un bocado» o «Un refresco nada más no puede hacerte daño». Quizá se sienten mal con ellos mismos y quieren que tú te unas a ellos. Pero respétate a ti mismo y tan solo di: «No, gracias».

DISFRUTAR DE LOS RESTAURANTES

Comer fuera es uno de los grandes placeres de la vida. Un camarero te trata como un rey o reina. No hay preocupaciones, ni que lavar los platos. Nuestra sugerencia general es comer fuera con menos frecuencia y elegir comida de mejor calidad cuando lo hagas. Cuando salgas a comer, disfruta una buena comida y también siéntete bien. Esta es la manera de comer bien, sentirte bien y divertirte comiendo fuera mientras sigues El plan Daniel.

Busca en la Internet antes de ponerte a hacer fila. Revisa los menús en la Internet y busca opciones saludables, proteína de buena calidad, platos sencillos, acompañamientos de verduras, pistas como *local, de temporada, orgánico, criado con pasto* en el menú, así como opciones sin gluten ni lácteos, que cada vez son más comunes. Prueba aplicaciones como Google Plus o Yelp para ver el ranking de los restaurantes y lo que sirven; introduce las palabras *orgánico, comidas naturales, vegetariano, comida lenta* o *comidas integrales.*

Prueba restaurantes étnicos como thai, japoneses e indios que usan ingredientes frescos. A veces añaden mucho azúcar, grasa y sal, o incluso GMS, así que tienes que discernir bien sus menús.

No seas tímido. Puedes pedir sustitutos o que hagan algunos cambios.

Sáltate el pan. No les dejes que te pongan pan y mantequilla en la mesa.

Evita beber alcohol <u>antes</u> de comer. El alcohol hace que tengas más hambre y te inhibas menos.

Bebe agua, al menos un vaso o dos, antes de comer. Probablemente comerás menos.

Sáltate los acompañamientos blancos, y pide verduras extra.

Pide dos o tres acompañamientos de vegetales. ¡Vuélvete loco!

Crea tu aliño. Pide aceite de oliva virgen extra, vinagre y pimienta fresca para tus ensaladas en vez de salsas.

Piensa en el plato perfecto. ¿Cómo puedes pedir tener menos proteína y almidón, y más verduras? Come ensaladas y acompañamientos de verduras, comparte el plato fuerte. Sáltate la harina blanca, el arroz blanco y las patatas.

Evita alimentos asociados con ciertas palabras, como *glaseado, frito, crujiente, empanado* y *cremoso*.

Escoge alimentos asociados con buenas palabras, como *asado, hervido, horneado, al grill, soasado, al vapor, salteado*.

Si desayunas fuera, pide las tortillas o dos huevos hervidos sobre espinacas hervidas y no tomes la tostada de pan blanco. Puedes pedir un bol de bayas.

Comparte un postre con la mesa o pide uno que contenga fruta natural, que sea 70% de cacao y no tenga azúcar refinada.

Sáltate el entrante.

Sigue la regla del «hari hachi bu». Los habitantes de Okinawa, en Japón, viven más de 100 años y comen hasta que están llenos a un 80%.

Come a tiempo. No entres en un restaurante con mucha hambre. Pedirás y comerás más. Tómate un puñado de almendras antes de entrar. Come tres comidas al día a intervalos regulares para equilibrar tu azúcar en la sangre y tus hormonas.

Llévate las sobras a casa. Si el restaurante tiene raciones grandes, pide que te pongan en una caja la mitad de la comida incluso antes de empezar a comer. Así tendrás comida para el día siguiente.

Comparte los platos fuertes con un amigo o compañero. A menudo las porciones son el doble de lo que comería una persona normal.

Sé consciente cuando comes. Comer de manera lenta y consciente te permitirá saborear verdaderamente tu comida y a tu cuerpo el darse cuenta de que ya está lleno, lo cual tarda unos veinte minutos después del primer bocado.

DISEÑA TU MENTE

Hay dos razones para ser consciente cuando comes. Primero, comerás menos y disfrutarás más tu comida. Segundo, metabolizarás y quemarás mejor los alimentos en lugar de almacenarlos en tu abdomen. Estudio tras estudio revela que cuando comemos de manera inconsciente, comemos más.[17] En un estudio, los participantes recibieron bolsas de aperitivos que automáticamente rellenaban de un compartimento secreto debajo de la mesa. Ellos fueron comparados con otras personas que recibieron solo una bolsa llena. El grupo que recibió las bolsas para autorellenar siguió comiendo.[18] Si tienes un plato más grande, pondrás más cantidad en él y comerás más que si tienes un plato más pequeño. Si saboreas cada bocado, comerás menos porque disfrutarás más tu comida. ¿Alguna vez te has terminado inconscientemente una bolsa gigante de palomitas de mantequilla en el cine y después te has sentido enfermo? ¡Nosotros sí!

Los estudios también muestran que cuando comes en un estado de estrés, acumulas grasa en tu abdomen y no metabolizas bien tu comida. La misma comida, pero más acumulación de grasa e inflamación.[19]

Comer es una experiencia sagrada maravillosa que puede conectarte con tus sentidos, tu cuerpo, y los extraordinarios sabores de los verdaderos alimentos. Uno de los pacientes del doctor Hyman dijo que quería perder peso, pero no podía cambiar su hábito de comerse dos hamburguesas con queso grandes en el automóvil antes de salir del estacionamiento a la hora del almuerzo. En lugar de decirle que dejara de comer las hamburguesas, el doctor Hyman simplemente le sugirió que entrara en el restaurante, se sentase, respirase profundamente, cerrase sus ojos y saboreara cada bocado. En su siguiente visita, le dijo al doctor Hyman que nunca se volvería a comer una hambuerguesa de comida rápida, porque cuando la degustó despacio, se dio cuenta de que realmente no le gustaba.

¿Estás empezando a ver cómo tu mente puede marcar una gran diferencia en tus hábitos alimentarios? Esa es la razón por la que el enfoque, el tema del capítulo 6, es tan importante. Hay unas cuantas cosas sencillas que puedes hacer para comer más conscientemente, obtener más placer de la comida y diseñar tus hábitos, tu entorno y tu mente para trabajar en piloto automático, a fin de que después de un tiempo no tengas que pensar en lo que estás haciendo. Simplemente harás lo correcto de forma natural.

Haz una oración de acción de gracias antes de cada comida. La gratitud y la oración honran a Dios y te ayudan a enfocar la mente y llevarte al momento que estás viviendo.

Siéntate siempre y estate tranquilo. Mientras comes, ¡come! Deja de ver la televisión, hablar por teléfono, conducir, estar de pie o caminar por la calle con comida en la boca. En Europa, de hecho no puedes conseguir un café para llevar; el café se sirve solo en tazas de cerámica en mesas o en la barra.

Come en platos más pequeños. Comer en un envase, bolsa o paquete es una forma segura de comer de más y comer de manera inconsciente. Usa un plato o bol de 25 centímetros de diámetro siempre que puedas.

Detente y respira antes de comer. Respira profundamente cinco veces por la nariz antes de comer.

Crea un entorno tranquilo. Luz tenue, velas, música tranquila, flores. Cualquiera de estas cosas fomenta la atención, el comer despacio y el placer, todo lo cual te llevará a comer menos, ¡aproximadamente un 18% menos![20]

Comienza primero con alimentos saludables. Comenzar con una ensalada o verduras al grill, te llevará a comer menos.

Mastica varias veces cada bocado. Mejorarás la digestión de tu comida y la disfrutarás más.

Sirve la comida antes de poner tu plato en la mesa. Deja la fuente de servir en la encimera en lugar de dejarla en el centro de la mesa.

No recompenses el ejercicio, pensando: *Acabo de caminar 5 kilómetros, así que puedo comerme [rellena el espacio en blanco].* El ejercicio es su propia recompensa. Además, si te bebes un refresco de 500 ml., tienes que caminar 7 kilómetros para quemarlo. Si comes una comida de tamaño súper, tienes que correr 7 kilómetros al día durante una semana para quemar esa sola comida. No puedes compensar una mala alimentación con ejercicio.

No vayas a comprar hambriento. Si estás hambriento cuando estás comprando, comprarás más comida chatarra, aperitivos rápidos, comida precocinada y menos frutas y verduras.

Compra a granel y almacénalo en bolsas pequeñas o envases. Tendemos a terminar cualquier tamaño que empezamos.

Haz de tu casa una zona segura. No tengas comida chatarra tentadora, aperitivos dañinos, comida precocinada, galletas o pasteles en casa. Si quieres algo, prepáralo tú mismo con ingredientes verdaderos. Comerás menos porque no lo harás tan a menudo.

COMPRA CON ESTILO

Comprar es un hábito. Por lo general tiendes a buscar y comprar el mismo tipo de alimentos. El plan Daniel te embarca en un nuevo modelo de descubrimiento, planificación y replanteamiento de cómo comprar tu comida. Una vez que aprendes qué buscar y cómo comprar, cómo «cazar y cosechar», cómo descubrir lo que está disponible en el pequeño radio donde vives, entonces puedes recuperar tu salud y vitalidad y vivir una vida plena y abundante.

Algunas destrezas clave que necesitas para comprar bien: (1) aprender a ser un experto en leer etiquetas; (2) encontrar las fuentes de alimentos verdaderos en tu barrio; (3) aprender cómo moverte en un supermercado, cómo comprar buena comida por menos dinero, y cómo usar tu supermercado como tu farmacia.

DÓNDE COMPRAR

La mayoría de los estadounidenses gastan menos del 6% de sus ingresos en alimentación, mientras que los europeos gastan entre el 9 y el 13%.[21] Rehacer tu presupuesto para incluir alimentos de mejor calidad es algo que te rentará mayores dividendos en energía, salud a largo plazo, y menor atención sanitaria y costes de medicamentos cuando seas mayor. Puedes pagar un poco más ahora o puedes pagar mucho más después. ¿Cuál es el coste real a largo plazo de esas patatas fritas o refresco para tu salud, tu familia, tu vecindario e incluso el medioambiente?

Vas a tener que aventurarte en nuevas tiendas o en nuevos lugares de tu supermercado.

Mercados de granjas: cada vez más comunidades tienen mercados de granjas. Son un buen lugar para ver el rostro que te alimenta y encontrar más alimentos con mucho más contenido de nutrientes, y con más sabor. Las verduras no son más caras aquí que en la mayoría de los supermercados y a menudo son autóctonas, orgánicas y frescas, e incluyen variedades diferentes y menos habituales que encierran más fitonutrientes y más sabor. La fruta puede ser más cara aquí, pero una vez que pruebas una fresa fresca o un durazno de un mercado de granjas, nunca querrás volver a comer la versión del supermercado. Las carnes criadas localmente de manera sostenible y los quesos y huevos orgánicos a menudo están disponibles en los mercados de granjas. Encuentra uno cerca. Revisa *www.localharvest.org* para encontrar un mercado cercano.*

Cooperativas de agricultores: en la mayoría de las comunidades, ahora puedes comprar una «suscripción» para la temporada de una granja local. Cada semana o mes, dependiendo de lo que elijas, puedes recoger o pedir en servicio a domicilio una caja de frutas y verduras orgánicas deliciosas por mucho menos dinero. Algunas cooperativas agrícolas también tienen huevos, carnes o pollo criados de manera sostenible. En climas fríos, la temporada es más corta, pero es una manera fabulosa de comer bien por menos. No puedes elegir los alimentos, así que míralo como una gran aventura alimenticia que te ayudará a experimentar con nuevas verduras y frutas. Revisa *www.localharvest.org* para encontrar y apuntarte en una de tu comunidad.*

Mercados de productos agrícolas y tiendas étnicas: busca mercados de productos agrícolas o tiendas étnicas en tu barrio. Los mercados asiáticos a menudo ofrecen verduras maravillosas, incluyendo variedades inusuales.

Cooperativas alimenticias: se encuentran en las comunidades locales y proveen buenos alimentos frescos y de la zona. Puedes comprar ingredientes a granel como cereales enteros, frijoles, frutos secos y semillas.

Supermercados: la clave aquí es comprar alrededor del perímetro de la tienda. Ahí es donde encontrarás fruta y verdura, carne, pescado, huevos y lácteos. No es una zona libre de peligro, pero es donde deberías pasar la mayoría del tiempo. Los pasillos son «zonas peligrosas», así que intenta encontrar cualquier cosa que no contenga azúcar, sal o grasas trans. Tendrás que emplear mucho tiempo buscando. A veces tienes que aventurarte por los pasillos para encontrar los frijoles, frutos secos, cereales enteros, salsas, salsas picantes, aceite de oliva, vinagre, condimentos y especias. Visita la página web de El plan Daniel para encontrar «Destreza en el supermercado: Lo bueno» y «Destreza en el supermercado: Lo malo».

Hipermercados: Wal-Mart, Costco, Sam's Club, BJ's Wholesale y Trader Joe's, todos tienen buenas ofertas a buenos precios. Explora los

Consejo para la lista de la compra

Los finales de los pasillos del supermercado exponen los peores alimentos, como los refrescos de 2 litros, las cajas gigantes de cereales azucarados, y cosas peores. En los pasillos, los peores artículos están a la altura de los ojos; los mejores alimentos para ti a menudo están en los estantes de abajo o en los más altos.

tuyos. Cada vez tienen más productos orgánicos. Tienes que tener cuidado de no comprar más de lo que necesitas. Es un buen lugar para almacenar o proveerte de aceite de oliva orgánico, frutos secos, sardinas, e incluso frutas y verduras. Ser un cliente inteligente en estas tiendas puede ayudarte a alimentar bien a tu familia por menos.

Tiendas de comida preparada: las únicas cosas seguras que puedes comprar en estas tiendas son agua, papel higiénico y fruta fresca, que la mayoría de estas tiendas han empezado a comercializar.

CÓMO LEER LAS ETIQUETAS

Convertirte en un experto lector de etiquetas es tu destreza más esencial al hacer la compra. La etiqueta tiene dos partes: los datos nutricionales, que no son tan útiles; y la lista de ingredientes, que es lo que necesitas estudiar.

Lo principal que debes saber sobre los datos nutricionales es el total de calorías y el tamaño de la ración. Una bolsa de aperitivos completos puede decir 4 raciones, pero ¿quién comparte? El recuento de calorías es por ración, así que multiplica el tamaño de la ración por las calorías para obtener la verdadera cantidad que estás comiendo. Busca los carbohidratos totales, y de los cuales, cuánto es azúcar. Debería tener menos de 10 gramos o si no, considéralo un postre. Más de 5 gramos de fibra es bueno, y más de 10 gramos de proteína también es bueno.

El verdadero lugar donde buscar lo que realmente es comiendo está en la lista de ingredientes. La buena noticia es que cada vez más fabricantes están comercializando alimentos verdaderos y completos que son fáciles y buenos para comer. Si sigues estas sencillas reglas, te mantendrás lejos de los problemas:

Elige solo verdaderos alimentos. Si hay alguna palabra en la etiqueta que no reconoces o que no puedes pronunciar, o que está en latín, o que suena como algún proyecto de ciencias, entonces devuélvelo a la estantería. Un tarro de tomates, una lata de alcachofas, una salsa curry, una botella de vinagre balsámico, son ejemplos de alimentos verdaderos.

Piensa en cinco o menos. Si es un producto verdadero, normalmente tiene menos de cinco ingredientes. Algunos productos nuevos y saludables contienen más, pero son todos verdaderos alimentos.

No compres nada con los tres ingredientes más peligrosos. (Ya los tienes memorizados, ¿no?)

Cuidado con los reclamos saludables. Cualquier cosa con un reclamo saludable está casi garantizado que es malo para ti, como dietético, o bajo en grasa, o sin grasas trans, o bajo en calorías, o que disminuye el colesterol.

Estate alerta a los pseudónimos del azúcar. Hay más de 250 nombres para el azúcar oculto en nuestros alimentos. A menudo, los alimentos envasados contienen de 4 a 6 o más formas de azúcar. Lee cuidadosamente.

¿Qué viene primero? Los ingredientes están enumerados en orden de cantidad. Si ves el azúcar o la sal como el primero o segundo ingrediente, entonces probablemente no es una buena idea comerlo. Si tiene más de 15 gramos, tiene más azúcar que un dónuts glaseado.

Visita la página web de El plan Daniel (*www.elplandaniel.com*) para aprender más acerca de leer las etiquetas.

COMER SANO Y A BUEN PRECIO

Cocinar verdaderas comidas desde el principio con ingredientes verdaderos es más barato y tiene mejor sabor que delegar nuestra cocina a la industria de la alimentación. En términos de coste por nutriente, las comidas precocinadas son infinitamente más costosas. A menudo ansiamos más comida porque estamos deficientes nutricionalmente hablando.

Impostores de comida saludable

- El yogur azucarado tiene más azúcar que el refresco promedio.
- Cuidado con la soja. La mayoría de los productos de soja genéticamente modificados son peligrosos, no saludables. Los productos de soja tradicionales como el tofu, el tempe y el miso están bien.
- Las alternativas a la carne o carne falsa como las salchichas de los hot dogs o las hamburguesas, a menudo contienen gluten, soja procesada y aceites perjudiciales.
- Las barritas de proteína a menudo contienen grasas trans, jarabe de maíz de alta fructosa o sustitutos del azúcar y una buena carga de ingredientes extraños. Come solo barritas completas, hechas de frutos secos, semillas y frutas.
- El jugo de frutas es azúcar líquido: un antojo, no una comida sana.

Tienes que ser inteligente en tus elecciones. Hay valiosos recursos para aquellos que quieren encontrar mejores alimentos a menor precio. El Environmental Working Group (*www.ewg.org*) creó una guía maravillosa llamada *Good Food on a Tight Budget* [Buena comida a bajo precio]. Aquí tienes unas cuantas ideas que pueden ahorrarte dinero y salud.

Compra cosas de temporada. Conseguir alimentos de temporada siempre será más barato. Compra fresas en junio, no en enero, cuando tienen que traerlas en barco desde México.

Consigue fruta y verdura congelada. Cuando los alimentos no son de temporada, el congelado es la mejor opción.

> Comer alimentos cargados de nutrientes calmará de manera natural nuestras ansiedades y nuestro apetito, y nos llevará a una mayor satisfacción con la comida y los alimentos.

Come frijoles y cereales enteros. Estos son buenos alimentos que alimentan a la mayoría del mundo por menos de un dólar al día. Incluye más de ellos en tu dieta.

Cocina a granel. Haz guisos y sopas, y almacena frijoles y cereales extra. Se conservan bien en el refrigerador hasta tres o cuatro días.

Congela. Si cocinas cantidad extra, lo puedes congelar para más adelante. Las sopas y los guisos son ideales para esto.

Almacena esenciales. Cuando las cosas como aceite de oliva, vinagre y comidas congeladas estén en oferta, cómpralas.

Compra tamaños mayores. Divide lo que compras en envases más pequeños, y almacena o congela.

Trocéalo. Compra fruta y verdura que puedas trocear y almacenar en envases en el refrigerador listos para comer. Tenderás a comer lo que es fácil, así que tomarte unos minutos para rebanar, pelar y almacenar te ayudará a hacer elecciones más baratas y saludables cuando quieres tomar un aperitivo.

Ve por las verduras de hoja. Comer grandes cantidades de verdura de hoja es una forma barata de conseguir una comida cargada de energía. Recomendamos comer 2 tazas al día de algunos tipos de verduras de hoja: surtido de ensalada, rúcula, espinacas, col, repollo, hojas verdes de diente de león y escarola.

Haz sopas. Cuando las verduras se empiezan a estropear un poquito en el refrigerador, es el momento de hacer una sopa. Unos cuantos frijoles, algunas especias y una buena receta pueden transformar unas verduras no muy buenas en una comida verdaderamente buena.

Almacena verduras de larga duración, incluyendo zanahorias, alevines o patatas rojas pequeñas, patatas dulces, calabaza de invierno, cebolla, apio y repollo.

Consigue proteínas por menos. Consigue un buen pescado o camarones de tu zona pequeños y congelados con bajo mercurio de los hipermercados. Compra un pollo o un pavo entero, ásalo y cómetelo en varios días.

Consigue cremas de frutos secos a granel, lo cual podemos encontrar en cooperativas alimenticias.

COCINA CON ESTILO

«Primero aprendí acerca de la comida por mi madre», dice el doctor Hyman. «Quiero elogiar a mi madre porque me enseñó algo muy esencial y duradero que se ha convertido ahora en mi mayor pasión: la alimentación y cocinar. Y al cocinar, tocar, sentir, preparar y saborear la comida verdadera y buena hecha a partir de verdaderos ingredientes, consigo habitar plenamente mi cocina; sanar mi cuerpo y conectar con mis amigos, mi familia, la tierra, y la gran comunidad en la que vivo».

¿Quién lo sabía?

La familia Kluge creció en hogares donde las cosas o bien se freían o se comían de una caja o lata. Comían solo dos tipos de verduras: repollo hervido y judías verdes de lata. No tenían utensilios básicos para cocinar, tales como tablas de cortar verduras o carne. Solo tenían unos viejos cuchillos desafilados que nunca usaban y que estaban escondidos debajo de la alacena. Tina, la mamá, no sabía cómo trocear o saltear verduras. Gastaban alrededor de mil dólares al mes en comer, la mitad de ello en restaurantes de comida rápida.

Así que cuando el doctor Hyman visitó a la familia Kluge, se dio cuenta de que la mejor manera en que podía ayudarles no era prescribirles medicinas o decirles que comiesen menos e hicieran más ejercicio, sino enseñarles a cocinar verdaderos alimentos desde el principio. Puso a toda la familia a cocinar,

Las madres son exactamente los aliados que necesitamos para llevar a cabo esta revolución alimenticia y culinaria. Cocinar es un acto transformador. Cuanto más cerca podamos estar de la comida que ingerimos, más corto será el vínculo entre el campo y el tenedor, y mejor estaremos todos. Hemos delegado nuestra cocina a la industria alimentaria. Al recuperar nuestras cocinas, algo que podemos hacer de manera sencilla, fácil y económica, podemos crear un cambio de paradigma en nuestro sistema alimenticio, hogares o comunidades.

«Mi madre recibió el regalo de conocer la comida a través de su madre, después me lo regaló a mí, ayudándome a aprender las hermosas conexiones entre cultivar, cocinar, comer y bienestar», dice el doctor Hyman. «Y yo he enseñado eso a mis hijos, que se han convertido en unos talentosos cocineros, preparando comidas caseras deliciosas con verdaderos ingredientes».

La destreza alimentaria más importante que tienes para crear un estilo de vida saludable, rico y abundante es esta: *cocinar*. Cocinar en casa puede ser más rápido y económico que comer fuera. Cocinar una comida en casa con familiares o amigos, compartir la comida y celebrar la vida y la comida juntos es uno de los grandes placeres de la vida.

lavar, pelar, trocear, cortar y tocar verdaderos alimentos. Les enseñó a pelar ajo, cortar cebollas y limpiar espárragos para deshacerse de las partes duras. Enseñó a Tina a saltearlos en aceite de oliva y ajo, a asar patatas dulces con hinojo y aceite de oliva, y a cocinar chili de pavo desde cero. Incluso hicieron ensaladas frescas aliñadas con aceite de oliva, vinagre, mostaza, y sal y pimienta.

Después de una verdadera comida saciante y curativa, una de las adolescentes dijo con incredulidad: «Doctor Hyman, ¿come usted comida como esta con su familia cada día?».

Cinco días después de la visita del doctor Hyman, Tina le escribió diciéndole que su familia había perdido ya nueve kilos (18 libras), y que ella misma estaba haciendo ese chili desde el principio. Al cabo de tres meses, Tina perdió 21 kilos (47 libras) y su esposo y su hijo ambos perdieron 14 kilos (30 libras), a base de cocinar sus propias comidas en casa desde cero.

Cocinar es una de esas acciones que hemos estado haciendo durante miles de años. El ritual, la tradición y la conexión existentes en torno a la comida son parte de todas las culturas. En el tiempo que se tarda cocinar la mayoría de las comidas envasadas o precocinadas, tú puedes hacer por ti mismo una comida sencilla, deliciosa y saludable utilizando verdaderos ingredientes. Solo tienes que tenerlos en casa listos y preparados.

Para tener éxito en la cocina:

Consigue el equipo necesario. Unos cuantos cuchillos afilados durarán de por vida y hacen el trabajo de trocear y cortar las verduras más fácil. Unas buenas sartenes son más fáciles de usar y consiguen mejores resultados.

Aprende destrezas básicas en la cocina. Puedes tomar un curso, pero hoy puedes aprender casi cualquier destreza básica para cocinar en la Internet.

Comienza con la destreza con el cuchillo. YouTube es un buen lugar para empezar.

Planifica con antelación. Aparta tiempo para hacer la compra cada semana. Planifica tus comidas, y haz tu lista de la compra. Idealmente, puedes comprar una vez por semana si planificas tus comidas y aperitivos semanalmente. Estamos todos muy ocupados, pero comprar verdaderos ingredientes es la mejor hora o dos que emplearás cada semana.

Prepárate bien. Si sabes leer, ¡sabes cocinar! Sacar todos los ingredientes, incluso los medidos, antes de empezar a cocinar, agiliza el trabajo de cualquier comida. Lee la receta despacio. Visita *www.elplandaniel.com* para nuevas ideas.

Aprende cuándo ya está hecho. Lo más difícil al cocinar es aprender cuándo algo ya está hecho. Las verduras deberían estar aún crujientes, no blandas ni flácidas. El pollo, la carne o el pescado demasiado hechos están correosos y duros. Cocínalo solo hasta que deje de estar rosado. El pescado está listo cuando comienza a separarse en láminas cuando lo tocas. Las carnes rojas se deben cocinar poco hechas o al punto.

Si eres nuevo cocinando desde el principio, *empieza con comidas sencillas.* Usa solo unos cuantos ingredientes. Una vez que hayas encontrado unos cuantos platos sencillos para cenar o comer que a ti o a tu familia les gustan, mantén los ingredientes en tu refrigerador o congelador para que nunca te quedes atascado. Usa el plan de comidas principal para 40 días en el capítulo 10 para comenzar.

Otra cosa es *hacer la cocina divertida*. Pon buena música. Escucha podcasts de tu programa favorito, e invita a miembros de tu familia y amigos a compartir la preparación y el cocinado. Si te diviertes en la cocina, no tendrás miedo de entrar ahí y cocinar más a menudo.

Da pequeños pasos, comienza de manera sencilla, y date cuenta de que en poco tiempo puedes comenzar a sentirte a gusto en la cocina y preparar comidas rápidas, económicas y deliciosas para alimentarte tú y tu familia.

CULTÍVALO TU MISMO

Aunque no todos pueden cultivar sus propios alimentos, la mayoría podemos hacer algo para incluir alimentos frescos de nuestra zona en nuestra vida. Ten una maceta de hierbas aromáticas en tu ventana. Pon unas cuantas plantas como tomates cherry o pepinos en una maceta en tu patio o en el porche. Tener un pequeño huerto es fácil y no necesitas mucho sitio. La agricultura en tejados urbanos es una tendencia emergente.

Aunque no quieras convertirte en un granjero de productos orgánicos, cultivar algunas cosas que puedes observar crecer, cuidar y comer te conectará a los alimentos verdaderos y frescos como ninguna otra cosa. Es la mejor manera de que los niños se emocionen comiendo verduras. Empieza con algo pequeño, pide ayuda a alguien que ya lo haya hecho, consigue un libro, mira algunos videos en la Internet o involúcrate en algún huerto local, donde puedas compartir el trabajo y recibir recompensas. La página web de El plan Daniel ofrece algunos videos de cocina demostrativos.

RECUPERA TU SALUD, Y LA DEL MUNDO

Hay razones personales para seguir El plan Daniel: sentirse mejor, perder peso, apoyar a tu familia o iglesia. La comida es un asunto personal ligado a nuestra cultura, hábitos y preferencia. Pero las implicaciones de lo que comemos son mucho mayores. ¿Cómo conecta lo que comemos con nuestros valores y propósito en la vida? ¿Cómo afectan las elecciones que hacemos a nuestra familia, nuestro vecindario y nuestra sociedad?

Cuando un niño de doce años necesita un trasplante de hígado por beber demasiados refrescos, es una indicación de que nuestras elecciones alimenticias han ido más allá del ámbito de la responsabilidad personal individual. Las iglesias han sido las primeras en actuar cuando son violados los derechos humanos. Nadie quiere ver nuestras comunidades humanas deterioradas por la enfermedad y la discapacidad. Nadie quiere vernos destruir nuestros propios jardines o patios y la misma tierra que nos sostiene. La erosión de nuestra salud se ha convertido en un asunto de justicia social, un asunto de derechos humanos. El derecho a la salud está entre los derechos humanos fundamentales.

Los individuos y sus comunidades, redes sociales y conexiones tienen un poder tremendo para cambiar todo acerca de nuestro sistema alimentario. Alinear lo que comemos con lo que somos y nuestros valores esenciales hará que cambiar nuestros hábitos sea mucho más fácil. Por eso los cinco Esenciales están tan conectados entre sí.

La solución está en cada una de nuestras manos. Literalmente. ¡Es el poder de tu tenedor! Lo que decides poner en tu tenedor es una influencia poderosa para cambiar nuestra salud individual, la producción de alimentos, las políticas alimenticias, los costos de cuidado de salud, y la salud del entorno. Hacer cambios simples en tu alimentación y cocinar verdaderos alimentos hechos con ingredientes reales, no solo restaurará tu salud y la de tu familia, sino también puede contribuir a cambiar lo que está mal con nuestra comida y sistema de cuidado de salud.

El plan Daniel se trata de recuperar tu salud. Pero también se trata de la salud de tu familia, tu iglesia, tu comunidad y tu mundo. Por eso creemos que cuando se empieza a hacer El plan Daniel en una iglesia, esto mismo extenderá el evangelio de salud y cambio por toda América y el mundo.

Reflexiona y da un paso...

Así que tu meta es comer alimentos verdaderos y completos. Los alimentos que crecen de una planta contrariamente a los alimentos procesados que dañan tu cuerpo. Todo se trata de aprender a amar los alimentos que te aman. Que tu meta sea seguir El plan Daniel el 90% del tiempo. Y siempre recuerda: se trata de progresar, no de la perfección.

Capítulo 5

Ejercicio

Acaso no saben que su cuerpo es templo del Espíritu Santo [...]
Por tanto, honren con su cuerpo a Dios (1 Corintios 6.19–20).

Doreen era una mamá soltera de mediana edad que tenía dos hijos y mucho en su plato y en su mente. Cuando entró en las instalaciones del gimnasio donde entrenaba Foy, fisiólogo experto en ejercicio, él notó que estaba cansada y tenía la mirada triste. Ella consiguió mostrar una valiente sonrisa y dijo:

> «¿Cree que puede ayudarme? He probado muchas maneras diferentes de mejorar mi salud, pero el ejercicio en realidad no ha ocupado un puesto importante en mi lista. Mi médico me dijo que necesitaba comenzar a hacer ejercicio enseguida. No estoy segura de que vaya a gustarme, y me temo que no se me dará muy bien».

Doreen quería encontrar un modo de perder 13 kilos (30 libras) extra no deseados que lentamente se habían acumulado a lo largo de los años debido a tener que criar una familia y trabajar a jornada completa. Ella también quería disminuir su presión sanguínea y su colesterol, que eran peligrosamente elevados, y recuperar su vitalidad. Como le dijo a Foy: «¡En realidad me gustaría recuperar esa "chispa" en mi vida!». Él le hizo algunas preguntas para entender lo que movía a Doreen, y le hizo recorrer

Haz factible el estar en forma: Sueña en grande, descubre lo que te mueve, establece y anota metas, mézclalo todo y encuentra un compañero.

estos pasos que consiguen que el estar en forma sea factible en El plan Daniel: soñar en grande, descubrir lo que te mueve, establecer y anotar metas, mezclarlo todo y encontrar un compañero.

Doreen ahora pesa 13 kilos menos, está en una forma física sorprendente, tiene los niveles de presión arterial y colesterol de una persona sana de 20 años; y a propósito, ¡ahora tiene más de ochenta años! Le encanta hacer ejercicio cada día, y físicamente está más joven en la actualidad de lo que estaba cuando tenía cuarenta y tantos años. ¿Cómo sabemos eso? ¡Doreen es la mamá de Foy! La mejor parte es que ella recuperó su «chispa».

La mamá de Foy llegó a ser lo que denominamos «Daniel el fuerte». Ella no solo está físicamente sana, sino que también está en forma emocional, relacional y espiritualmente, y busca la excelencia en todo lo que hace para la gloria de Dios. Como el profeta Daniel, ella es un ejemplo de fe, devoción, dedicación, disciplina, amor, gozo y audacia.

DANIEL EL FUERTE

¿Qué imagen te viene a la mente cuando piensas en la palabra *fuerte*? ¿Un imponente jugador de fútbol americano de 130 kilos? ¿Un levantador de pesas ganador de una medalla de oro olímpica? ¿Piensas en el profeta Daniel? Daniel poseía una fortaleza que sobrepasaba el tamaño de sus músculos. Tenía fortaleza de fe, valentía, obediencia, devoción, dedicación, aguante y disciplina en cuerpo, mente y espíritu. De ahí obtenemos el concepto de ser un «Daniel el fuerte».

DANIEL EL FUERTE = *La búsqueda de la excelencia en cuerpo, mente y espíritu para la gloria de Dios.*

Daniel demostró su búsqueda de excelencia en su fidelidad a la hora de hacer las pequeñas cosas cuando nadie estaba observando. Tenía fortaleza para hacer aquello que daba honra a Dios, lo que era correcto, incluso ante el peligro, el conflicto, o en contra de lo que hacían todos los demás. Y eso es exactamente lo que se requiere para experimentar el llegar a ser un «Daniel el fuerte». Habrá algunos días en que no tengas ganas de buscar la excelencia en tu ejercicio, tu modo de comer o tu fe; pero con el tiempo, buscar la excelencia conducirá a fortaleza de carácter, confianza y valentía forjados por Dios.

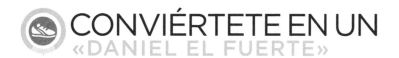

CONVIÉRTETE EN UN «DANIEL EL FUERTE»

SI TUVIERAS QUE PREGUNTAR A DIEZ PERSONAS si creen que el ejercicio es bueno para su salud y su bienestar, ¿cuántas de ellas crees que levantarían su mano? Si dijiste nueve de cada diez, igualarías lo que todos sabemos que es cierto por intuición. El ejercicio es bueno para nosotros. Pero ¿cuál crees que es el ejercicio número uno que te ayudará a verte y sentirte más joven, acelerar un metabolismo lento y perezoso, reducir y administrar tu peso, impulsar tu energía, mejorar la creatividad y la productividad, aumentar el aguante cardiovascular, mejorar el tono y la fuerza muscular, mejorar el sueño, revertir las enfermedades cardiacas, la alta presión sanguínea y la diabetes, reducir el estrés y devolver el gozo y la jovialidad a tu vida?

El ejercicio número uno para ayudarte a obtener todos esos beneficios… ¡es el que tú harás! Es cierto. A pesar de toda la investigación que rodea los beneficios que tiene el ejercicio regular, el único que marcará una diferencia es el programa que realices regularmente.

Pero tenemos un problema. Solamente cerca de la mitad de nosotros hacemos ejercicio tres o más veces por semana.[1] Los sorprendentes beneficios transformadores y de salud del ejercicio que todos conocemos no nos motivan a la mayoría a levantarnos del sofá o del sillón y movernos.

Lleguemos al fondo de la cuestión. ¿Y si quisieras hacer ejercicio? ¿Y si fueras inspirado y verdaderamente motivado para ponerte tus zapatillas de deporte y salir a caminar, a correr o a hacer senderismo? ¿Y si pasaras de pensar: *sé que debería hacer ejercicio* a *No puedo esperar para hacer ejercicio*, y al integrar movimiento y devoción pudieras ser más cercano y más fuerte en tu relación con Dios? ¿Y si descubrieras los movimientos que te hicieran sentirte más joven y recuperar el gozo y la diversión de tu juventud?

DISEÑADOS PARA MOVERNOS

Durante años, investigadores y profesionales de la salud han demostrado que la actividad física y el ejercicio tienen un importante impacto en nuestra salud física y mental.[2] Fuimos diseñados para movernos. De hecho, Dios nos creó a cada uno para movernos. Piensa en las incontables actividades que realizas a lo largo de tu ajetreado día, desde levantarte de la cama y ponerte tu ropa, conducir al trabajo y trabajar todo el día, y (rellena el espacio).

Los complicados sistemas corporales que Dios puso en su lugar para la más sencilla de las tareas, como cepillarnos los dientes o atarnos los cordones de los zapatos, no son nada menos que milagrosos. Desde el pensamiento de *Tengo que cepillarme los dientes*, que requiere la activación de células cerebrales, a los nervios, músculos, ligamentos, tendones y huesos trabajando todos ellos juntos, el flujo de movimiento se produce de manera hermosa.

Cualquier cosa que te encuentres haciendo durante el día, lo más probable es que demande que muevas tu cuerpo de alguna forma para completar una tarea dada, y nada de ello podría lograrse sin tus músculos. Los músculos nos ayudan a estar de pie, sentarnos, caminar, inclinarnos, estirarnos, girarnos, empujar, tirar, alcanzar y transportar.

DESACELERAR

Durante la mayor parte de la historia humana, nuestros ancestros estaban constantemente en movimiento. Eran cazadores, recolectores, agricultores, amas de casa, soldados, y otras cosas. Sus vidas consistían en mucha actividad física o labor física a lo largo del día.

No tenían que pensar en el ejercicio, porque el día entero requería hacer ejercicio. Sus músculos y cuerpos estaban fuertes, en forma y eran productivos. No sería poco común para uno de nuestros antepasados gastar el equivalente calórico a caminar dieciséis kilómetros en un solo día. Muchos hombres de mediana edad de hace años podían levantar objetos o aguantar niveles de esfuerzo físico que para la mayoría de los jóvenes en la actualidad resultarían muy difíciles. Fue en la última parte del siglo XVIII, con la Revolución Industrial, cuando las máquinas comenzaron a sustituir muchos de los movimientos y actividades diarios que las personas estaban acostumbradas a realizar.

Avancemos hasta la actualidad, y ahora estamos en la era de la computadora, el teléfono celular, el control remoto, la escalera mecánica y el elevador. El movimiento ha sido eliminado lentamente de nuestra vida cotidiana y, desgraciadamente, estamos cosechando los costos con una salud comprometida, exceso de peso, dolores, envejecimiento prematuro y músculos débiles. ¿Cómo podemos revertir esta tendencia y hacer que nuestro cuerpo vuelva a ser joven y fuerte?

¡Tenemos noticias estupendas para ti! A decir verdad, puedes hacer del ejercicio una realidad y descubrir movimientos que verdaderamente disfrutes. Cuando el ejercicio es parte de tu vida porque tú quieres que lo sea, lo disfrutas y eres inspirado por él, cosecharás sus beneficios inmensamente. Te enseñaremos consejos demostrados para estar en forma y relataremos historias de personas reales que han descubierto los transformadores beneficios y el gozo del ejercicio.

TOMA UNA FOTOGRAFÍA

Imagina que tienes una cámara digital a mano y toma una fotografía de ti mismo. Ahora bien, no te pongas nervioso, pero toma una «fotografía» de tu salud y forma actual. Concédete mucha misericordia, y no seas crítico, sino echa una mirada sincera desde la cabeza hasta los pies.

- ¿Cómo está tu nivel de energía?
- ¿Cómo te sientes la mayoría de los días?
- ¿Cómo está tu peso?
- ¿Qué observas con respecto a tu cara, tus hombros, brazos, abdominales y piernas?
- ¿Qué impacto tiene tu actual nivel de forma física en tu fe, lo que decides comer, tu enfoque, familia, trabajo, ministerio, y en la vida en general?

Cuando hayas pensado bien en estas preguntas, ¿hay algo con respecto a tu actual fotografía de salud y forma física que te preocupe?

Ahora imagínate a ti mismo con cinco años más de los que tienes ahora y en la mejor forma física que hayas conocido jamás. Imagínate como un Daniel el fuerte: en forma físicamente, emocionalmente, relacionalmente y espiritualmente. Ahora toma una imagen de tu forma física y tu salud dentro de cinco años.

Solamente podemos imaginar lo que serías capaz de hacer entonces. Pero habría actividades que podrías disfrutar y que no puedes hacer hoy. Tus pensamientos, emociones y experiencias con tu cuerpo y respecto a tu cuerpo serían muy distintos.

¡SUEÑA EN GRANDE!

«¡Yo tengo un sueño!». Todo el mundo conoce esas famosas palabras que resonaron entre las multitudes en el Lincoln Memorial en Washington, DC, el día 28 de agosto de 1963. Esas palabras sencillas y a la vez profundas pronunciadas por el doctor Martin Luther King Jr. fueron el principio de un gran declive del racismo en Estados Unidos, y fue el momento decisivo del Movimiento Americano por los Derechos Civiles. Lo que comenzó como un sueño y una visión de lo que finalmente podría llegar a ser, se convirtió en un movimiento nacional, que condujo a la libertad y la justicia para millones de estadounidenses.

> Hazte la pregunta: «Si pudiera cumplir o lograr cualquier cosa relacionada con mi forma física y mi salud, sin temor al fracaso, ¿qué cosa sería?».

En muchos aspectos, soñar es el primer paso para lograr casi cualquier empresa. No es distinto con el ejercicio. Para comenzar a moverte, necesitamos comenzar con tu gran sueño.

Para inspirarte a soñar en grande, a continuación hay algunos sueños de otros que se han embarcado en El plan Daniel:

- Ayudar a construir una escuela en India
- Terminar una carrera de 5 kilómetros
- Aprender a nadar
- Hacer 100 flexiones sin descansar
- Hacer una caminata por el Gran Cañón
- Competir en un triatlón Ironman
- Hacer submarinismo en la Gran barrera de coral
- Comenzar un equipo de fútbol
- Conseguir un cinturón negro en kárate

- Cruzar el estado en bicicleta con los nietos
- Competir en los próximos Juegos Olímpicos
- Hacer kayak por Alaska
- Escalar la Gran Muralla china
- Terminar un maratón en cada estado

Puede que te resulte difícil captar un gran sueño de estar en buena forma en este momento, y está bien. Antes de establecer tu gran sueño de estar en forma, toma algún tiempo para pedir a Dios que te muestre lo que te gustaría hacer, ser o experimentar relacionado con tu forma física dentro de unos años.

UNA PALABRA PARA MOVERTE

Ahora toma unos momentos para pensar en tu principal motivador para impulsarte hacia tu sueño de estar en forma y toda una vida de salud. Para ayudarte en este proceso, queremos que pienses en tu motivo de un modo un poco distinto.

Dan Britton, Jimmy Page y Jon Gordon, en su fascinante libro titulado *One Word That Will Change Your Life* [Una palabra que cambiará su vida], presentan la idea de centrarte en una sola palabra cada año para ayudarte a transformar tu vida.[3] Podemos aplicar esta sabiduría para encontrar una palabra para los cambios que quieres hacer en El plan Daniel. Por ejemplo, si tu sueño es correr el maratón de Boston, tu motivo con una palabra puede ser *reto* o *logro*. Quizá tu sueño sea comenzar un club de senderismo y recorrer diferentes partes del mundo, de modo que tu palabra podría ser *disfrute* o *compañerismo*.

Los autores comparten tres pasos para ayudarte a identificar tu palabra, tu motivo para comenzar a moverte más:

1. Mirar *dentro* para preparar tu corazón.
2. Mirar *arriba* a Dios para ayudarte a descubrir tu palabra.
3. Mirar *fuera* con la ayuda de otros para ayudarte a vivir tu palabra.

¿Qué palabra viene a tu mente como motivo para querer lograr y anhelar alcanzar tu sueño en particular de estar en forma?

- ☐ Logro
- ☐ Aventura
- ☐ Reto
- ☐ Disfrute
- ☐ Emoción
- ☐ Excelencia
- ☐ Familia
- ☐ Fe

- ☐ Compañerismo
- ☐ Diversión
- ☐ Gozo
- ☐ Hijos/Nietos
- ☐ Servicio
- ☐ Cónyuge
- ☐ Jovialidad
- ☐ Adoración

Siéntete libre para añadir más cosas a la lista e identificar tu palabra. Al seguir lo que disfrutas, y con la ayuda de Dios y de otros, obtendrás la motivación, el aliento, la dirección y la fortaleza para ayudarte a llegar a ser un «Daniel el fuerte».

La palabra de John

Estaba yo en la fila del buffet en nuestro retiro anual para hombres detrás de uno de nuestros pastores. Él se giró hacia mí y dijo: «Sean, realmente me gustaría perder 18 kilos (40 libras). Sé lo que haces para ganarte la vida, y me gustaría tener tu ayuda». Antes de que yo pudiera decir nada, continuó: «Deja que te diga por qué quiero perder esos 18 kilos. Sí, sería estupendo verme mejor y sentirme mejor, y poder hacer algunas de las cosas que solía hacer; pero mi verdadero motivo para perder peso y ponerme en forma es que quiero compartir y predicar el evangelio del amor de Cristo con tantas personas como pueda. Antes [de dejar esta vida], espero compartir el evangelios con otros miles. Ahora tengo sesenta y tantos, y quiero estar en forma para servir a Dios tanto tiempo como pueda».

John definió su sueño, su propósito mayor para conseguir estar y mantenerse en forma. ¿Cuál sería su palabra? Servicio. Él quería ser un Daniel el fuerte para servir a Dios por tanto tiempo como pudiera. John se puso en forma y perdió peso, pero lo más importante, sigue ministrando y sirviendo en la actualidad.

—Sean Foy, fisiólogo experto en ejercicio

«Intentar hacer ejercicio yo sola: tengo muchas excusas para no poder hacerlo; pero tener una cita, un día concreto, en que voy a la clase de zumba ha sido realmente un plus.

»Soy una de las mujeres mayores, y está bien. Es mucho más fácil hacer ejercicio con otras personas y estar en un grupo de personas que no te juzgan si haces los ejercicios incorrectamente. La mayoría de las veces yo voy hacia la izquierda cuando los demás van hacia la derecha. Está bien. Ellos pueden hacer splits, o tijeretas; yo solo puedo de cierto modo doblar mis rodillas, y está bien».

—Mary Clements

TAN SOLO UN PASO

Con la mayoría de nuestras listas de quehaceres y metas pronto olvidadas, ¿cómo mantenemos vivo un sueño y avanzamos?

Los sueños —lo que esperamos lograr— hacen nacer nuestras metas, los pasos que estamos dispuestos a dar para llegar a nuestros sueños. Las metas son los pasos que damos cada día, semana y mes para llegar desde donde estamos hoy hasta el futuro que soñamos tener. Desgraciadamente, la mayoría de nosotros no tomamos el tiempo para escribir lo que esperamos lograr, ni tampoco tomamos el tiempo para determinar los pasos que nos lleven hasta ahí, especialmente cuando se trata de nuestra forma física.

Hacer del ejercicio una parte de nuestra vida puede compararse a planear un largo viaje. Algunos viajes están bien planeados y pueden soportar cualquier dificultad. Otros no lo están, y terminamos en el destino equivocado. Si estuvieras planeando un viaje que se hace una vez en la vida, como recorrer el Gran Cañón, tomarías tiempo no solo para planear tu viaje, sino también para estar en la mejor forma posible para disfrutarlo.

De igual modo, para llegar a tu destino de salud y forma física es importante comenzar a planear algunos indicadores o hitos a lo largo del camino. Si no te gusta establecer metas porque el proceso te resulta demasiado pesado, queremos asegurarte que hay diferentes medios de establecer metas.

OPCIÓN 1: UNA PALABRA

Lleva la idea de una palabra un poco más lejos. Piensa en una palabra cada semana o cada mes relacionada con tu forma física, y úsala como tu linterna para ayudarte a buscar la excelencia. Por ejemplo, digamos que tu palabra hoy o esta semana es *aguante*. Con esa palabra, enfoca la mayoría de tu energía y tus esfuerzos en hacer muchas formas de ejercicio distintas que mejoren tu aguante. La siguiente semana quizá tu palabra sea *fuerza*. Este enfoque te impulsará a buscar maneras de aumentar tu fuerza durante la semana.

Este enfoque en «una palabra» es un estupendo método para ayudarte a buscar la excelencia en diferentes áreas de tu forma física personal.

Ahora bien, si eres alguien a quien le gusta establecer metas, te alentaría a que tomes unos momentos para responder las siguientes preguntas para ayudarte a planear tu curso.

OPCIÓN 2: MAPEAR TU CURSO PARA ESTAR EN FORMA

Identifica los beneficios de lograr tu sueño de estar en forma:

1. _____

2. _____

Identifica los obstáculos para lograr tu sueño de estar en forma:

1. _____

2. _____

Enumera tus soluciones para vencer tus obstáculos:

1. _____

2. _____

Determina una fecha en que te gustaría alcanzar tu gran sueño.

En cuarenta días desde ahora, ¿qué te gustaría cumplir o lograr?

Puedes usar *El plan Daniel - Diario personal* o la App (solamente disponible en inglés) para establecer metas y anotar tu viaje hacia el destino. Ahora que has determinado tu palabra inicial o indicadores, queremos inspirarte a descubrir lo que te mueve.

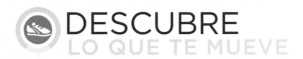

DESCUBRE
LO QUE TE MUEVE

UNA CÁLIDA NOCHE DE VERANO, Charles Whitley, un nuevo residente del hogar Sunnyvale Rest, se estira y suspira mientras inclina cuidadosamente su viejo cuerpo de ochenta y dos años hacia adelante para poder ver mejor. Charles mira por la ventana del piso superior, observando intencionadamente a los niños del barrio jugar a dar patadas a la lata. Recordando, busca en su memoria aquellos días llenos de carreras, saltos, jugar a las escondidas, y el familiar sonido de una lata y gritos de risas.

Un día, Charles comparte una idea con su viejo amigo, Ben Conroy. Se pregunta en voz alta: «¿Y si jugar a golpear la lata pudiera de alguna manera mágica volver a hacernos jóvenes? Ben, ¿alguna vez te has detenido a pensarlo? Todos los niños juegan a golpear la lata o a las escondidas, y en el momento en que dejan de jugar, comienzan a hacerse mayores. Es casi como si jugar a la lata les mantuviera jóvenes».

Bien avanzada una tarde, Ben observa con sorpresa cómo Charles conduce a un grupo de sus compañeros ancianos hacia el patio delantero para jugar a golpear la lata. Mientras Ben se frota sus ojos, da un grito ahogado ante lo que ve. En un momento, Charles y sus frágiles compañeros ancianos salen por la puerta, y en el momento siguiente son mágicamente transformados y vuelven a ser aquellos descuidados muchachos de diez años de edad, saltando y corriendo en la cálida noche de verano.

> «No dejamos de jugar porque nos hacemos mayores; nos hacemos mayores porque dejamos de jugar».
> —Oliver Wendell Holmes

Este cuento, de la clásica serie de televisión de la década de 1960, *Twilight Zone* [La dimensión desconocida], hace que te preguntes si Charles Whitley tenía razón.

Lo creas o no, puedes retrasar el reloj hasta cierto grado y volver a vigorizar tu cuerpo, mente y corazón. Queremos invitarte a que hagas a un lado las viejas maneras de pensar acerca del ejercicio a fin de aprender de otros que han descubierto exitosamente el secreto de permanecer jóvenes, sanos y en forma.

RECUERDA CUANDO

Imagínate a ti mismo cuando estabas en quinto grado, probablemente con diez u once años de edad. ¿Recuerdas…

- Mirar al cielo observando a las nubes transformarse en animales de zoo o en personajes de dibujos animados?
- Correr con los brazos estirados como Superman o la Mujer Maravilla, salvando a toda la ciudad?
- Jugar al pilla pilla, que te agarraran, y reírte con tanta fuerza que no podías respirar?
- Trepar a los árboles?
- Correr y dar un salto sobre un montón de hojas secas?
- No preocuparte por tu peso, por cómo te veías, la ropa que vestías o cuánto dinero tenías?
- Saltar, esconderte, buscar, disparar, perseguir, nadar, bailar y agarrar?

Cuando éramos jóvenes, mover nuestro cuerpo era una parte natural de nuestros días. Esperábamos que llegase el recreo. Lo anhelábamos. Soñábamos con ello. Esperábamos con paciencia a que sonara la campana de la escuela o a que llegase nuestro vecino para jugar. Siempre estábamos en movimiento.

JUEGA COMO UN NIÑO

El doctor William Sears, «el pediatra de América», es padre de ocho hijos y autor de éxitos de ventas; lo más importante es que ama a los niños. Pidió al experto en forma física, Foy, que fuese el coautor de un libro junto con él y su hijo Peter, titulado *Lean Kids* [Niños esbeltos].

Con el deseo de ayudar a los niños a combatir la inactividad y la obesidad, se propuso crear un programa demostrado que fuese implementado en escuelas, instalaciones de actividades extraescolares, iglesias y centros comunitarios a lo largo de Estados Unidos. Ellos sabían que para ayudar a los niños a moverse más, necesitarían crear una manera divertida de volver a incorporar la actividad a sus vidas. Pensaron que sería fácil.

Lo que no entendieron fue la cantidad de actividad que había sido eliminada de las vidas de nuestros niños. Al realizar su investigación, el doctor Sears y Foy observaron los patrones de movimiento de la juventud de hace años. También recordaron con agrado cuando ellos mismos eran jóvenes y jugaban en la calle. Actualmente, para nuestros hijos es precisamente lo contrario. Con tabletas, teléfonos inteligentes y juegos en línea, hoy día hay que persuadir a los niños para que salgan a la calle.

La diferencia que marca moverse

«Hace unos años fui a caminar con una amiga y vimos a un grupo de señoras que montaban en bicicletas de montañas. Nos invitaron a unirnos a su grupo, y al día siguiente me apunté por la Internet. No tenía idea alguna de que me divertiría tanto al montar en bicicleta, o lo mucho que mi vida cambiaría debido a esta actividad en grupo. Se ha convertido como en una hermandad para mí a medida que he recorrido los caminos con personas que me apoyan y me alientan cada vez que montamos en bicicleta.

»La líder de The Trail Angels nos inspira y con frecuencia nos alienta a salir de nuestra zona de comodidad. Con la confianza que ella me ha enseñado en la bicicleta, ahora estoy guiando a principiantes cuando hacen sus primeros viajes.

»El ciclismo de montaña también ha llegado a ser cierto tipo de terapia para mí. Si estoy teniendo un mal día, un rápido viaje en bicicleta por la montaña con amigas cambia mi perspectiva y aclara mi mente. Nuestros viajes con frecuencia están llenos de risas. Una caída o un neumático pinchado a menudo se convierten en una oportunidad de tomar fotografías divertidas para ponerlas en Facebook. Algunos de los viajes tienen temas o disfraces, y se ha sabido que jugamos a la búsqueda del tesoro mientras pedaleamos. Este tipo de diversión con ejercicio es contagioso. Siempre pienso en la próxima vez, ¡preguntándome a quién puedo invitar a que me acompañe!».

—Tracy Jones

Pasan gran parte de sus días sentados y, por tanto, experimentan algunos de los mismos desafíos de salud y de forma física que los adultos que les triplican la edad.

Así que Foy y los Sears se pusieron a trabajar, con la pasión y el deseo de diseñar un currículo y un programa dirigidos a ayudar a los niños a volver a moverse. Crearon el programa PLAY y lo implementaron en diversas instalaciones de actividades extraescolares. Después de los programas piloto iniciales, les agradó ver que los niños mejoraban no solo su fuerza, flexibilidad, aguante, equilibrio, coordinación, pérdida de peso y salud y forma física en general, sino también su confianza, autoestima, bienestar emocional, relaciones y calidad de vida.[4]

Foy y los Sears sabían que habían acertado. Actualmente, hay más de mil entrenadores LEAN certificados que ayudan a los niños y a sus familias a ponerse en forma en todo el mundo. Ese mismo programa es la base para el concepto PLAY de El plan Daniel.

REGRESAR A LA ALEGRÍA DE JUGAR

En aquel entonces lo llamábamos *jugar*, y nos *encantaba* cada minuto. Actualmente, para muchos, lo llamamos *ejercicio* y *contamos* cada minuto, anhelando que termine. Frecuentemente nos resulta doloroso, aburrido

Enfermedad de estar sentado

Lo creas o no, el empleado estadounidense promedio estará sentado en un rango de entre 7,7 a 15 horas diarias sin moverse.[5] Los investigadores están comenzando ahora a desenmarañar el catastrófico impacto que estar sentado durante largos períodos de tiempo puede tener para la salud humana. Expertos han acuñado la frase «enfermedad de estar sentado» para describirlo.

Lo siguiente es lo que dice la ciencia:

• La Universidad de Missouri descubrió que estar sentado durante tres a cuatro horas de un tirón realmente cierra la capacidad del cuerpo para quemar grasa de modo eficiente. Los investigadores descubrieron que una enzima quemadora de grasa, llamada *lipoproteína lipasa*, o soso, y nos sentimos culpables con respecto a no hacerlo. Para muchos de nosotros, los resultados del mañana sencillamente no valen la pena el esfuerzo dedicado hoy. Muchos de nosotros no queremos cambiar a un estilo de vida activo sencillamente porque es bueno para nosotros. Por tanto, ¿qué nos hará cambiar?

Kay Warren dijo: «Fuiste hecho para algo más. Fuiste hecho para experimentar una vida de gozo». Dios nos creó para experimentar gozo. De hecho, lo anhelamos y lo buscamos. Desgraciadamente, cuando se acumula el estrés, el gozo se nos escapa, y terminamos comiendo en exceso, trabajando en exceso, preocupándonos en exceso, haciendo demasiadas cosas e incluso estando sentados en exceso. La mayoría de nuestros días los pasamos con largos períodos de mínimo movimiento, lo cual tiene impacto no solo en nuestro gozo sino también en nuestro cuerpo.

El plan Daniel integra movimiento con devoción, y devuelve la diversión y la alegría a tus ejercicios y a tu vida.

Tiene sentido, ¿no es cierto? Sin duda, podemos ver un DVD de ejercicio extremo o arrastrarnos al hasta el gimnasio durante algunas semanas o meses, pero tarde o temprano, si no disfrutamos lo que hacemos, encontraremos la manera de dejarlo. ¿Por qué pasar tiempo soportando entrenamientos que no nos gustan cuando podemos experimentar todos

pierde su capacidad de ser absorbida cuando la persona está sentada durante largos periodos de tiempo.[6]

- Según la Clínica Mayo, ¡estar sentado es ahora el nuevo fumar! Estar sentado demasiado tiempo, hasta tres o cuatro horas de un tirón, es ahora equivalente a fumar un paquete y medio de cigarrillos por día.[7] ¡Vaya!
- El *British Journal of Sports Medicine* determinó que en los individuos que están mucho tiempo sentados —repito, más de tres a cuatro horas—, aumenta de modo significativo su riesgo de enfermedad. Pero también descubrieron que las personas que se mueven solamente un poco —incluso jugueteando con los dedos o levantándose de su escritorio frecuentemente para tomar una taza de café o subir un tramo de escaleras—, mejoraban significativamente su salud.[8]

los beneficios para la salud y la forma física de un programa completo de ejercicio, divirtiéndonos y aprendiendo a jugar de nuevo?

1. Movimientos dedicados a la oración durante el día
2. Recesos para relajar
3. Juegos activos y actividad aeróbica
4. Entrenamiento jovial de fuerza

Todos los elementos que se encuentran en el método PLAY son esenciales para un programa eficaz de ejercicios. Algunos de ellos también están pensados para ayudar a fortalecer tu relación con Dios. Al aplicar este sencillo método a tu día, volverás a recuperar tu fuerza y el gozo de moverte de nuevo.

1. MOVIMIENTOS DEDICADOS A LA ORACIÓN DURANTE EL DÍA

Entonces, aquí están las buenas noticias. Para comenzar a mejorar tu salud y puesta en forma, no tienes que quedar sudoroso. No tienes que ponerte tu ropa del gimnasio. No tienes que levantar pesas o siquiera ser miembro del gimnasio. Comienza a impulsar tu metabolismo, energía, creatividad, forma física y salud realizando sencillos movimientos a lo largo del día. La investigación demuestra que hacer movimientos como estar de pie, juguetear con los dedos, estirarse ligeramente, o (como aprenderás) los juegos activos, la actividad aeróbica o el entrenamiento de fuerza incluso durante un minuto o dos cada hora a lo largo del día pueden marcar una gran diferencia en tu salud y bienestar… y combatir la enfermedad de estar sentado.[9] Sugerimos que también utilices esos movimientos para fortalecer tu relación con Dios a lo largo de tu ajetreado día.

«Cuando el movimiento se experimenta como alegría, adorna nuestras vidas, hace que nuestros días vayan mejor y nos da algo que esperar. Cuando el movimiento es gozoso y significativo, puede incluso inspirarnos a hacer cosas que nunca pensamos que fuesen posibles».
—Scott Kretchmar, Profesor de Ejercicio y Ciencia del Deporte en la Universidad Penn State

Considera utilizar un recordatorio cada hora para mover tu cuerpo. No solo combatirás la enfermedad de estar sentado y mejorarás tu salud y forma física, sino que también te conectarás con Dios mediante la adoración, la acción de gracias y la oración.

Para ayudarte a experimentar movimiento y devoción a lo largo de tu ajetreado día, a continuación hay algunas ideas que te ayudarán desde las nueve hasta las cinco, o siempre que te encuentres sentado durante largos periodos de tiempo. Pon una alarma en tu teléfono para recordarte cada hora hacer dos o tres cosas de las siguientes:

- Ponte de pie durante 1 ó 2 minutos, y dale gracias a Dios por las muchas bendiciones en tu día y en tu vida. (El capítulo 6 te inspirará incluso más con el poder de la gratitud para tu salud mental.)
- Estira tus hombros y tus brazos, pero cierra los ojos para adorar a Dios en silencio.
- Haz sentadillas (ponte en cuclillas) de 5 a 10 veces mientras piensas en que te estás convirtiendo en un Daniel el fuerte. Con cada repetición, da gracias a Dios por un cuerpo fuerte y sano y por la capacidad de moverte.
- Estira tu espalda y tus piernas al intentar lentamente tocar los dedos de tus pies. Mantén la posición durante unos segundos, levántate y repite lo mismo durante un minuto, y deja que sea una postura que exprese tu devoción a Dios mientras te humillas, rindiéndote a la voluntad de Dios en tu vida.
- Respira profundamente durante un par de minutos. Inhala la fuerza y la bondad de Dios; exhala cualquier preocupación que puedas tener, entregándola a él con cada respiración.
- Ponte de pie o pasea mientras hablas por teléfono. Con cada paso, piensa en cómo Daniel escuchaba, caminaba y hablaba con Dios a lo largo de su día.
- Haz 10 flexiones apoyándote en tu escritorio. Da gracias a Dios por el uso de tus músculos y por la salud de tu cuerpo.
- Realiza una reunión paseando en lugar de estar sentado en una sala de conferencias. Utilízalo como un tiempo de tener compañerismo con otros en el trabajo, como Daniel y sus tres fieles amigos.

Buena herramienta

¿Qué te parecería acelerar tu metabolismo, quemar 200–300 calorías extra por día, y ponerte en forma sin sudar, todo ello de 9 a 5? Visita *www.elplandaniel.com* para obtener herramientas de cómo mover tu cuerpo cada hora con «recesos» de dos minutos. ¡Te encantará!

- Pon música y baila durante algunos minutos al ritmo de tu canción favorita o música de adoración.
- Toma un receso de 2 minutos. Usa un aro de hula-hula, una comba o un Frisbee en el trabajo. Recuérdate a ti mismo que a Dios le encanta cuando sonríes, te ríes y brindas un corazón contento y alegre a los demás. Tu sonrisa y tus risas pueden ser lo único que ilumine el día de otra persona.
- Sube por las escaleras en lugar de hacerlo en el elevador. Utiliza el tiempo en que subes las escaleras para dar gracias a Dios por todo lo que él ha hecho en tu vida. Al bajar las escaleras, comparte tus preocupaciones y ansiedades con Dios.
- Ponte de pie cuando trabajes en tu escritorio. Cada hora, ponte de pie durante 2 minutos, y permite que sea un recordatorio de que mantengas esa postura ante Dios en todo lo que haces. Daniel se arriesgó a ser arrestado por orar. Permite que estar de pie, en lugar de estar sentado, te fortalezca no solo físicamente sino también espiritualmente.

¿Puedes imaginar el impacto que tendrá en tu vida realizar sencillos movimientos como esos junto con la oración regular?

2. RECESOS PARA RELAJAR

Una investigación del American Council on Exercise, la Clínica Mayo, el American College of Sports Medicine, y otras organizaciones de salud y forma física ya establecidas ha determinado que las actividades regulares para relajar, o estiramientos, realizadas a lo largo del día o antes o después de un entrenamiento pueden tener un impacto significativo sobre la salud, la forma física, la flexibilidad y el desempeño.[10] Echemos un vistazo solo a algunos de los beneficios que los movimientos o actividades para relajar pueden ofrecerte:

- Disminuyen la rigidez muscular, aumentan el rango de movimiento y ralentizan el proceso fisiológico de envejecimiento de tus articulaciones
- Calientan tu cuerpo y reducen el riesgo de lesiones
- Ayudan a aliviar los dolores después del ejercicio
- Mejoran la postura y la simetría del cuerpo
- Ayudan a reducir o manejar tu estrés
- Aumentan la circulación sanguínea, reducen la tensión muscular y mejoran la relajación muscular
- Mejoran el rendimiento funcional general de todo tu cuerpo
- Preparan al cuerpo para el estrés del ejercicio
- Aumentan la circulación y previenen lesiones
- Disminuyen el riesgo de dolor de espalda[11]

Dolor reducido

«Jugaba al fútbol americano en la Universidad de Carolina del Sur a principios de la década de 1970. Solamente por eso, tenía dolor en la parte baja de la espalda y sufría mucho todo el tiempo. Había visitado a varios cirujanos ortopédicos de alto nivel, quiroprácticos y expertos en acupuntura; podrías nombrar cualquier otra cosa. Quería ser capaz de levantar a mis nietos y cargarlos sin tener que volver a bajarlos debido al dolor. Además, mi familia estaba cansada de mis quejas. Por tanto, cuando escuché sobre una clase de estiramientos [durante una hora], fui el primero en apuntarme. No tenía nada que perder.

»No hay nada radical al respecto; es muy fácil. Pero después de una hora de puros estiramientos, soy un hombre nuevo. Ahora no solo puedo ver los dedos de mis pies, sino que realmente puedo tocarlos».

—Jim Lucas

Los movimientos o actividades para relajar pueden realizarse en dos formatos: estático o dinámico. Ambos aumentan la flexibilidad de las articulaciones sin rigidez ni lesiones. Esto es importante porque los músculos, tendones y ligamentos flexibles pueden ser menos propensos al dolor y las lesiones, y pueden ayudar a mejorar el rendimiento muscular. Piensa en tus músculos como bandas elásticas. Si tomas una banda elástica y la estiras rápidamente y con fuerza más allá del punto en que puede soportar, la banda se romperá; pero al estirarla poco a poco y más cada vez, puedes estirarla cada vez más lejos. Al hacer recesos regulares para relajar, puedes aumentar la flexibilidad de tus articulaciones para evitar «roturas» o lesiones.

Relajar de modo dinámico, estirando a la vez que te mueves, antes de tus ejercicios, es la mejor manera de calentar tu cuerpo. Los movimientos estáticos para relajar después de hacer ejercicio son una de las mejores maneras de mejorar la flexibilidad y también de minimizar el dolor después del ejercicio. Pero también puedes hacer recesos para relajar a lo largo del día durante quince o treinta segundos en cualquier lugar y en cualquier momento:

CÍRCULOS CON LOS BRAZOS DE PIE

1. Ponte de pie erguido, con las piernas separadas a distancia de la cadera, las rodillas ligeramente flexionadas, y los brazos estirados a los lados, elevados a nivel de los hombros y con las palmas hacia abajo.

2. Después, comienza a hacer pequeños movimientos circulares hacia adelante (de unos 30 cm de diámetro) con las manos y los brazos de manera controlada y lenta. Repite diez veces.

3. Ahora, comienza a aumentar el tamaño de los círculos con los brazos progresando hasta movimientos circulares medios y más grandes, hasta que llegues a hacerlos de un tamaño que te resulte cómodo (por ej., por encima de tu cabeza y por debajo de tus caderas). Repite diez veces.

4. Repite el movimiento siguiendo los pasos 2 y 3 pero a la inversa.

5. Repite diez veces o durante 15 a 20 segundos en cada dirección.

TOCAR LOS DEDOS DE LOS PIES

1. Ponte de pie erguido, con las piernas juntas y estiradas, y los brazos sobre tus muslos (con las palmas hacia abajo).
2. Lentamente y de modo controlado, inclina hacia adelante tu vientre (no tu espalda), estirando tus manos para intentar tocar tus tobillos o los dedos de tus pies.
3. Mantén la posición durante 10 a 30 segundos.

Nota: calienta tus músculos antes de realizar este movimiento o cualquier otro movimiento estático de estiramiento. También, si tienes problemas en la parte baja de la espalda, no intentes tocar los dedos de los pies así. En cambio, puedes intentar tocar los dedos sentado en una silla.

Alternativa: Sentado en una silla, con una pierna estirada, estira ambas manos hacia adelante, inclinándote desde el vientre e intentando llegar a los tobillos o los dedos de los pies.

Si tienes el tiempo, puedes participar en una clase y disfrutar del estiramiento durante toda una hora o más. Para añadir recesos extra para relajar a tu día y rutina de ejercicios, escoge entre algunas actividades y recursos:

- [ ] Ballet
- [ ] Gimnasia: ¡Intenta hacer una voltereta en tu oficina si quieres unas risas!
- [ ] Pilates o Pilates reformer
- [ ] Artes marciales
- [ ] Masaje
- [ ] Estiramientos en tu escritorio en el trabajo
- [ ] Estiramientos con pelota de estabilidad
- [ ] Automasaje usando pelota o barra de espuma
- [ ] Estiramiento con una toalla o bandas de resistencia

Recuerda: Puedes realizar recesos para estiramientos en conjunto o aparte con tanta frecuencia como quieras durante el día, incluso varias veces por día, cada día de la semana. También puedes añadir oración para utilizar esos momentos como tu movimiento dedicado a la oración durante tu entrenamiento. Normalmente, los ejercicios para relajar deberían durar entre uno y cinco minutos.

3. JUEGOS ACTIVOS Y ACTIVIDAD AERÓBICA

¿Qué significa para ti *joven de corazón*? El *Chicago Tribune* tenía curiosidad y preguntó a sus lectores lo que pensaban. A continuación hay algunas de las interesantes respuestas que recibieron:

> **Rudolph Alfano, 80:** «Pensar con una mente joven y ser positivo cada día. Por eso creo que tengo 16 años, porque a veces me comporto como un muchacho. Me mantengo joven de corazón levantándome temprano en la mañana, saliendo a pasear, acostándome temprano, comiendo frutas y verduras frescas diariamente, trabajando en un proyecto cada día y ayudando a los demás».
>
> **William Danford, 91:** «Significa tener una naturaleza maravillosa que sea atractiva en todo momento».
>
> **Lisa Dekter, 76:** «Te das cuenta de que la edad es insignificante. Ser "joven de corazón" es amar la vida, despertarte cada día y disfrutar de ese día como un regalo».[12]

Cualquiera que pueda ser tu respuesta a esa pregunta, ser «joven de corazón» es una agradable expresión que utilizamos para las personas que disfrutan de hacer cosas que hacen personas más jóvenes. Queremos ayudarte a explorar cómo fortalecer tu corazón al igual que llegar a ser joven de corazón disfrutando de juegos activos y actividades aeróbicas.

MÁS QUE SOLAMENTE UN JUEGO

Los juegos activos y la actividad aeróbica son beneficiosos no solo para la salud de tu corazón, sino también para tu corazón social, mental y espiritual. Realizar juegos en el exterior o el interior, como el pilla pilla, saltar a la cuerda o el balón prisionero son solo unos ejemplos de las muchas maneras en que solíamos jugar. Ahora puedes comenzar a jugar de nuevo y cosechar los beneficios.

Una abrumadora evidencia científica apoya el número cada vez mayor de beneficios positivos para tu cuerpo y tu salud al realizar juegos activos y/o actividad aeróbica:

- Mayor capacidad pulmonar, tono muscular y flujo sanguíneo
- Estimula tu cerebro, agudiza la capacidad de escuchar, mejora las capacidades de resolver problemas
- Retrasa la pérdida de memoria asociada a la edad
- Crea vínculos sociales y amistades
- Reducción del riesgo de diabetes y elevado colesterol
- Disminución del riesgo de enfermedades del corazón, cáncer y osteoporosis
- Fortalecimiento del sistema inmunitario
- Disminución de los niveles de depresión, estrés y ansiedad
- Aumento de la autoestima y la imagen personal
- Manejo del estrés
- Mayor capacidad de quemar grasa convirtiéndola en energía
- Mejora del sueño
- Producción de mayor energía
- Aumento de la productividad

Lo fundamental: los juegos activos y el ejercicio aeróbico ayudan a tu corazón, tus pulmones y tu cuerpo a permanecer en forma y sanos,

En forma para jugar

Tim Pidcock no había hecho ejercicio regularmente y en serio durante décadas después de salir del ejército. Finalmente, su peso y su salud le ofrecieron mucha motivación para ponerse en forma, pero una de sus motivaciones continuas eran las vacaciones familiares.

«Íbamos durante tres semanas a Cebú, Filipinas, de donde es mi esposa. Teníamos planeadas algunas actividades divertidas, entre las que se incluían subir por un río, ir en canoa en Moalboal y nadar con los tiburones ballena en Oslob. Yo quería estar en forma todo lo posible, para así poder disfrutar de esas actividades y otras más con mi esposa y mis hijos sin convertirme en una sibilante ancla. Nuestras vacaciones fueron maravillosas, y aunque llovió en nuestra aventura en la canoa, lo pasamos muy bien subiendo el río y nadando con los tiburones ballena».

capacitándote para ser joven de corazón. La buena noticia es que como tu corazón es un músculo, cualquier cosa que lo desafíe, ya sea jugar a saltar, dar un paseo o subir un tramo de escaleras, puede fortalecerlo.

Investigadores como el doctor Stuart Brown, fundador del National Institute for Play, clasifica el juego en diferentes tipos o personalidades.[13] Otros investigadores describen cómo nuestra personalidad en el juego puede ser la misma que cuando éramos niños, o puede haber cambiado con el paso del tiempo. ¿Qué hay de ti? ¿Qué tipo de personalidad en el juego tenías cuando eras joven? ¿Y ahora? Diversión, competición, desafío, educación o compañerismo pueden ser todas ellas razones para jugar.

Cuando pensamos en ejercicio aeróbico, frecuentemente pensamos en cosas como caminar con brío, máquinas elípticas, clases de step, clases de gimnasia acuática, correr o entrenamiento de intervalos, los cuales son todos ellos beneficiosos y mejorarán tu salud y tu forma física. Pero ¿qué de otras actividades a las que no hemos jugado durante mucho tiempo y que pueden aportar de nuevo esa jovialidad y disfrute, juegos como tenis, pilla pilla, balonmano, raquetbol y balón prisionero?

En lugar de tener temor a un «entrenamiento», añade juegos activos o actividades aeróbicas a tu día. A continuación hay algunas actividades entre las que puedes escoger y que te ayudarán a ser joven de corazón:

☐ Acrobacias	☐ Golf con disco volador
☐ Bádminton	☐ Balonmano
☐ Viajar con mochila	☐ Montar a caballo
☐ Béisbol	☐ Hula hula
☐ Baloncesto	☐ Saltar a la cuerda
☐ Bolos	☐ Montañismo
☐ Bicicleta (estática o en la carretera)	☐ Pogo saltarín
	☐ Raquetbol
☐ Esquí de fondo	☐ Patinaje sobre hielo o sobre ruedas
☐ Baile	
☐ Balón prisionero (jugar a los quemados)	☐ Remo
	☐ *Skateboard*
☐ Esgrima	☐ *Snowboard*
☐ Fútbol americano de banderines	☐ Fútbol
	☐ Surf

- [ ] Senderismo con raquetas de nieve
- [ ] Natación
- [ ] Tenis de mesa
- [ ] Pilla pilla
- [ ] Tenis
- [ ] Salto de trampolín
- [ ] Montar en monociclo
- [ ] *Ultimate Frisbee*
- [ ] Voleibol
- [ ] *Wii Fit*
- [ ] Zumba

Puedes hacer juegos activos o actividades aeróbicas cada día de la semana, pero recomendamos hacerlo al menos de tres a cinco días por semana durante veinte a sesenta minutos. (Si no tienes veinte minutos, realizar uno o dos, o incluso diez minutos de cardio, puede ser beneficioso.) También, puedes mezclar o combinar, que es realizar diferentes tipos de actividades en días distintos de la semana, como caminar el lunes, saltar a la cuerda el martes, hacer ciclismo el jueves y hacer senderismo el sábado. (Consulta la página 179 para más información sobre entrenamiento combinado.)

Para mejorar tus ejercicios aeróbicos y ayudarte a llegar a ser joven de corazón, desafía a tu cuerpo aumentando tu pulso cardiaco durante tus actividades seleccionadas. Tu corazón es un músculo, de modo que cuando es desafiado, se adaptará y se hará más fuerte. Aquí está una buena regla general: al realizar una actividad aeróbica o un juego activo, deberías encontrar desafiante mantener una larga conversación, pues te sientes sin aire, pero deberías ser capaz de hablar con breves frases de tres palabras. Si no puedes conversar en absoluto, vas demasiado rápido. Si puedes cantar cómodamente durante la actividad, vas demasiado lento.

4. ENTRENAMIENTO JOVIAL DE FUERZA

Uno de los pasos más críticos para recuperar tu juventud, vitalidad y salud es el entrenamiento jovial de fuerza. Muchos creemos que el entrenamiento de fuerza es solamente para atletas, pero no tienes que ser un atleta para agradecer los beneficios que el entrenamiento de fuerza puede tener sobre tu cuerpo, tu mente y tu vida. Quienes realizan ejercicios de fuerza regularmente, con una sonrisa en su cara, serán los primeros en decirte que su cuerpo y su mente se sienten rejuvenecidos, por no mencionar que cosechan también otros beneficios. Sé inspirado por algunos de los beneficios que tiene un programa de entrenamiento jovial de fuerza en la salud y la forma física en general:

- Acelera el metabolismo
- Administra el peso y reduce la grasa corporal
- Mejora la postura
- Músculos tonificados y firmes
- Mejora la movilidad y el equilibrio
- Ayuda a prevenir la osteoporosis
- Reduce el estrés y la ansiedad
- Disminuye el riesgo de lesiones
- Disminuye el riesgo de enfermedad cardiaca, cáncer, presión sanguínea, diabetes y artritis (todas las cuales pueden resistirse bastante con sanas decisiones en cuanto a la comida)
- Mejora el sueño

Aunque todos ellos son maravillosos beneficios y razones para comenzar a «levantar» pesas, nos gustaría que adoptaras un enfoque de JUEGO e identificaras el movimiento, actividad o clase de entrenamiento de fuerza que más te guste. Hazte la pregunta: «¿Qué pondría una sonrisa en mi cara?».

- ☐ Entrenamiento con pesas
- ☐ Entrenamiento militar
- ☐ Calistenia corporal
- ☐ Canoa/kayak
- ☐ Entrenamiento en circuito
- ☐ CrossFit
- ☐ Entrenamiento con mancuernas
- ☐ Gimnasia
- ☐ Subida o balanceo por cuerda
- ☐ Entrenamiento con Kettlebell
- ☐ Entrenamiento con pelota medicinal
- ☐ Barras para elevarse
- ☐ Bandas de resistencia
- ☐ Escalar rocas
- ☐ Máquinas de remo
- ☐ Levantar, arrastrar o lanzar bolsas de arena
- ☐ Entrenamiento con trineo
- ☐ DVD de entrenamiento de fuerza
- ☐ Entrenamiento de suspensión (como TRX, FKPro o *Aerosling*)
- ☐ Voltear neumáticos

Para mejorar o mantener tu fuerza y aguante muscular, sería bueno que llegaras a un lugar en que tu entrenamiento jovial de fuerza consistiera en movimientos de la parte superior e inferior del cuerpo, utilizando desde cinco hasta diez ejercicios diferentes por cada parte, con ocho a quince repeticiones. Realiza de una a tres series (un grupo de repeticiones) a intensidad moderada durante un mínimo de dos o tres días por semana.

Recuerda, si solamente tienes tiempo para uno o dos movimientos de entrenamiento de fuerza, aun así recibirás varios beneficios. Puedes realizar ejercicios joviales de entrenamiento de fuerza utilizando tan solo el peso de tu cuerpo como parte de tus movimientos dedicados a la oración a lo largo del día y aun así ver buenos resultados.

Por ejemplo, podrías realizar los siguientes movimientos varias veces cada día:

☐ Diez sentadillas   ☐ Diez flexiones   ☐ Diez pasos largos

(Consulta el capítulo 9 para ver detalles para realizar correctamente estos movimientos.)

¿Puedes imaginar la buena forma que obtendrías al realizar esta rutina de repetición de treinta incluso cuatro veces durante un día laboral regularmente? Según nuestro conteo, habrías completado 120 repeticiones ese día. ¡Vaya! ¡Puedes ponerte en forma haciendo eso! Y si añades oración durante estos cortos movimientos de uno a dos minutos, imagina cómo mejorará tu día y te llevará más cerca de Dios.

> «Ninguna disciplina resulta agradable a la hora de recibirla. Al contrario, ¡es dolorosa! Pero después, produce la apacible cosecha de una vida recta para los que han sido entrenados por ella» (Hebreos 12.11, NTV).

Ahora bien, si decides hacer entrenamiento de fuerza utilizando pesas o máquinas de pesas, o mediante una rutina desafiante como un entrenamiento militar o CrossFit con pesas o resistencia añadidas, es mejor hacer esta rutina solamente en días alternos o dos o tres días por semana. Dale a tu cuerpo de 24 a 48 horas para recuperarse adecuadamente después de un entrenamiento de fuerza desafiante. La mejor manera de mejorar tu puesta en forma, fuerza y/o aguante muscular es desafiar a tus músculos progresando tu intensidad (número de repeticiones, series o resistencia) a medida que te vas haciendo más fuerte.

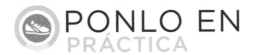

PONLO EN PRÁCTICA

AHORA ES TU TURNO. Acepta el desafío «Daniel el fuerte» para mejorar tu forma física combinando movimientos dedicados a la oración, recesos para relajar, juegos activos y actividad aeróbica, así como un entrenamiento jovial de fuerza, ¡y observa lo que sucede! Te alentamos a que aceptes el desafío durante 40 días para cambiar tus hábitos de ponerte en forma. A fin de comenzar, incluso si nunca has hecho ejercicio regularmente o no lo has hecho en mucho tiempo, ve al capítulo 9, donde recibirás un «juego del día» y un plan que se enfoca en todos los aspectos de estar en forma que acabas de aprender, en pasos pequeños y factibles.

Con el objetivo de ayudarte a lograr un progreso regular diariamente, semanalmente y mensualmente para alcanzar tus metas y tu gran sueño de estar en forma, supervisar y/o monitorear tus esfuerzos es esencial. De hecho, en múltiples estudios, los individuos que supervisaron sus hábitos de ejercicio mejoraron significativamente su conducta y su probabilidad de lograr sus metas (al igual que el éxito al supervisar tus selecciones de comida). Por tanto, ¿cómo supervisas tu puesta en forma?

1. Planea antes de comenzar la semana.
2. Supervisa tu progreso al igual que los desafíos.

PLANEA TU SEMANA

¿Has notado alguna vez que cuando escribes algo con la intención de hacerlo, normalmente lo haces? ¡Nosotros sí! En especial cuando es importante, como un almuerzo con el cónyuge o un buen amigo, asistir a eventos de nuestros hijos o una importante reunión de negocios. Hay algo poderoso en anotar tus planes y después marcarlos cuando los hayas completado exitosamente. Con cada marca, obtenemos confianza para hacer que sucedan las cosas y acercarnos más a nuestras metas a largo plazo.

Imagina que la noche del domingo, antes de que comience tu semana, te sentaras y sacaras tu teléfono inteligente o calendario y crearas un «acuerdo» por escrito contigo mismo en el cual los lunes, miércoles y viernes desde las 6:30 a las 7:30 de la tarde te comprometes a hacer ejercicio, como salir a caminar. Tan solo escribirlo en lugar de «esperar» poder «encajarlo siempre que tengas una oportunidad» aumenta tus probabilidades de realizarlo. Piensa en ello como una cita muy importante.

Beneficios para todo el día

Cuando se trata de ejercicio, los investigadores han descubierto que quienes hacen ejercicio en la mañana tienen mucha mayor probabilidad de comer más sano, ejercitarse más y cuidar mejor de sí mismos a lo largo del día.[14]

Siéntate la noche antes o el domingo y decide tus actividades de JUEGO para el siguiente día. O si prefieres ser más espontáneo, haz una lista de las actividades de JUEGO que te gustan, y cada día elige lo que tengas ganas de hacer.

Cada tarde de domingo, Sean Foy se sienta con su calendario en el teléfono y programa su JUEGO para la semana. Muchos de sus clientes siguen el mismo ritual. Son citas no negociables que Foy organiza ya sea con sus compañeros de ejercicio o consigo mismo. Si alguien le pide una reunión durante ese tiempo, él normalmente le dice que tiene una cita. Usualmente la persona responde: «No hay problema, ¿qué te parece en otro momento?».

Al hacer planes intencionadamente para la semana antes de que llegue, creas margen o espacio en tu ajetreada semana y priorizas tus esfuerzos antes de que las cosas se vuelvan una locura.

Establece metas realistas. Siempre es mejor establecer metas con la confianza de que puedes lograrlas. Te alentamos a soñar en grande, pero es importante no establecer metas de ejercicio que sean irrealistas.

Recuerda que no tienes que ser un atleta de élite para estar en forma; tan solo moverte más de lo que te moviste ayer es un paso estupendo en la dirección correcta.

Del sofá a CrossFit

«Todo esto [comenzar El plan Daniel] empezó cuando mi hermana Emily me habló de una clase de ejercicios. Yo estaba un poco nerviosa al respecto, porque en realidad nunca había ido a una clase de ejercicio anteriormente, pero pensé que lo intentaría; y déjame decirte que casi me mata las primeras veces.

»A lo largo del último año, lo he pasado estupendamente con los programas de ejercicio que se ofrecían en la iglesia Saddleback. Al principio, yo pesaba 127 kilos (280 libras) y me quedaba sin aliento incluso después de ponerme los zapatos. Quería estar más sana y verme mejor. Actualmente mis metas han cambiado, y ahora quiero emplear todo lo que tengo para glorificar al Señor Jesucristo; quiero que se giren cabezas, pero no hacia mí, sino hacia él».

—Cameron Jackson

SUPERVISA LOS ALTIBAJOS

Una cosa es planear, pero anotar lo bien que cumpliste tus intenciones es otra. Para mejorar tu forma física, querrás aumentar de manera lenta y progresiva la intensidad o duración de tu ejercicio. Por ejemplo, si hiciste diez flexiones la semana pasada para mejorar tu forma física, querrás intentar hacer once flexiones la próxima vez. Si caminaste medio kilómetro el lunes, querrás ponerte como objetivo una caminata de un kilómetro el lunes siguiente.

Utilizar *El plan Daniel - Diario personal* o la App te ayudará a supervisar tu éxito al igual que a tomar nota de cualquier desafío o modificaciones que quisieras hacer en tu programa de ejercicios. Supervisar desafíos te permite identificar cualquier pensamiento, conducta o patrón negativo y continuado que pueda minar tus esfuerzos para ser más activo. Por ejemplo, digamos que te prometiste hacer ejercicio mañana en la mañana, pero llega mañana y se va, y no hiciste ejercicio. En lugar de castigarte por ello, sencillamente escribe qué pensamientos, conductas o patrones se produjeron ese día; después anota dos o tres posibles soluciones para la próxima vez.

Todos sabemos que cuando se trata de un programa regular de ejercicio, si no lo planeas, ¡es probable que no suceda! Eso es cierto de las cosas más importantes en nuestra vida, ¿verdad? Entonces, ¿cuál es el mejor momento para hacer ejercicio? El momento en que lo harás, ya sea en la mañana, durante el almuerzo o después de la cena. La clave es desarrollar una rutina que te permita hacer del JUEGO una parte regular de tu vida.

La pregunta subyacente que te alentamos a que te hagas a ti mismo cuando estás organizando tu plan de ejercicios es: «¿Qué actividades disfruto y ponen una sonrisa en mi cara?». Piensa en maneras en que puedas integrar diversión, gozo, risa, devoción, emoción y aventura a todos los aspectos de tu JUEGO.

Crea una caja de juguetes

En tu oficina o en tu casa, designa una zona donde puedas dejar juguetes divertidos de ejercicio como...

Balón de baloncesto/fútbol	Podómetro
Tabla de equilibrio	Banda de resistencia
Aro de hula hula	Patines de ruedas/hielo
Barra de gomaespuma	Pelota de estabilidad
Cuerda para saltar	Wii Fit

Progresa lentamente. Sé consciente de hacer progresos lentamente y de alternar todos los aspectos de tu JUEGO, y aumenta gradualmente. (Es decir, comienza con un paseo agradable de diez minutos y después progresa desde ahí, o comienza con tres movimientos joviales de fortalecimiento y después pasa a cuatro). El pequeño progreso gradual es mejor no solo para tu cuerpo, sino también para tu confianza.

MÉZCLALO TODO

Tu cuerpo necesita solamente unas semanas para acostumbrarse a un entrenamiento. Una vez que algo se convierte en rutina para tus músculos y tu metabolismo, se vuelve probable llegar a un estancamiento mental y físico. ¡La mejor manera de evitar que tu cuerpo se aburra es hacer una mezcla! Hay diez maneras en que puedes hacer eso para ayudar a maximizar tus ejercicios.

1. Entrenamiento variado. Si eres un corredor, probablemente te guste mucho correr. Si eres un nadador, lo más probable es que te encante nadar. ¡Bien por ti! Recuerda: uno de los puntos esenciales del ejercicio para toda la vida es hacer lo que te gusta. Pero una cosa a tener en cuenta cuando haces los mismos ejercicios una y otra vez es que tu cuerpo puede llegar a acostumbrarse al movimiento. Por tanto, el entrenamiento variado, una diversidad de movimientos o actividades, mejora tu rendimiento general y te ayuda de diversas maneras:

- Evita el aburrimiento
- Protege las articulaciones y el cuerpo contra el uso excesivo
- Extiende la longevidad en el deporte o la actividad
- Previene el agotamiento[15]

Tu cuerpo necesita de dos a cuatro semanas para acostumbrarse a una rutina, así que cambia las cosas con un entrenamiento variado e intenta algo nuevo cada una o dos semanas. Observa cómo responde tu cuerpo.

2. Aumenta la frecuencia. Si has sido exitoso en hacer ejercicio durante dos días por semana, intenta aumentar tus ejercicios a tres días por semana. Al aumentar el número de días en que haces ejercicio, de manera natural desafiarás a tu cuerpo y crearás una mejor forma física.

3. Aumenta la intensidad. Aumentar la velocidad, elevación, ritmo o duración de tu actividad aeróbica tan solo un poco podría ser precisamente lo que necesitas para mejorar tu forma física cardiovascular y acelerar tu metabolismo. Por ejemplo, prueba el ejercicio a intervalos. Si te gusta caminar, en lugar de hacerlo a un ritmo constante, intenta caminar a ritmo moderado durante un minuto y después tan rápidamente como puedas durante otro minuto. Incluso podrías correr durante el minuto rápido si quieres. Quizá quieras monitorear tu ritmo cardiaco a medida que desafías y cambias tu intensidad a lo largo del ejercicio.

Aumenta el número de repeticiones, series o el peso de la resistencia de tu entrenamiento jovial de fuerza. También puedes hacer movimientos que son de todo el cuerpo, llamados «ejercicios compuestos», como balanceos con Kettlebell que usan la parte superior e inferior del cuerpo. Otra opción es manipular la velocidad de tus movimientos, ya sea moviéndote lentamente —cinco segundos en el movimiento hacia arriba y cinco segundos en el movimiento hacia abajo— o acelerar cuando vas arriba en cada movimiento.

4. Cambia tu equipo o tu ambiente. Si estás acostumbrado a utilizar mancuernas en tu entrenamiento de fuerza, ¿qué te parece utilizar una pelota medicinal o una pelota de estabilidad para cambiar las cosas? Si estás acostumbrado a ir al gimnasio y esperar en la fila para subirte a la cinta andadora, a la elíptica o a una bicicleta, ¿qué te parece utilizar una de esas máquinas que parecen divertidas y que nadie utiliza, como la máquina de remo, de esquí o el escalador Versa? ¿Por qué no agarrar esa cuerda que está acumulando polvo en el rincón del gimnasio?

¿Sabías que puedes quemar casi dos a tres veces más calorías al utilizar máquinas o ejercicios que usan todo el cuerpo comparado con caminar lentamente sobre una cinta andadora? Además, cambiarás las cosas un poco al utilizar diferentes grupos musculares de maneras distintas. También, si estás acostumbrado a hacer ejercicio en el interior, sal al exterior algunos días. Si eres una persona en cierto modo extrovertida, ¿por qué no darle una oportunidad a una clase de aeróbicos o de spinning? Cambiar de escenario, conocer a personas nuevas y probar algo diferente puede ser precisamente lo que necesites para mantener fresca tu rutina de ejercicio.

5. Disminuye tu intervalo de descanso. Al disminuir la cantidad de tiempo que descansas entre ejercicios o series, de modo natural aumentarás la intensidad de los ejercicios y harás que tu cuerpo se adapte y se vuelva más fuerte.

6. Cronometra tus rutinas de ejercicio. Durante el siguiente entrenamiento, intenta batir tu marca anterior. Este tipo de entrenamiento te proporciona una cifra tangible para desafiarte a ti mismo y hacer que tu cuerpo se adapte a una nueva intensidad.

7. Date un respiro. Lo creas o no, una de las peores cosas que puedes hacerle a tu cuerpo es realizar demasiado ejercicio sin descanso. Por tanto, una de las mejores cosas que puedes hacer por tu cuerpo, en especial si te estás desafiando a ti mismo regularmente, es darte un respiro. Tu cuerpo te lo agradecerá, y regresarás incluso más emocionado y listo para llevar tus ejercicios a un nuevo nivel.

¿Qué tienen en común Peyton Manning, Oprah Winfrey, Michael Jordan, George W. Bush y el medallista del oro olímpico Apolo Ohno? Tu primera idea podría ser el éxito en su campo particular. Aunque eso es cierto, todos ellos atribuyen su éxito personal a una cosa: tener un compañero, mentor o entrenador que sacó lo mejor de ellos. Cada uno tenía a alguien en su vida que le enseñó, alentó, empujó, formó y le dirigió a buscar la excelencia, ayudándole a alcanzar sus sueños.

De modo similar, cuando se trata de llegar a ser un Daniel el fuerte y lograr o mantener tus metas personales de salud y forma física, tener un compañero que te proporcione un apoyo constante, aliento y responsabilidad es crucial para el progreso personal duradero. En veinte años de entrenamientos, Foy no ha visto un paso más poderoso que puedas dar hacia una mejor ayuda que el de conseguir el apoyo de un compañero o compañeros positivos en el ejercicio.

8. Consigue un perro. Científicos de la Universidad de Western Australia descubrieron que las personas caminan 48 minutos más por semana después de conseguir un perro.[16] Los perros son un entrenador natural, recordándote diariamente que te ocupes de ti mismo, alentándote a moverte, con cada paso y movimiento de su cola.

9. Contrata a un entrenador personal. Al proporcionar un programa de diseño profesional, educación, apoyo y motivación, al supervisar el progreso, ajustar tu programa y asegurarse de que se utilice la técnica apropiada durante tu entrenamiento, un entrenador personal podría ser precisamente lo que estás buscando para ponerte en forma y permanecer en forma.

10. Haz ejercicio con otros. Si estás acostumbrado a hacer ejercicio tú solo, prueba a hacerlo en un ambiente de grupo para variar las cosas. La investigación ha demostrado que cuando haces ejercicio con otras personas, de modo natural aumentarás la intensidad de tus entrenamientos.[17] Prueba a cambiar tu rutina de ejercicios tradicional por una clase de Pilates, spinning o entrenamiento militar, o tu cardio tradicional por un juego activo o un deporte durante un mes para comprobar cómo te sientes.

Hablaremos más sobre el valor y el poder de las amistades en el capítulo 7, pero ya sea que estés comenzando tu programa de ejercicios o estés buscando un impulso para tu rutina actual, tener un compañero de ejercicios puede ayudarte a llevar tu forma física hasta otro nivel. Por tanto, busca a alguien que posea metas e intereses parecidos a los tuyos, tenga un calendario y nivel de forma física similar, sea dedicado y alentador, y alguien con quien te guste pasar tiempo. Las relaciones de apoyo, individuos que estarán a tu lado, son el secreto para llegar a ser un Daniel el fuerte.

Reflexiona y da un paso...

La clave para estar en forma es descubrir el movimiento que disfrutes. No te preocupes por lo que otras personas estén haciendo. Escoge actividades que te causen alegría y pongan una sonrisa en tu cara. Comienza con un pequeño paso en la dirección correcta, y piensa en pedir a un amigo que se una a ti. Te sorprenderá lo estupendamente que puedes sentirte.

Capítulo 6

Enfoque

No se amolden al mundo actual, sino sean transformados mediante la renovación de su mente (Romanos 12.2)

Con una decisión —un acto hecho por tu cerebro— comenzarás un viaje hacia el bienestar que te ofrecerá una mayor energía, menos estrés y mejor sueño (entre los muchos otros beneficios de los que ya has leído). Queremos que esa única decisión perdure toda la vida, lo cual requiere una mente renovada y un enfoque sostenido. En un mundo donde tantas distracciones compiten por tu atención, es más importante que nunca detener el ajetreo en tu cabeza y enfocarte en el plan de Dios y sus prioridades para tu vida. Lo fundamental es que cualquier cosa que consiga tu atención, te tiene.

Desgraciadamente, es la pérdida de enfoque lo que hace que muchas personas recorran ciclos de comienzos esperanzadores y muchas paradas fallidas a medida que otras cosas compiten por su atención. Te ayudaremos a optimizar tu salud cerebral, a renovar tu mente, aumentar tu enfoque y vivir con una mentalidad con propósito.

Toda la información en este libro está pensada para ayudarte a ganar la guerra entre la parte pensante de tu cerebro que sabe lo que deberías hacer y tus centros de placer que siempre quieren gratificación instantánea. Tus centros de

> «Ser renovados en la actitud de su mente; y ponerse el ropaje de la nueva naturaleza, creada a imagen de Dios, en verdadera justicia y santidad» (Efesios 4.23–24).

placer, en lo profundo del cerebro, siempre buscan un buen momento: anhelan la hamburguesa doble con queso, estarán en fila para comprar el pastel de canela, y te convencerán de que te quedes en el sofá delante del televisor durante otra hora en lugar de salir a correr.

Si se dejan a sus anchas, tus centros de placer alientan pensamientos como los siguientes:

- Nos lo merecemos.
- ¡Vamos! ¡Divirtámonos un poco!
- ¡Eres muy cerrado!
- Vive un poco.
- Ya me comí un helado; otro más no hará daño.
- Estaré mejor mañana. Lo prometo.

Sin enfoque, tu cerebro puede arruinar tu salud. Para equilibrar tus centros de placer, hay una zona en la parte frontal de tu cerebro llamada corteza prefrontal, la cual te ayuda a pensar en lo que haces antes de hacerlo. Es el freno del cerebro que evita que digas o hagas cosas estúpidas. La corteza prefrontal se denomina la parte ejecutiva del cerebro porque actúa como el jefe en el trabajo y participa en funciones ejecutivas, tales como enfoque, reflexión, juicio, planificación y dominio propio. Piensa en tu futuro, no solo en lo que quieres hacer en el momento. En lugar de pensar en el pastel de chocolate, es la voz racional en tu cabeza que te ayuda a evitar tener un gran contorno de cintura, se preocupa por tus muchas facturas médicas, y tiene la capacidad de decir no y decirlo de veras.

Cuando la corteza prefrontal es fuerte, domina los centros de placer de modo que puedes disfrutar la vida, pero de una manera pensada y medida. Para llegar a estar más sano y feliz a largo plazo, es crítico fortalecer tu cerebro.

CAMBIA TU MENTE,
CAMBIA TU SALUD

TU CEREBRO ES EL ÓRGANO MÁS INCREÍBLE. Aunque solamente supone el 2% del peso de tu cuerpo, utiliza del 20 al 30% de las calorías que consumes y el 20% del oxígeno y el flujo sanguíneo de tu cuerpo. Es la propiedad más cara en tu cuerpo y la que requiere los mayores recursos. Tiene cien mil millones de células nerviosas, y más conexiones en él que estrellas hay en el universo.

Cuando tu cerebro funciona bien, trabajas bien. Cuando tu cerebro está angustiado, es mucho más probable que tengas problemas. Con un cerebro saludable, las personas son más felices y están físicamente más sanas, porque toman mejores decisiones. Las personas con cerebros saludables con frecuencia son más ricas y más exitosas debido a esas mejores decisiones. (¿Comienzas a ver un patrón?) Cuando el cerebro no está sano, las personas están más tristes, más enfermas, son más pobres y menos exitosas.

Tu cerebro es el que te aleja de la mesa, diciéndote que ya has comido lo suficiente. Tu cerebro es el que te da permiso para comerte el tercer helado, pero escoge en su lugar frutos rojos. Si quieres tener una mejor salud, esfuérzate por tener un cerebro más saludable. En última instancia, impulsar la salud cerebral se trata de tres estrategias concretas: (1) envidia del cerebro; tienes que ocuparte apasionadamente de tu cerebro, (2) evitar cualquier cosa que le dañe, y (3) participar en hábitos que impulsen su salud.

Envidia del cerebro es un término que el doctor Amen acuñó después de ver cientos de miles de escáneres cerebrales SPECT de pacientes en las Clínicas Amen. Un escáner cerebral SPECT (tomografía computarizada por emisión de fotones, por sus siglas en inglés) evalúa el flujo sanguíneo y los patrones de actividad en el cerebro. La investigación del doctor Amen demuestra claramente que los escáneres SPECT sanos son de personas que toman decisiones más inteligentes y se comportan de manera que aportan salud y bondad a sus vidas.

Sin embargo, pocas personas piensan alguna vez en su cerebro, y mucho menos se ocupan de él. Permitimos que los niños pequeños golpeen

Salvar mi cerebro

«Hace algunos años, mi amigo el doctor Cyrus Raji y sus colegas publicaron un estudio que decía que a medida que el peso de una persona aumentaba, el tamaño de su cerebro disminuía. Eso me dejó horrorizado. Nunca quiero hacer nada a propósito para dañar la salud de mi cerebro. Esa información me motivó a llegar a tener un peso más saludable para así poder disfrutar de una mente sana.

»Vi por primera vez mi cerebro en 1991 con la entonces nueva tecnología de la imagen cerebral SPECT. Mi cerebro parecía más viejo de lo que yo era, y eso me motivó a tener lo que yo denomino "envidia del cerebro" y realizar cambios radicales en mi salud. Dejé de beber refrescos, comencé a dormir más de seis horas cada noche, comencé a hacer más ejercicio y me enfoqué en divertirme más. Me mantenía vigilante en cuanto a mantener fuera de mi dieta el azúcar, aumenté mi consumo de verduras y proteínas magras, y me aseguré siempre de desayunar. Con el tiempo, estas cosas han llegado a ser una parte natural de mi vida».

—Doctor Amen

balones de fútbol con su cabeza, realicen peligrosas rutinas de gimnasia o jueguen al fútbol americano. En el fútbol y en el hockey alentamos los grandes golpes, sin saber que causan un daño cerebral permanente.

Por tanto, ¿por qué no nos ocupamos más de nuestro cerebro? Porque la mayoría de las personas nunca ven su cerebro. Puedes ver las arrugas en tu cara o la grasa alrededor de tu vientre y hacer algo cuando no te gusta tu aspecto, pero el cerebro es diferente. Si pudieras mirar tu cerebro, de repente todo cambiaría. Podrías ver si el tuyo tiene problemas y hacer algo al respecto.

Ya que la mayoría de las personas no tendrá la oportunidad de ver su propio cerebro, a continuación hay siete señales de advertencia de que tu cerebro puede tener problemas. Si experimentas cualquiera de ellas, es momento de desarrollar envidia del cerebro y comenzar a ocuparte mucho mejor de él.

1. Mala memoria: si tu memoria es peor de lo que era hace diez años, es una señal de que tu cerebro está batallando.

2. Mal juicio/impulsividad: si batallas con problemas regulares de mal juicio o conducta impulsiva, tu cerebro puede que tenga problemas.

3. Breve rango de atención/distracción: tener un breve rango de atención o distraerse con facilidad podría ser una señal de disfunción cerebral, queriendo decir que es momento de comenzar a ocuparse mejor de él.

4. Depresión: de vez en cuando todos nos sentimos tristes, pero cuando los sentimientos de tristeza o depresión persisten, se denomina depresión clínica, y normalmente está relacionada con una menor actividad en el cerebro. Impulsar la función cerebral tiene con frecuencia un efecto muy positivo en el estado de ánimo. Muchas de las elecciones de El plan Daniel tienen propiedades antidepresivas. Ejercitarse, comer correctamente, tomar suplementos como aceite de pescado, y aprender a no creer todo pensamiento que tenemos son cosas que se ha demostrado independientemente que mejoran el estado de ánimo.[1] Si la depresión persiste a pesar de seguir las estrategias de El plan Daniel, por favor, visita a un profesional del cuidado de la salud mental.

5. Obesidad o tener sobrepeso: en estudios en las Clínicas Amen hemos descubierto que a medida que aumenta tu peso, tu capacidad de pensar y razonar disminuye, lo cual significa que con el paso del tiempo, si no mantienes bajo control tu peso, será cada vez más difícil para ti utilizar tu propio buen juicio.

6. Poca energía: cuando las personas se sienten físicamente cansadas, con frecuencia es debido a una baja función cerebral.

7. Insomnio crónico/apnea del sueño: otra señal de que tu cerebro puede tener problemas es la falta de sueño o la apnea del sueño. La investigación sugiere que las personas que duermen menos de siete horas cada noche tienen menor flujo sanguíneo general hacia el cerebro y peor función cognitiva.[2] La apnea del sueño (fuertes ronquidos, dejar de respirar mientras se duerme, o sentirse crónicamente cansado durante el día) aumenta el riesgo de la persona de tener obesidad, depresión y enfermedad de Alzheimer. Si tienes insomnio o apnea del sueño, es crítico que los mantengas bajo control.

Comienza a mejorar tu salud cerebral *evitando cualquier cosa que dañe el cerebro*. Drogas ilegales, demasiado alcohol, trauma cerebral, toxinas medioambientales e infecciones son cosas obvias. Ahora bien, también necesitamos saber que una mala dieta, especialmente una que sea alta en azúcares y carbohidratos simples, aumenta cuatro veces el riesgo de enfermedad de Alzheimer.[3] Hipertensión, diabetes, elevados niveles de azúcar en la sangre, quimioterapia, insomnio y obesidad pueden todos ellos dañar el cerebro y conducir a un volumen cerebral más pequeño y peores capacidades cognitivas. Incluso una elevada presión sanguínea normal y elevados niveles de azúcar en la sangre normales en ayunas conducen a la atrofia cerebral. En un amplio estudio, individuos con hipertensión tenían un 9% menos de volumen cerebral que quienes tenían presión sanguínea normal.[4]

Conseguir dormir

A medida que Avery Parsons se acercaba a la menopausia, el deterioro en el sueño estaba en lo más alto de los cambios de su cuerpo. Con dramáticas variaciones en las hormonas, la afición de Avery por los dulces era peor que nunca. Pasar la tarde requería un café con leche extra o mucho chocolate, ¡o ambas cosas! Eso no solo hizo aumentar mucho sus niveles de azúcar, sino que también creó problemas de sueño durante la noche.

Al reconocer el dañino ciclo que había creado, Avery recurrió a una lista de consejos para el sueño de El plan Daniel a fin de recuperar su curso. Poco a poco, fue mejorando su sueño. Recortar la ingesta de chocolate fue su primera prioridad. Si tomaba cafeína, lo hacía antes del mediodía. Avery también comenzó a prepararse para dormir apagando todos los aparatos electrónicos, bajando la intensidad de las luces, y poniendo música suave y relajante. Escoger leer un libro le ayudó a relajar su mente y enviar el mensaje de que se acercaba el momento de irse a la cama. En lugar de confiar en problemáticas ayudas para dormir, tomaba 200-400 mg de citrato de magnesio con el objetivo de calmar su sistema nervioso.

Para comenzar tu propia rutina de higiene del sueño, visita *www.elplandaniel.com* para ver una lista de ideas.

Hay ahora más de cien estudios que reportan que tener sobrepeso o ser obeso daña el tejido y la función cerebral. Una depresión no tratada, excesivo estrés, bajos niveles de hormonas, como tiroides o testosterona, y la falta de ejercicio o el ejercicio en exceso también dañan el cerebro.

Cuando los dos hombres se conocieron, el pastor Warren le dijo al doctor Amen que nunca se había sentido motivado a llegar a estar saludable a causa de su corazón, y en realidad no le importaba vivir más tiempo o ser «más sexy». Pero cuando el pastor Warren escuchó que a medida que aumentaba su peso disminuiría el tamaño de su cerebro, eso le motivó a cambiar. Su motivación vino de su cerebro; quería proteger el que tenía.

El último paso para mejorar la salud cerebral es *participar en hábitos cerebrales regulares y sanos,* incluido el ejercicio físico moderado (de lo cual leíste en el capítulo 5), el nuevo aprendizaje, un sorprendente y amigable plan alimentario de El plan Daniel (consulta el capítulo 10 para ver un plan de comidas para 40 días), y sencillos suplementos como un complejo múltiple de vitaminas/minerales y ácidos grasos omega 3. Los ácidos grasos omega 3 mejoran el estado de ánimo y disminuyen la ansiedad, y la combinación de vitaminas B6, B12 y ácido fólico mejora la memoria y la cognición.[5] También, tener un peso saludable, estar físicamente sano y dormir la cantidad de horas adecuadas mejoran la función cerebral, al igual que lo hace tener tiempos regulares de oración y prácticas de manejo del estrés.

Piensa en el cerebro como una computadora que tiene hardware y software. Cuando optimizas la función física del cerebro (su hardware), optimizas tu mente (el software). Pero hay una conducta crucial más para la salud de tu cerebro: evitar el estrés crónico.

EL CEREBRO Y EL ESTRÉS

El estrés es una parte normal de la vida diaria. El tráfico pesado, una ajustada fecha tope, una pelea en el hogar; cientos de cosas pueden causarnos estrés. Cuando la circunstancia pasa, también lo hace el estrés, y podemos dar un gran suspiro de alivio. Para el estrés crónico, sin embargo, no hay alivio. Como surge de cosas como desacuerdo familiar, dificultades económicas, problemas de salud, conflictos laborales o problemas escolares, el estrés crónico es implacable; y afecta a demasiadas personas. En una encuesta realizada por la American Psychological Association (Asociación Psicológica Estadounidense), hasta un 80% de estadounidenses dice que siente un estrés importante.[6] Eso significa problemas para tu cerebro y tu cuerpo.

No nos malentiendas; *un poco* de estrés puede ser bueno. Cuando golpea el estrés, el cerebro le dice a tu cuerpo que comience a bombear adrenalina (epinefrina) y cortisol, las hormonas que son liberadas por las glándulas suprarrenales. Segundos después, tu corazón comienza a latir con más rapidez, tu respiración aumenta su ritmo, la sangre pasa con más rapidez por tus venas, y tu mente está en alerta máxima. Estás listo para cualquier cosa: huir corriendo de un potencial asaltante, dar un discurso delante de un salón lleno de compañeros, o hacer un examen.

Estas hormonas del estrés son las principales sustancias químicas de la respuesta de lucha o huida. Son especialmente útiles cuando te enfrentas a una amenaza inmediata, como una serpiente de cascabel en tu patio. El cerebro humano es tan avanzado, que tan solo imaginar un suceso estresante hará que el cuerpo reaccione a la amenaza percibida como si en realidad estuviera sucediendo. Puedes literalmente asustar a tu cuerpo y causar una respuesta al estrés. El cerebro es un órgano poderoso.

Breves oleadas de hormonas del estrés son normales y beneficiosas. Te motivan a realizar una buena tarea en el trabajo, estudiar duro o pagar

ACONTECIMIENTOS QUE CAUSAN ESTRÉS

NEGATIVOS	POSITIVOS
Muerte de un ser querido	Matrimonio
Ser despedido del trabajo	Tener un hijo
Divorcio	Comenzar un nuevo trabajo
Embarazo no deseado	Obtener un ascenso
Aborto natural	Mudarse a una casa nueva
Estar implicado en una demanda	Trasladarse a una escuela nueva
Tener problemas de salud	Ir a la universidad
Tener un familiar enfermo	Escribir un libro éxito de ventas
Cuidar de un familiar enfermo	
Tener un trastorno mental o vivir con alguien que lo tiene	

tus facturas a tiempo. Esas breves oleadas de adrenalina y cortisol no son el problema del estrés. El problema es que para muchos de nosotros, las reacciones al estrés nunca se detienen. El tráfico, las facturas, el trabajo, la escuela, un conflicto familiar, la falta de sueño, los problemas de salud y los horarios demasiado llenos nos mantienen en un estado de estrés constante. Toma nota de que no son las cosas malas en la vida las que causan estrés. Incluso situaciones felices, como tener un hijo o conseguir un ascenso, pueden ser importantes estresantes.

El estrés crónico daña el cerebro. Estrecha el flujo sanguíneo, el cual disminuye la función cerebral general y envejece prematuramente tu cerebro. Una serie de estudios analizó la exposición a largo plazo a las hormonas del estrés, especialmente el cortisol, y su efecto sobre la función cerebral en diversos grupos de edades. Los adultos mayores con niveles continuamente elevados de cortisol obtuvieron peores resultados en pruebas de memoria que los adultos mayores con moderados o bajos niveles de cortisol. Y los adultos mayores con elevados niveles de cortisol también tenían un hipocampo un 14% más pequeño, que es el área implicada en la memoria.[7] El hipocampo es parte del sistema de respuesta al estrés, y envía señales para detener la producción de cortisol una vez que la amenaza se ha desvanecido. Pero cuando el número de células cerebrales en el hipocampo disminuye, ya no envía esta señal, lo cual da como resultado la liberación de cantidades aún mayores de cortisol.

> «Pongan todas sus preocupaciones y ansiedades en las manos de Dios, porque él cuida de ustedes» (1 Pedro 5.7, NTV).

Cantidades excesivas de cortisol afectan también a otras áreas del cerebro. Investigadores canadienses utilizaron estudios de imágenes de cerebros funcionales para demostrar que la exposición a las hormonas del estrés está relacionada con una menor actividad no solo en el hipocampo, sino también en las partes del cerebro que controlan la función cognitiva y el equilibrio emocional.

Cuando el estrés daña tu cerebro, también puede arrasar tu cuerpo. Tu cuerpo responde al modo en que piensas, sientes y actúas. Debido a esta conexión entre cerebro y cuerpo, siempre que te sientes estresado tu cuerpo intenta decirte que algo no va bien. Por ejemplo, elevada presión sanguínea o una úlcera de estómago podría desarrollarse después de una situación particularmente estresante, tal como la muerte de un ser queri-do. El estrés crónico debilita el sistema inmunitario del cuerpo, haciendo que haya más probabilidad de tener resfriados, gripe y otras infecciones durante momentos emocionalmente difíciles. El estrés también ha estado implicado en enfermedades del corazón, hipertensión e incluso cáncer.

Tu jefe está entregando cartas de despido. Acabas de tener una pelea con tu hija adolescente. Llegas tarde a una cita. ¿Cómo reaccionas? Puede que intentes calmar tus nervios con chocolate, helado, patatas fritas, o todo lo anterior. Y existe una razón científica para ello. El estrés y el cortisol están ligados a un aumento en el apetito y deseos de carbohidratos y dulces, que pueden hacerte engordar.

Señales y síntomas comunes de estrés

- ☐ Frecuentes dolores de cabeza o migrañas
- ☐ Rechinar los dientes
- ☐ Tartamudeo o temblores
- ☐ Dolor de cuello, dolor de espalda o espasmos musculares
- ☐ Sequedad bucal o problemas para tragar
- ☐ Frecuentes resfriados, infecciones o herpes
- ☐ Dolor de estómago o náuseas
- ☐ Dificultad para respirar o suspirar
- ☐ Dolor de pecho o palpitaciones
- ☐ Poco deseo o desempeño sexual
- ☐ Aumento del enojo, la frustración o la irritabilidad
- ☐ Depresión frecuente, o grandes cambios de humor
- ☐ Mayor o menor apetito
- ☐ Insomnio, pesadillas o sueños molestos
- ☐ Dificultad de concentración, pensamientos acelerados
- ☐ Problemas para aprender información nueva
- ☐ Reacción excesiva a pequeñas molestias
- ☐ Menor eficacia o productividad en el trabajo
- ☐ Excesiva actitud defensiva o desconfiada
- ☐ Constante fatiga o debilidad
- ☐ Frecuente consumo de medicamentos sin receta
- ☐ Apuestas excesivas o compras impulsivas[8]

Vivir con estrés diariamente hace que sea más probable que tengas problemas con tu peso debido a otras diversas razones. Por ejemplo, el estrés crónico normalmente va de la mano con la falta de sueño. Eso impulsa la producción de cortisol y desequilibra las hormonas del apetito. Eso debería explicar por qué sientes como si la salud saltase por la ventana durante las situaciones estresantes. Por tanto, no es sorprendente si comes en exceso, anhelas los dulces, y almacenas más grasa.

Debido a que el estrés crónico puede hacerte sentir cansado y adolorido, te inclinas menos a hacer ejercicio. Desde luego, no puedes culpar al estrés de tu mala salud y subida de peso, pero puedes ver con cuánta facilidad sucede.

El estrés crónico agota tu bienestar emocional y está relacionado con la ansiedad, la depresión y la enfermedad de Alzheimer, las cuales pueden todas afectar a tu cuerpo. Si experimentas alguna forma de trauma emocional —digamos que has estado implicado en un accidente de tráfico— tu sistema emocional se vuelve muy activo, lo cual puede hacerte sentir más molesto y deprimido. Entonces la batalla de los arrebatos y la infelicidad con tu cuerpo puede parecer abrumadora.

El estrés crónico puede atacarte en cualquier etapa de tu vida. Cuando el estrés crónico te golpea a ti o a alguien de tu círculo, todos los demás sufren. Habrás oído de la teoría económica del derrame; hay también una teoría del estrés sobre el derrame. Cuando el jefe está estresado, todos en el trabajo están estresados. Cuando tu cónyuge está estresado, todos en la familia están estresados.

Detén el efecto de derrame y calma el estrés. A continuación tienes algunas estrategias que mejorarán tu estado de ánimo y tu toma de decisiones.

1. Ora con regularidad. Décadas de investigación han demostrado que la oración calma el estrés y mejora la función cerebral. El doctor Andrew Newberg de la Universidad Thomas Jefferson utilizó imágenes cerebrales SPECT para estudiar la neurobiología de la oración y la meditación en quienes dedicaban tiempo a esas disciplinas regularmente. Descubrió cambios distintivos en la actividad cerebral a medida que la mente entraba en un estado de oración o meditación. Concretamente, la actividad disminuyó en las partes del cerebro implicadas en generar un sentimiento de orientación tridimensional en el espacio. También descubrieron una mayor actividad en la corteza prefrontal relacionada con el rango de

Comienzo para la oración

«El enfoque para mí era permanecer enfocada en Dios; en realidad, sentarme y tener mi tiempo a solas con Dios. Una vez que entré en la rutina de hacerlo regularmente a la misma hora del día, a diario, en la mañana, entonces [todo lo demás en El plan Daniel] realmente comenzó a encajar en su lugar cada vez más».

—Cindy Sproul

atención y la meditación.[9] La oración ayuda a las personas a enfocarse, no a distraerse.

Los beneficios de la oración van más allá del alivio del estrés. Estudios han demostrado que también mejora la atención y la planificación, reduce la depresión y la ansiedad, disminuye la somnolencia, y protege al cerebro del deterioro cognitivo relacionado con el envejecimiento normal.

Como mencionamos en el capítulo 3, el rey David practicaba la meditación bíblica y la oración. Tú también puedes hacerlo, en cualquier lugar y en cualquier momento. Si estás en el trabajo, simplemente puedes escoger cerrar la puerta de tu oficina, sentarse en tu silla, cerrar tus ojos y orar. En casa, puedes sentarte en el borde de tu cama y pasar un par de minutos calmando tu mente y enfocándote en Dios. La Biblia dice: «Concéntrense en todo lo que es verdadero, todo lo honorable, todo lo justo, todo lo puro, todo lo bello y todo lo admirable. Piensen en cosas excelentes y dignas de alabanza» (Filipenses 4.8).

Dios quiere que pensemos profundamente en su bondad y su amor. Esto es meditación bíblica. La Biblia dice: «En el arrepentimiento y la calma está su salvación, en la serenidad y la confianza está su fuerza» (Isaías 30.15). Necesitas regularmente y repetidamente apartar tiempo para aquietarte y volver a enfocar tus pensamientos en la grandeza y el poder de Dios.

Además de desarrollar tu relación con Dios y edificar un fundamento para la salud espiritual, la oración ofrece muchos beneficios para la salud y el alivio del estrés. Los médicos Larry Dossey (*Palabras que curan*), Dale Matthews (*The Faith Factor*) [El factor de la fe] y otros, han escrito libros que bosquejan la evidencia científica de los beneficios médicos de la oración y otra meditación.[10] Algunos de esos beneficios incluyen sentimientos reducidos de estrés, menores niveles de colesterol, mejora del sueño, reducida ansiedad y depresión, menos dolores de cabeza, músculos relajados y mayor duración de la vida. Las personas que oran o leen la Biblia cada día tienen un 40% menos de probabilidad de sufrir de hipertensión que otros.[11]

> «¡Tú guardarás en perfecta paz a todos los que confían en ti; a todos los que concentran en ti sus pensamientos!» (Isaías 26.3, NTV).

Un estudio en 1998 de la Universidad Duke a 577 hombres y mujeres hospitalizados por enfermedades físicas demostraba que cuantos más pacientes utilizaban estrategias espirituales positivas para sobrellevar las cosas (buscando apoyo espiritual de amigos y líderes religiosos, teniendo fe en Dios, orando), menor era su nivel de síntomas depresivos y más alta su calidad de vida.[12] Una encuesta de 1996 a 269 médicos de familia mostraba que el 99% creía que la oración, la meditación y otras prácticas espirituales y religiosas pueden ser útiles en el tratamiento médico; más de la mitad afirmó que actualmente incorporan esas prácticas al tratamiento de pacientes.[13]

Diez nombres de Dios en los que meditar

1. *Jehová-rafá*: el Dios que sana, que da salud
2. *El-rohi*: el Señor que me ve
3. *Jehová-jiré*: el Señor que provee
4. *El-shadai*: el que es todosuficiente, Señor Dios Todopoderoso
5. *Jehová-nisi*: el Señor nuestra bandera de amorosa protección
6. *Jehová-oz*: el Señor mi fortaleza
7. *Adonai*: el Señor Dios Todopoderoso
8. *Jehová-shamá*: el Señor está ahí
9. *Jehová-shalom*: nuestra perfecta paz
10. *Jehová-raah*: el Señor mi pastor

2. Aprende a delegar. Parece como si estar ocupado fuese cierto tipo de marca de honor. Preguntemos a cualquiera lo que ha planeado para el día, y es probable que responda diciendo lo increíblemente ocupado que está. «Estoy terminando un proyecto para el trabajo, organizando una cena, haciendo los disfraces de los niños para la obra de la escuela, soy voluntaria en la iglesia, y voy a mi grupo literario». ¡Vaya! Puede estresarte tan solo pensar en todo eso.

¡Noticia de última hora! No tienes que aceptar cada invitación, embarcarte en cada proyecto, o prestarte voluntario para cada actividad que salga a tu camino. Dos de las mayores habilidades para la vida que puedes aprender es el arte de la delegación y la capacidad de decir no. Cuando alguien te pida que hagas algo, una buena primera respuesta sería: «Déjame pensarlo». Entonces puedes tomarte tiempo para procesar la petición a fin de ver si encaja en tu calendario, tus deseos y tus metas. Cuando tengas demasiadas cosas en tu plato, delega.

3. Escucha música relajante. La música tiene capacidad sanadora que puede producir paz a una mente estresada. Desde luego, depende del tipo de música que se escuche. Oír música edificante que te recuerde la verdad de Dios puede tener un efecto calmante y reducir el estrés y aliviar la ansiedad.

4. Considera aromas calmantes. El aroma de la lavanda se ha utilizado desde tiempos antiguos por sus propiedades calmantes y aliviadoras del estrés. Este popular aroma ha sido el tema de incontables estudios de investigación, que demuestran que reduce los niveles de cortisol y fomenta la relajación y la reducción del estrés. Añade unas gotas de aceite de lavanda a tu bañera o coloca lavanda seca en tu dormitorio. Muchos otros aromas, como el geranio, la rosa, el cardamomo, el sándalo y la camomila, se considera que tienen un efecto calmante y reducen el estrés.

5. Toma un suplemento calmante. Algunos suplementos pueden ser útiles para suavizar el estrés, pero tómalos bajo la supervisión de un profesional de la salud.

Las *vitaminas B* ayudan al cerebro a afectar el estado de ánimo y el pensamiento.

La *L-teanina* es un aminoácido que se encuentra de modo natural en la planta de té verde. Penetra en el cerebro y produce significativos aumentos en las concentraciones de los neurotransmisores antidepresivos serotonina y/o dopamina. *Nota*: las mujeres embarazadas y madres que están criando deberían evitar los suplementos de L-teanina.

GABA: el ácido gama-aminobutírico funciona de manera muy similar a las medicinas ansiolíticas y los anticonvulsivos. Esto significa que tiene un efecto calmante para las personas que batallan con el temperamento, la irritabilidad y la ansiedad, si esos síntomas se relacionan con la ansiedad.

6. Ríete más. Hay un creciente conjunto de literatura científica que sugiere que la risa contrarresta el estrés y es buena para el sistema inmunológico. ¡No es ninguna broma! Un estudio de pacientes de cáncer descubrió que la risa reducía el estrés y mejoraba la actividad cerebral relacionada con una mayor resistencia a la enfermedad.[14] Según el profesor Lee Berk, de la Universidad de California-Irvine: «Si tomásemos lo que sabemos sobre los beneficios médicos de la risa y lo embotelláramos, requeriría la aprobación de la FDA (Departamento de Control de Alimentos y Medicamentos)». La risa disminuye el flujo de peligrosas hormonas del estrés. La risa también facilita la digestión y alivia los dolores de estómago, un síntoma común del estrés crónico. Además, unas buenas risas a carcajadas aumentan la liberación de endorfinas, que aportan una sensación de bienestar y de relajación. La risa verdaderamente puede que sea la mejor medicina cuando se trata de alivio del estrés.

> «El corazón alegre es una buena medicina» (Proverbios 17.22, NTV).

El niño promedio se ríe cien veces al día. El adulto promedio se ríe solamente una decena de veces al día. Inyecta más humor a tu vida cotidiana. Mira comedias (que podrían ser una útil forma de televisión), ve a obras de teatro humorísticas, lee libros de bromas, y comparte historias divertidas con tus amigos y tu familia.

No podemos subrayar en exceso lo importante que es aprender a reírte también de ti mismo. Cuando se te cae la jarra de la leche y se derrama por todo el piso de la cocina, cuando llamas con otro nombre a un asociado de negocios, o cuando se te traba la lengua mientras enseñas una clase, sé el primero en sonreír. Cuando dejes de tomarte demasiado en serio a ti mismo, tus niveles de estrés disminuirán.

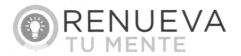

RENUEVA
TU MENTE

AHORA QUE SABES CÓMO OPTIMIZAR tu salud cerebral, queremos que te enfoques en el centro de poder de tu cerebro: tus pensamientos.

Filipenses 4.8 (ver página 196) es uno de los versículos más poderosos y emocionalmente sanadores de la Biblia. Una de las piedras angulares del éxito en El plan Daniel es reinar sobre tus pensamientos momento a momento, de modo que con la ayuda de Dios puedas mantenerte en control de tu conducta.

La neurociencia nos enseña que cada vez que tienes un pensamiento, tu cerebro libera sustancias químicas que te hacen sentir bien o mal. Los pensamientos tienen una potente influencia sobre tu vida y tu cuerpo. Siempre que tienes un pensamiento feliz, esperanzador u optimista, tu cerebro libera sustancias químicas que te levantan el ánimo y te alientan a sentirte bien. Los pensamientos positivos ejercen una respuesta física y tienen la capacidad de relajar inmediatamente y suavizar tu cuerpo. Tienden a calentar tus manos, relajar tus músculos, calmar y suavizar tu respiración, y ayudar a tu corazón a latir a un ritmo más saludable.

Prueba lo siguiente ahora: toma un minuto, cierra tus ojos y piensa en la última vez que te sentiste verdaderamente querido. Cuando la mayoría de las personas hacen este ejercicio, sienten un profundo sentimiento de felicidad y relajación física.

Lo contrario es cierto también. Cuando tienes un pensamiento de enojo, ansiedad, desesperanza o impotencia, tu cerebro libera sustancias químicas que estresan tu cuerpo y alteran cómo te sientes física y emocionalmente. Toma un minuto, cierra tus ojos y piensa en la última vez que te sentiste verdaderamente enojado. ¿Cómo te hacía sentir eso? La mayoría de las personas se sienten tensas, su respiración se vuelve menos profunda, sus manos están más frías, y se sienten enojadas e infelices. ¡Ahora regresa al primer ejercicio antes de seguir leyendo!

Los pensamientos son automáticos. Tan solo suceden. Están basados en complejas reacciones químicas y en información del pasado. Y lo que

Piensa en el carácter de Dios

Dios es todopoderoso: «¡Ah, Señor mi Dios! Tú, con tu gran fuerza y tu brazo poderoso, has hecho los cielos y la tierra. Para ti no hay nada imposible» (Jeremías 32.17).

Dios es amor: «Pues estoy convencido de que ni la muerte ni la vida, ni los ángeles ni los demonios, ni lo presente ni lo por venir, ni los poderes, ni lo alto ni lo profundo, ni cosa alguna en toda la creación, podrá apartarnos del amor que Dios nos ha manifestado en Cristo Jesús nuestro Señor» (Romanos 8.38-39).

Dios es omnisciente: «No me llega aún la palabra a la lengua cuando tú, Señor, ya la sabes toda. Tu protección me envuelve por completo; me cubres con la palma de tu mano. Conocimiento tan maravilloso rebasa mi comprensión; tan sublime es que no puedo entenderlo» (Salmos 139.4-6).

Dios es misericordioso: «Por lo tanto, ya no hay ninguna condenación para los que están unidos a Cristo Jesús, pues por medio de él la ley del Espíritu de vida me ha liberado de la ley del pecado y de la muerte» (Romanos 8.1-2).

Dios es fiel: «El gran amor del Señor nunca se acaba, y su compasión jamás se agota. Cada mañana se renuevan sus bondades, ¡muy grande es su fidelidad!» (Lamentaciones 3.22-23).

la mayoría de las personas no saben es que los pensamientos son engañosos y mienten. Mienten mucho. Con frecuencia, esos pensamientos poco investigados son los que proporcionan el combustible emocional para el enojo, la ansiedad, la depresión, y las conductas malsanas como comer en exceso.

Además, si nunca cuestionas tus pensamientos erróneos y negativos, los crees al 100% y después actúas como si las mentiras en tu cabeza fuesen verdad. Por ejemplo, si crees que tu esposo nunca te escucha, aunque lo haya hecho en muchas ocasiones, te comportas como si no lo hiciera, y sientes que tienes justificación para gritarle. Si crees que eres un fracasado, aunque hayas tenido muchos éxitos, tienes mayor probabilidad de abandonar fácilmente.

Durante los últimos cuarenta años, profesionales de la salud han desarrollado una terapia cognitiva de la conducta para ayudar a las personas a sujetar y controlar sus patrones de pensamiento erróneos. Cuando se corrigen patrones negativos de pensamiento, es un tratamiento eficaz para los trastornos de ansiedad, la depresión, los problemas relacionales e incluso el comer en exceso. Investigadores de Suecia descubrieron que las personas que estaban entrenadas para responder a sus pensamientos negativos perdieron 7 kilos (17 libras) en diez semanas, y siguieron perdiendo peso durante dieciocho meses, demostrando que esta técnica funciona a largo plazo.[15]

Para estar sano y mantenerse sano, comienza a observar tus pensamientos y a cuestionarlos. Siempre que te sientas triste, enojado, nervioso o fuera de control, pregúntate si son verdaderamente ciertos. Con frecuencia son las pequeñas mentiras que nos decimos a nosotros mismos las que nos mantienen gordos, deprimidos y débiles mentalmente. Tener sobrepeso o estar infeliz es tanto un «trastorno de pensamiento» como un trastorno alimentario o del estado de ánimo.

¿ES CIERTO?

«¿Es cierto?». Lleva estas dos palabras contigo dondequiera que vayas. Pueden interrumpir tus pensamientos y hacer un cortocircuito en un episodio de atracón, depresión o incluso pánico. Uno de nuestros participantes pesaba 192 kilos (425 libras) cuando se unió por primera vez a El plan Daniel. Cuando uno de los médicos le preguntó acerca de su peso, él dijo que no tenía control alguno sobre su apetito. Esta fue su respuesta automática: «No tengo ningún control».

«¿Es cierto?», le preguntó el médico. «¿De veras no tiene NINGÚN control sobre lo que come?».

El hombre hizo una pausa y entonces dijo: «No. Eso en realidad no es cierto, pues tengo algo de control».

«Pero solamente al pensar que usted no tiene ningún control, acaba de darse permiso para comer cualquier cosa que quiera en el momento que quiera», respondió el médico. Son las pequeñas mentiras que te dices a ti mismo —como «No tengo ningún control» o «Es mi genética»— las que roban tu salud.

Uno de los pasos más importantes para llegar a estar sano de manera duradera es controlar tu mente. Siempre que te sientas ansioso, triste,

Mentiras comunes

Aquí están algunas de las mentiras comunes que hemos oído decir a los participantes en El plan Daniel:

«No puedo comer sano porque viajo». Esta nos divierte, porque todos nosotros —el pastor Warren, el doctor Hyman, el doctor Amen y Sean Foy— viajamos mucho. Tan solo es necesario pensar de antemano.

«Toda mi familia es gorda; está en mis genes». Los genes justifican solamente del 20 al 30% de tu salud. La inmensa mayoría de problemas de salud están impulsados por malas decisiones. Muchas personas saludables tienen los genes que aumentan el riesgo de obesidad, pero no toman las decisiones que hacen probable que eso suceda.

«No puedo permitirme llegar a estar saludable». Estar enfermo es siempre más caro que tener buena salud.

«No puedo encontrar el tiempo para hacer ejercicio». La energía extra del ejercicio te ayudará a ser incluso más eficaz a la larga y te ahorrará tiempo.

«Es Semana Santa... el Día de los Caídos... 4 de Julio, Día del Trabajo, Acción de Gracias, Navidad, viernes, sábado, domingo, lunes, martes, miércoles o jueves». Siempre hay una excusa para dañarte a ti mismo.

obsesivo o fuera de control, escribe los pensamientos que pasen por tu cabeza. Anotar los pensamientos ayuda a sacarlos de tu cabeza. Después pregúntate si los pensamientos tienen sentido o son realmente ciertos. Por ejemplo, si te escuchas a ti mismo pensando: *no tengo ningún control*, escribe eso. Entonces hazte la pregunta: «¿Es cierto? ¿Es ese pensamiento realmente verdad?». Si no lo es, sustituye ese pensamiento negativo y falso por la información correcta.

Cuando dejes de creer esas mentiras y las sustituyas por pensamientos precisos y por la verdad y las promesas de Dios, tu respuesta a los acontecimientos de la vida cambiará, y te sentirás menos estresado y más esperanzado. En lugar de preocuparte por el mañana, puedes meditar en verdades como la de Jeremías 29.11: «Porque yo sé muy bien los planes que tengo para ustedes —afirma el Señor—, planes de bienestar y no de calamidad, a fin de darles un futuro y una esperanza».

CÓMO DISTORSIONAMOS NUESTROS PENSAMIENTOS

A lo largo de los años, los terapeutas han identificado diversos pensamientos negativos que mantienen a las personas atascadas en malos hábitos:

1. Generalización excesiva. Esto normalmente implica pensamientos con palabras como *siempre, nunca, cada vez* o *todos*, y hace que una situación sea peor de lo que realmente es. A continuación hay algunos ejemplos:

Verdad para combatir mentiras

«Así que no temas, porque yo estoy contigo; no te angusties, porque yo soy tu Dios. Te fortaleceré y te ayudaré; te sostendré con mi diestra victoriosa» (Isaías 41.10).

«Pero él [Dios] me dijo: "Te basta con mi gracia, pues mi poder se perfecciona en la debilidad". Por lo tanto, gustosamente haré más bien alarde de mis debilidades, para que permanezca sobre mí el poder de Cristo» (2 Corintios 12.9).

«Vengan a mí todos ustedes que están cansados y agobiados, y yo les daré descanso. Carguen con mi yugo y aprendan de mí, pues yo soy apacible y humilde de corazón, y encontrarán descanso para su alma» (Mateo 11.28-29).

«El SEÑOR tu Dios está en medio de ti como guerrero victorioso. Se deleitará en ti con gozo, te renovará con su amor, se alegrará por ti con cantos» (Sofonías 3.17).

«Así que acerquémonos confiadamente al trono de la gracia para recibir misericordia y hallar la gracia que nos ayude en el momento que más la necesitemos» (Hebreos 4.16).

«Deléitate en el SEÑOR, y él te concederá los deseos de tu corazón» (Salmos 37.4).

Siempre he sido gordo; eso nunca cambiará.
Cada vez que me estreso tengo que comer algo.
No me gusta ninguno de los alimentos que son buenos para mí.

Generalizar en exceso se introduce en tu mente y tiene un efecto inmediato y negativo en tu estado de ánimo.

Generalizar en exceso te hace creer que no tienes control alguno sobre tus actos y conductas, y que eres incapaz de cambiarlos.

2. Pensar con tus sentimientos. Estos pensamientos negativos se producen cuando tienes un sentimiento con respecto a algo y supones que tu sentimiento es correcto. Los sentimientos son complejos y con frecuencia están arraigados en potentes recuerdos del pasado. Los sentimientos, al igual que los pensamientos, también pueden mentir. Esos pensamientos normalmente comienzan con la palabra «siento». Por ejemplo:

Me siento un fracasado.
Siento que Dios me ha abandonado.
Siento hambre y debo comer, o me pondré enfermo.

Siempre que tengas un fuerte sentimiento negativo, compruébalo. Busca la evidencia que hay detrás de ese sentimiento. ¿Está basado en acontecimientos o experiencias del pasado?

3. Predecir el futuro. Predecir lo peor en una situación causa un inmediato sentimiento de ansiedad, el cual puede desencadenar deseos de azúcar o carbohidratos refinados y hacerte sentir que necesitas comer para calmar los nervios. Lo que hace que los pensamientos que predicen el futuro sean tan tóxicos es que tu mente tiende a hacer que suceda lo que ve.

Los alimentos sanos serán caros, saben a cartón, y no me saciarán.
No puedo cambiar mis hábitos a largo plazo.
Mi cónyuge o mis hijos nunca harán esto conmigo.

4. Culpar. Cuando culpas a algo o a alguien de los problemas que hay en tu vida, te conviertes en una víctima de las circunstancias, como si no pudieras hacer nada para cambiar tu situación. Los pensamientos de culpa pueden mantenerte poco sano e infeliz. Sé sincero y pregúntate si tienes tendencia a decir cosas como...

«Es culpa tuya que yo no esté en forma, porque no haces ejercicio conmigo».
«No es mi culpa que coma demasiado; mi mamá me enseñó a no dejar nada en el plato».
«Si los restaurantes no sirvieran raciones tan grandes, yo no tendría tanto sobrepeso».

Uno de los participantes en El plan Daniel dijo que estaba gordo porque todos en su familia tenían sobrepeso. Era solo cuestión de genética. «¿Es eso cierto?», le preguntamos. «¿Realmente no tiene nada que ver con lo mucho que comes?». Él hizo una pausa y dijo: «No, en realidad no es cierto. De hecho, no todos mis hermanos tienen sobrepeso».

Siempre que comiences una frase con «Es culpa tuya que yo...», puede arruinar tu vida. Esos pensamientos te convierten en víctima. Y cuando eres una víctima, te vuelves impotente para cambiar tu conducta.

5. Negación. Estos pensamientos evitan que veas la verdad.

Tengo mucho tiempo para trabajar en llegar a estar saludable.
Si no compro cereales azucarados, mis hijos no desayunarán en la mañana.
Puedo dejar el alcohol en cuanto quiera. Sencillamente no quiero dejarlo.
Solamente como en exceso cuando estoy estresado, no todos los días.

Ahora es el momento de aprender a desarrollar un poco de disciplina mental y convertir tus patrones de pensamiento negativos en otros pensamientos positivos, precisos y saludables, de modo similar a como te alentamos con la disciplina espiritual en el capítulo 3. Queremos que aprendas a disciplinar tus pensamientos para que sean sinceros y útiles. Un estudio en 2010 descubrió que un programa de doce semanas pensado para cambiar patrones de pensamiento ayuda a quienes se dan atracones de comida a detener sus conductas alimentarias negativas.[16]

6. Enfocarse en lo negativo. Muchas personas son maestras en encontrar algo negativo que decir acerca de cualquier situación. Este enfoque negativo toma una experiencia positiva y la contamina.

Quería perder 13 kilos (30 libras) en 10 semanas, pero solamente he perdido tres kilos (8 libras). Soy un completo fracaso.

Fui al gimnasio e hice un duro entrenamiento, pero el hombre que estaba en la bicicleta a mi lado no dejaba de hablar, así que no voy a regresar allí.

Comencé a comer dos raciones de verduras al día, pero debería comer cinco para tener una salud óptima, así que, ¿por qué molestarme?

Dar un matiz positivo a tus pensamientos conduce a cambios positivos en tu cerebro que te ayudarán a mantener decisiones más sanas. Por ejemplo, a continuación se muestra cómo podrías pensar acerca de esas mismas situaciones:

Ya he perdido tres kilos (8 libras) y he cambiado mi estilo de vida, de modo que seguiré perdiendo peso hasta que llegue a mi meta de perder 13 kilos (30 libras).

Prohibir la negatividad

Cuando Solange Montoya comenzó El plan Daniel con dos amigas, esperaba cambiar algo más que su peso y el modo en que le quedaba la ropa. Ella sabía que había algo más en la salud para toda la vida. ¡Y lo había!

«Llegan muchas inseguridades y toda esa charla negativa con uno mismo cuando no sientes que puedes hacer esto físicamente», dice ella. «Pero hubo tal cambio cuando tenía esa energía, que comencé a pensar positivamente en lugar de hacerlo negativamente. Ahora siento: *Vaya, Dios, no hay nada en este momento que no quiera hacer por ti.* Las excusas en cierto modo comenzaron a disiparse, más incluso que el peso. Hay una libertad que tengo ahora al querer salir ahí fuera y vivir mi vida; no solo por mí, sino por mis hijos, por Dios y por otras personas».

Después de hacer ejercicio tuve mucha más energía para el resto del día. Comer dos raciones de verduras al día es mejor que nada.

Siempre que te sientas triste, enojado, nervioso o fuera de control, identifica cuál de los seis tipos de pensamientos negativos estás permitiendo. Desafía los pensamientos negativos al encontrar y afirmar la verdad. Esto les quita su poder y te da control sobre tus pensamientos, estado de ánimo y conductas.

ELIMINAR PATRONES DE PENSAMIENTO NEGATIVOS

PENSAMIENTO NEGATIVO	TIPO	ELIMINARLO CON LA VERDAD
Cada vez que me estreso, como algo.	Generalizar en exceso.	Realmente, muchas veces cuando estoy estresado no como en exceso. Desarrollaré diez cosas alternativas que hacer cuando me estrese para así no comer en exceso.
Nunca perderé peso.	Predecir el futuro.	Nunca he intentado perder peso. Si cambio mi conducta y adopto El plan Daniel, puedo tener éxito como muchos, muchos otros.

GRATITUD

Otra manera de disciplinar tu mente —y eso se siente bien— es llevar tu atención a las cosas por las que estás agradecido en tu vida. La investigación revela que estar regularmente agradecido tendrá un efecto positivo en tu salud.[17] Dios nos diseñó de tal manera que la gratitud fomenta la sanidad.

Un estudio de investigación de la Universidad de Yale evaluó a más de 2.000 veteranos entre las edades de 60 y 96 años para evaluar qué características les ayudaban a envejecer con éxito.[18] Gratitud y propósito fueron las características más significativas relacionadas con envejecer exitosamente. Tu actitud importa.

> «Estén siempre alegres, oren sin cesar, den gracias a Dios en toda situación, porque esta es su voluntad para ustedes en Cristo Jesús» (1 Tesalonicenses 5.16-18).

Otro estudio, de la Universidad de California-Davis, examinó el efecto de una perspectiva de gratitud sobre el bienestar psicológico y físico. Se asignó al azar a los participantes una de tres condiciones experimentales. Ellos escribían diarios semanalmente o cada día para anotar molestias, gratitud o acontecimientos neutrales. También anotaban su estado de ánimo, conductas para sobrellevar las cosas, conductas de salud, síntomas físicos y evaluaciones generales de la vida. El grupo agradecido mostró el mayor bienestar.[19]

El lugar donde sitúes tu atención determina cómo te sientes, y sentirse agradecido es un lugar gozoso donde poder estar. Esta mentalidad también ayuda a tu fe a medida que te enfocas en los dones de Dios para ti. Te ayuda a comer correctamente a medida que te concentras en dar gracias por la capacidad de comer alimentos deliciosos y sanos que benefician a tu cuerpo. Te ayuda a mantener tu nivel de forma física a medida que te sientes agradecido por la capacidad de mover tu cuerpo. Y ayuda a tus amigos a medida que observas lo que te gusta de ellos más que lo que no te gusta.

Ritual matutino

Lo primero que aparece en la lista de quehaceres del doctor Amen, lo primero que él mira cada día, es su lista de gratitud. En lugar de escribir solamente algunas cosas, él mantiene una lista abierta de aquello por lo que está agradecido, la mira cada día y añade a ella a medida que se producen momentos de gozo.

La gratitud realmente ayuda a tu cerebro a trabajar mejor. La psicóloga Noelle Nelson en su libro *The Power of Appreciation in Everyday Life* [El poder del agradecimiento en la vida cotidiana] describió un estudio donde le realizaron en dos ocasiones un escáner cerebral SPECT. La primera vez, le realizaron el escáner después de treinta minutos de meditar en todas las cosas por las que estaba agradecida en su vida. Más tarde le hicieron otro escáner varios días después tras enfocarse en los principales temores que tenía en su vida. Luego del ejercicio de gratitud, su cerebro se veía muy sano. El escáner que le tomaron después de haberse enfocado en sus temores se veía muy diferente. La actividad en dos partes de su cerebro había descendido significativamente. Su cerebelo se cerró por completo.[20]

La otra zona del cerebro de la doctora Nelson que se vio afectada fue los lóbulos temporales, especialmente el de la izquierda. Los lóbulos temporales participan en el estado de ánimo, la memoria y el control de la irascibilidad. Los problemas en esta parte del cerebro se relacionan con algunas formas de depresión, pero también con pensamientos oscuros, violencia y problemas de memoria. Practicar la gratitud te ayuda literalmente a tener un cerebro por el cual estar agradecido.

El siguiente es un ejercicio útil: escribe tres cosas por las que estés agradecido cada día. El acto de escribir tus pensamientos de gratitud te ayuda a llevar tu atención hacia ellos para mejorar tu cerebro. Una investigación del psicólogo de la Universidad de Pensilvania, Martin Seligman, demuestra que cuando las personas hacen este ejercicio, observan una significativa diferencia positiva en su nivel de felicidad solamente en tres semanas.[21] Otras investigaciones también han descubierto que las personas que expresan gratitud regularmente son más saludables, más optimistas, logran mayor progreso hacia sus metas, tienen un mayor sentimiento de bienestar y son más útiles para los demás. Los médicos que practican regularmente la gratitud realmente son mejores a la hora de hacer los diagnósticos correctos a sus pacientes.

Observemos la conexión que establece Filipenses 4.6–7 entre gratitud y paz mental: «No se inquieten por nada; más bien, en toda ocasión, con oración y ruego, presenten sus peticiones a Dios y *denle gracias*. Y *la paz de Dios*, que sobrepasa todo entendimiento, cuidará sus corazones y sus pensamientos en Cristo Jesús». No es suficiente solo con presentar tus peticiones a Dios. Hazlo con acción de gracias si también quieres tener paz mental.

EL ASUNTO N

Al comienzo del siglo, una empresa zapatera envió un representante a
África. Él envió un cable: «Regreso a casa. Nadie lleva zapatos aquí».
Otra empresa envió a su representante, y él vendió miles de zapatos.
Envió un cable a su empresa: «El negocio es fantástico. Nadie ha oído
hablar nunca de zapatos aquí». Ambos representantes percibieron la misma situación desde perspectivas marcadamente distintas, y obtuvieron
resultados totalmente diferentes.

No estamos controlados por los acontecimientos o las personas,
sino por las percepciones que tenemos de ellos. Todos nosotros hemos
experimentado nuestra parte de crítica por nuestro trabajo a lo largo de
los años, cuando hemos intentado hacer las cosas de modo diferente en
nuestros campos de conocimiento. Tuvimos
la opción de sentirnos dañados, desmorali-
zados, y detener el trabajo en el que creía-
mos. O tuvimos la opción de darnos cuenta
de que cualquiera que haga algo de manera
distinta es probable que sea criticado. Sencillamente esto era parte del territorio de
intentar marcar una diferencia.

> «La vida es en un 10% lo
> que me sucede y en un
> 90% el modo en que
> reacciono a ello».
> —Charles Swindoll

Percepción es el modo en que nos inter-
pretamos a nosotros mismos y el mundo que nos rodea. Nuestros cinco
sentidos participan en el mundo, pero la percepción se produce a medida que nuestro cerebro procesa la información entrante por medio de los
filtros de nuestros sentimientos. Nuestra percepción del mundo exterior
está basada en nuestro mundo interior. Por ejemplo, cuando nos sentimos
cansados, hay mucha mayor probabilidad de comer en exceso o responder
mal a nuestro cónyuge o nuestros hijos que cuando estamos descansados.

La perspectiva que adoptamos de una situación contiene más realidad que la situación en sí misma. El destacado psiquiatra Richard Gard-
ner, M.D. ha dicho que el mundo es como un test Rorschach, en el que
se pide a la persona que describa lo que él o ella ve en 10 puntos de tinta
que no significan absolutamente nada. Lo que tú veas en esos puntos de
tinta está basado en tu perspectiva interior del mundo. Por tanto, es el
modo en que percibes las situaciones, en lugar de las situaciones reales
en sí mismas, lo que te hace reaccionar.

Si A es el acontecimiento real y B es el modo en que interpretamos o percibimos el acontecimiento, entonces C es cómo reaccionamos al acontecimiento: A + B = C.

Otras personas o acontecimientos (A) desencadenan nuestros sentimientos iniciales, pero es nuestra interpretación o percepción (B) de esas personas o acontecimientos lo que causa cómo nos sentimos o actuamos finalmente (C). Por ejemplo, supongamos que trabajaste duro para llevar una comida saludable a la función de la iglesia, pero alguien hizo un comentario negativo, como: «Se ve tan saludable que probablemente sepa a cartón». Eso es A, o lo que realmente sucedió. Tú podrías pensar: *¡ella me odia! Mis esfuerzos fueron una pérdida de tiempo y de dinero;* o: *Cada vez que intento hacer algo bien, fracasa.* Tu interpretación del comentario es B. Entonces te sientes horrible y abandonas otros esfuerzos para estar saludable y participar. Tu reacción es C.

> Nuestras percepciones son una de las mayores influencias sobre lo que dicta nuestra conducta.

Por otro lado, si tus pensamientos acerca de sus comentarios (A) van en una dirección diferente, y piensas: *Pobre mujer, está juzgando la comida sin ni siquiera probarla* (B), entonces podrías alentarla a que la probase (C) o permitir que otros la elogien con entusiasmo (C). Tus pensamientos sobre los comentarios determinan cómo te sientes, y no los comentarios por sí mismos.

En este camino hacia una vida más sana, te alentamos a que identifiques tus percepciones, comenzando contigo mismo. ¿Te ves a ti mismo como el hijo de Dios que eres, profundamente amado por Aquel que dio su vida por ti (Juan 3.16)? Además, pocas veces nos tratamos a nosotros mismos con el amor de Dios o incluso el amor de un buen padre. Cuando cometemos un error, podríamos comportarnos de manera abusiva hacia nosotros mismos. Podemos comer en exceso, menospreciarnos y sentirnos desesperanzados. Cuando los niños cometen errores, los buenos padres no los menosprecian o abusan de ellos; en cambio, les ayudan a aprender de sus errores.

Tan solo cuestionar tus pensamientos y percepciones y después filtrarlos por medio de un Dios amoroso y una mente sincera marcará una inmensa diferencia en tu vida, tu felicidad y tu salud.

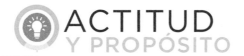

ACTITUD
Y PROPÓSITO

OTRA ESTRATEGIA CRÍTICA DE «ENFOQUE» es tu actitud hacia el fracaso. Tenemos algo muy importante que decirte y que es absolutamente esencial para tu mente. En El plan Daniel no puedes fracasar, porque lo comienzas como un viaje de cuarenta días y después llegas a ver los cambios gradualmente en tu vida. En El plan Daniel —o en la vida, efectivamente— nadie tan solo mejora. Mejoras… tienes un resbalón… avanzas… Los reveses y los retrocesos son parte del viaje, y la misericordia debe ser parte de ambas cosas.

Cuando cometes un error, sencillamente cambia de sentido. ¿Tienes un GPS en tu teléfono o en tu vehículo? Cuando haces un giro equivocado, el GPS no te llama idiota. Sencillamente te dice dónde poder realizar el siguiente cambio de sentido legal. Si prestas atención a tus errores, como cuando dejas trancurrir demasiado tiempo entre comidas, no dormiste o no planificaste, ellos pueden ser tus mejores maestros. Enseguida te encontrarás en un nuevo lugar, donde has mejorado dramáticamente tanto tu cerebro como tu cuerpo.

EL CAMBIO SE PRODUCE EN PASOS

El siguiente diagrama se utiliza frecuentemente para los participantes en estudios de investigación.

Normalmente pensamos en el fracaso como una experiencia negativa, pero las personas sabias saben cómo aprovechar el fracaso. Aprenden de él y le sacan el máximo partido. Lo utilizan como una educación.

Se dice que Thomas Edison tuvo unos mil fracasos cuando estaba inventando la bombilla. Cuando un reportero le preguntó cómo se sentía al fracasar tantas veces, se dice que Edison respondió: «No fracasé mil veces. La bombilla fue una invención que tuvo mil pasos».

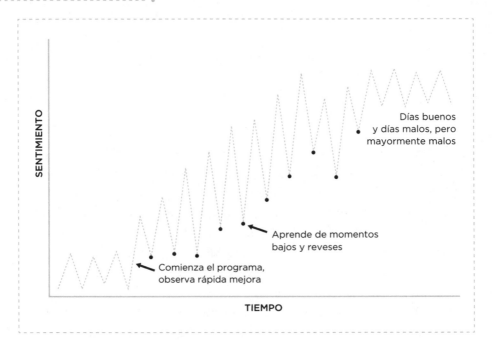

Dios utiliza los fracasos para educarnos. Los errores son simplemente experiencias de aprendizaje, y hay algunas cosas que aprendemos solamente mediante el fracaso. Por tanto, ¡algunos de nosotros hemos recibido mucha educación!

¿Cómo aprendes a llegar a ser un éxito? Al aprender lo que no funciona y no volver a hacerlo. La iglesia Saddleback ha hecho más cosas que no funcionaron que las que sí funcionaron. Cada miembro del personal y ministro en la iglesia comete al menos un buen error por semana. Si no cometemos ningún error, no estamos creciendo. Pero no tenemos temor al fracaso. La libertad del temor al fracaso es la libertad para crecer.

Buenos datos

Los fracasos te ayudan a identificar tus momentos más vulnerables. No queremos que seas víctima de tus fracasos, sino más bien que los estudies como lo haría un científico. Sé curioso. Nos gusta decir: «Convierte los días malos en datos buenos».

Tus reveses pueden incluso reafirmar tu fe. Es posible que te sorprenda saber que admitir ante Dios tu desesperanza puede ser una declaración de fe. El rey David dijo: «Creí en ti, por tanto dije: "Señor, estoy muy afligido". En mi ansiedad clamé a ti» (Salmos 116.10–11, NTV).

La franqueza de David realmente revela una profunda fe: Primero, él creyó en Dios. Segundo, creyó que Dios escucharía su oración. Tercero, creyó que Dios le permitiría decir cómo se sentía y aun así le seguiría amando.

Independientemente de cuáles sean tus circunstancias y cómo te sientas, enfócate en quién es Dios: su naturaleza inmutable. Recuérdate a ti mismo lo que sabes que es eternamente verdad sobre Dios: Él es bueno, me ama y está de mi parte. Él conoce mis batallas y mis circunstancias, y sé que tiene un buen plan para mi vida.

Reglas sencillas para momentos vulnerables

Un consejo que nos ha resultado útil para las personas que estudian sus fracasos es crear reglas sencillas para momentos vulnerables, como...

- Comer alimentos saludables antes que otros malos.
- Comer primero verduras.
- Comer antes de ir al partido para evitar ser tentado por las manzanas caramelizadas.
- Cuando llegue la tentación, dar un paseo, repetir un poema, beber un vaso de agua.

Sé consciente del impulso y entonces enfócate en otra cosa hasta que el impulso desaparezca.

El fracaso también puede ser motivacional. Muchas veces cambiamos no cuando vemos la luz, sino cuando sentimos el calor. Cuando fracasas, quizás Dios esté intentando captar tu atención y decir: «Quiero que vayas en una nueva dirección».

El fracaso no hace crecer automáticamente tu carácter. El fracaso solo edifica tu carácter cuando respondes a él correctamente, cuando aprendes de tus errores, cuando creces a causa de ellos, cuando dices: «¿Qué no funcionó aquí, y qué puedo cambiar?». Cuando piensas sobre el fracaso y los reveses de ese modo, tu corazón se suaviza. El fracaso te hace ser menos crítico y te ayuda a ser un poco más comprensivo con las personas que te rodean.

TEN PROPÓSITO

La entrada al campus de Saddleback en Lake Forest, California, comienza en la calle «Propósito» por un motivo. En nuestra primera concentración de El plan Daniel, hicimos que nuestros participantes realizaran un ejercicio para ayudarles a definir claramente su visión o misión, una declaración de propósito por escrito para ayudarles a enfocar todos sus pensamientos, palabras y actos. ¿Por qué? Tu increíble cerebro hace lo que ve que sucede. Ver éxito en tu mente hace que sea más probable que suceda, y lo mismo ocurre al ver fracaso.

Por tanto, nos gustaría que también tú hicieras este ejercicio. Escribe tus principales metas y propósito. Usa los siguientes títulos:

- Fe
- Alimentación
- Ejercicio
- Enfoque
- Amistades

Los cinco Esenciales están separados para alentarte a tener un enfoque más equilibrado de la vida. El agotamiento se produce cuando tu vida se desequilibra y te extiendes en exceso en un área a la vez que se ignoran las otras.

Al lado de cada título, escribe lo que crees que Dios quiere para ti y lo que tú deseas para ti mismo. Sé positivo y utiliza la primera persona. Escribe tu propósito con confianza y la expectativa de que puede cumplirse con el poder de Dios. Si lo necesitas, trabaja en ello varios días. Cuando termines con el bosquejo inicial (frecuentemente querrás actualizarlo), pon esta lista donde puedas verla cada día, como en el refrigerador, en tu teléfono, al lado de tu cama o en tu escritorio.

El ejercicio de propósito de Chuck

Chuck es gerente en un banco local. Está casado y tiene tres hijos. Recientemente le habían diagnosticado con diabetes e hipertensión cuando llegó a la concentración de El plan Daniel. A continuación está lo que él escribió para su ejercicio de propósito:

«**Fe**: vivir cerca de Dios, buscar su propósito para mi vida, confiar en Dios en el momento, orar a diario y asistir a la iglesia regularmente.

»**Alimentación**: enfocarme en los alimentos que benefician a mi cuerpo y mi espíritu. Con la reciente diagnosis de diabetes y de hipertensión, esto es más importante ahora que nunca. Consumo solamente alimentos de alta calidad, mucha agua, proteínas magras, grasas sanas, carbohidratos con bajo nivel glucémico y altos en fibra, y abundancia de coloridas frutas y verduras. Como con la suficiente frecuencia para mantener estable el azúcar en la sangre y evitar deseos de comer.

»**Ejercicio**: mi cuerpo es el templo del Espíritu Santo. Lo trato con amor y respeto, lo cual significa hacer ejercicio regularmente, al menos cuatro veces por semana.

»**Amistades**: permanecer conectado con quienes amo y ser un ejemplo de salud y bienestar. Quiero tener una relación amable, cuidadosa y amorosa con mi esposa y ser una presencia firme, amable, positiva y predecible en las vidas de mis hijos, así como aportar tiempo para mantener y desarrollar mis amistades.

»**Enfoque**: enfocarme en la envidia del cerebro y en sanos hábitos cerebrales, en metas SMART, mi motivación, pensamientos precisos y honestos, gratitud, la actitud correcta hacia el fracaso, y escribir un diario».

Siempre que realizas una conducta una y otra vez, como leer tu ejercicio sobre propósito diariamente, en realidad desarrollas y fortaleces senderos concretos en el cerebro. El ejercicio sobre propósito puede convertirse en un indicador para todos tus pensamientos, sentimientos y acciones.

METAS SMART

También queremos que establezcas metas SMART (eSpecíficas, Mensurables, Alcanzables, Relevantes y limitadas en el Tiempo) —parecido a lo que hablamos en el capítulo 5 sobre el ejercicio— para las otras áreas de tu vida que desees mejorar. Proverbios 4.26 dice: «Endereza las sendas por donde andas; allana todos tus caminos».

El pastor Warren enseña que establecer metas, como la oración y pasar tiempo a solas con Dios, es una disciplina espiritual. De hecho, las metas pueden ser un acto de mayordomía o de adoración, donde dices: «Dios, quiero aprovechar al máximo lo que he recibido», o: «Dios, te entrego de nuevo la vida que tú me has dado, y quiero ir en tu dirección».

Algunas personas piensan: *no voy a hacer planes; tan solo voy a confiar en Dios y seguir la corriente.* Sí, deberíamos confiar en Dios; pero también deberíamos hacer planes, porque la Biblia dice que Dios planea. «Y el plan es el siguiente: a su debido tiempo, Dios reunirá todas las cosas y las pondrá bajo la autoridad de Cristo» (Efesios 1.10, NTV). Notemos que Dios no se queda sentado y deja que las cosas sucedan. Y podemos decidir seguir su dirección.

Las metas **eSpecíficas** son las que están claras y no resultan ambiguas. Es aquí donde le dices a tu cerebro exactamente lo que se espera y por qué es importante. Una meta específica normalmente responde cinco preguntas:

- *Qué:* ¿qué quiero lograr? Por ejemplo, perder 13 kilos (30 libras).
- *Por qué:* razones específicas, propósitos o beneficios de cumplir la meta. Por ejemplo, llegar a estar verdaderamente saludable, tener más energía, y ser físicamente capaz de cumplir el propósito de Dios en mi vida.
- *Quién:* ¿quién está implicado? Por ejemplo, yo, pero también implicará a quienes están más cerca de mí.
- *Dónde:* identifica una ubicación. Por ejemplo, en casa y dondequiera que vaya.
- *Cuáles:* identifica los requisitos y limitaciones. Por ejemplo, fe, alimentación, ejercicio, enfoque y amistades.

Para establecer metas específicas, necesitas conocer la diferencia entre presiones y prioridades. Necesitas conocer la diferencia entre actividad y logro, entre lo que es urgente y lo que es importante. Necesitas saber lo que más importa. Si enfocas tu energía en metas que no están dirigidas por Dios, la misma no tendrá mucha fuerza. La energía que está enfocada tiene una fuerza enorme. Pablo fue ejemplo de esto en 1 Corintios 9.26: «Así que yo no corro como quien no tiene meta; no lucho como quien da golpes al aire».

Mensurable hace hincapié en la necesidad de puntos de referencia tangibles. Si una meta no es mensurable, no es posible saber si estás haciendo progresos hacia ella. Medir tu progreso te ayuda a permanecer en curso y te mantiene emocionado. Una meta mensurable normalmente responderá preguntas como «¿cuánto? ¿para cuándo?».

Alcanzable significa que la meta tiene que ser realista, aunque los sueños puedan ser grandes. Metas radicales normalmente invitan al fracaso y la frustración. Cuando identificas metas que son muy importantes para ti, tu cerebro comienza a pensar en maneras de hacer que se cumplan.

Al mismo tiempo, también debes entender que alcanzable no significa solamente las metas que puedes lograr por ti mismo. Las metas pueden aumentar tu fe y afirmar tu confianza en Dios. Si puedes hacerlo por ti mismo, entonces en realidad no necesitas tener ninguna fe. La iglesia Saddleback es la historia de personas comunes que establecen e intentan lograr grandes metas en fe y después observan a Dios obrar.

Relevante significa que escoges metas que importan. La meta de «navegar por 100 páginas web antes de las 9:00 de la noche» puede ser específica, mensurable, alcanzable y limitada en el tiempo, pero carece de relevancia. Una meta relevante responde sí a estas preguntas: ¿parece que vale la pena? ¿Es este el momento correcto? ¿Encaja esto con tus otros esfuerzos/necesidades?

> Las metas te mantienen avanzando cuando tienes ganas de abandonar. Son como imanes que te empujan y te dan esperanza.

Ser relevante también significa que tus metas son relevantes para Dios y le dan gloria. Cualquier meta que te acerque más a Dios y te haga querer servirle a él y a los demás es una meta que importa. El apóstol Pablo nos alentó: «Por eso nos empeñamos en agradarle, ya sea que vivamos en nuestro cuerpo o que lo hayamos dejado» (2 Corintios 5.9).

Limitadas en el tiempo subraya la importancia de lograr la meta dentro de cierto marco de tiempo. Comprometerte a una fecha tope te ayuda a centrar tus esfuerzos en completar la meta en o antes de la fecha designada. El criterio de límite en el tiempo te ayuda a enfocar tus esfuerzos.

A continuación están algunos ejemplos de metas SMART:

1. Caminar como si llegase tarde 4 veces por semana durante 45 minutos con mi compañero de andar.
2. Hacer una limpieza profunda de la cocina (eliminando todos los alimentos poco sanos) esta semana.
3. Pasar una noche por semana con amigos leyendo y dialogando sobre el material de *El plan Daniel*. Llama entre reuniones para recibir aliento y ser responsable.
4. Pasar de 5 a 10 minutos al día anotando mi progreso en un diario.
5. Desde este momento en adelante, enfocarme en El plan Daniel: alimentos aprobados el 90% del tiempo.

Trabaja hacia metas SMART que den a tu cerebro y tu mente clara dirección y enfoque en lo que es importante.

CONOCE TU MOTIVACIÓN

A fin de llegar a estar y mantenerte sano, es crítico que sepas *por qué* es importante. ¿Qué impulsa tu deseo de estar sano?

¿Se debe a que es la voluntad de Dios para ti que te ocupes de tu cuerpo? Piensa en 1 Corintios 6.19–20: «¿Acaso no saben que su cuerpo es templo del Espíritu Santo, quien está en ustedes y al que han recibido de parte de Dios? Ustedes no son sus propios dueños; fueron comprados por un precio. Por tanto, honren con su cuerpo a Dios».

¿Se debe a que sientes dolor o estás cansado de sentirte enfermo, aletargado, olvidadizo, y ni te acercas a tu mejor momento?

> «Dios está siempre más interesado en por qué hacemos algo que en lo que hacemos. Las actitudes cuentan más que los logros».
> —Pastor Warren

¿Se debe a que quieres sentirte saludable y vibrante para cumplir tu propósito, hacer el trabajo que te gusta, estar con las personas que te importan, o ver crecer a tus nietos?

¿Se debe a que quieres prevenir enfermedades que puedan estar en tu familia, como diabetes, cáncer, enfermedades del corazón o la enfermedad de Alzheimer?

Escribe tu motivación —por qué es importante para ti llegar a estar sano—, y después léela diariamente. Hemos comprobado que resulta más eficaz si lo enfocas desde dos perspectivas: obtener beneficios, y evitar consecuencias negativas.

Una mente para el futuro

«Mi mayor motivación es estar saludable a fin de modelar al Señor para mis nietos y trabajar con niños. Para eso, necesito energía y una mente clara, risa fácil, y gozo en cada experiencia. Observo las respuestas de otros cuando me veo bien y me siento bien; incluso observo los impulsos del Señor con más claridad. Quizá esto se relacione con tener un sentimiento de contentamiento y bienestar. Soy más amable y más compasiva cuando el templo de mi cuerpo está funcionando cerca al óptimo nivel».

—Mandy Cameron

El cincuenta por ciento de tu cerebro está dedicado a la visión. Por tanto, con frecuencia es útil colocar lo que denominamos «imágenes ancla» para anclar o recordarte a ti mismo por qué quieres estar sano. Esas imágenes estimulan la motivación. Si quieres estar sano para ser un gran líder de tu familia, pon tu fotografía favorita de tu familia. Si quieres verte estupendo, pon una fotografía de ti mismo cuando te veías y te sentías mejor. Si quieres estar sano para cumplir los propósitos de Dios, pon una fotografía de ti mismo haciendo cosas que ejemplifican tu propósito.

CAPACIDAD Y ACCIÓN CEREBRAL

Una marca de inteligencia que nos separa de otros animales es nuestra capacidad de pensar sobre las consecuencias de nuestra conducta antes de actuar por impulso.

Las decisiones eficaces implican un pensamiento previo en relación con tus metas, lo cual te ayuda no solo a vivir el momento, sino también a estar viviendo diez o quince años a partir de ahora. Mejorar tu capacidad y salud cerebral te ayudará a evitar situaciones problemáticas. Aquí tienes siete sencillos pasos para mejorar tu cerebro y renovar tus pensamientos.

> Las personas más eficaces en la vida piensan de antemano. Saben lo que quieren, saben lo que les motiva, siguen pensando con honestidad, y después actúan de modo coherente a lo largo del tiempo para lograr sus metas.

1. «Entonces ¿qué?». Las dos palabras más poderosas, cuando se trata de tu salud, son *entonces qué*. Estas dos pequeñas palabras pueden literalmente cambiar tu salud de manera positiva si las mantienes como lo más importante en tu mente. Si hago esto, *entonces ¿qué* sucederá? Si como esto, *entonces ¿qué* sucederá? Comer el tercer pedazo de pizza, saltarme el entrenamiento o quedarme despierto hasta tarde, ¿me ayudará con alguna de mis metas? Piensa en las consecuencias de tu conducta antes de actuar.

2. Duerme 8 horas. Menos sueño causa un menor flujo sanguíneo general hacia el cerebro y más malas decisiones.

3. Mantén equilibrado tu azúcar en la sangre. La investigación dice que bajos niveles de azúcar en la sangre están relacionados con menor flujo sanguíneo general hacia el cerebro, menos control del impulso, irritabilidad y más malas decisiones.[22]

4. Optimiza tus niveles de ácidos grasos omega 3. Bajos niveles de ácidos grasos omega 3 han sido relacionados con TDAH (trastorno por déficit de atención e hiperactividad), depresión y la enfermedad de Alzheimer: todos ellos problemas cerebrales.

5. Lee diariamente tus metas sobre propósito. Hazte la pregunta: «¿Está mi conducta hoy en consonancia con mi propósito?».

6. Practica el uso de tu cerebro. El autocontrol es como un músculo. Cuanto más lo utilizas, más fuerte se vuelve. Al igual que los buenos padres ayudan a sus hijos a desarrollar autocontrol al decirles que no, fortalece la parte de tu propio cerebro del autocontrol al decir no a las cosas que no son buenas para ti. Con el tiempo, tu cerebro tomará mejores decisiones de manera más automática.

7. Equilibra tu química cerebral. Obtener ayuda para problemas como TDAH, ansiedad y depresión puede ayudarte a mantener el control de tu vida.

Todas las herramientas en este capítulo trabajan en conjunto para ayudarte a situarte y mantenerte enfocado en el viaje hacia una vida más sana. Tomar grandes decisiones regularmente requiere un cerebro sano. Te hemos dado mucho en qué pensar. Ese es el punto: queremos que pienses en tu salud y te vuelvas atento, intencional y con propósito. Necesitas un cerebro saludable y una mente renovada para hacer eso.

Reflexiona y da un paso...

Ten cuidado con lo que piensas, ¡porque tus pensamientos dirigen tu vida! (ver Proverbios 4.23). Sustituye cualquier pensamiento negativo por una de las verdades de Dios. Reflexiona en sus promesas y en los planes que él tiene para que prosperes. Escribe en tu diario de gratitud cada día, y permite que Dios restaure *y* transforme tu mente.

Capítulo 7

Amistades

Más valen dos que uno, porque obtienen más fruto de su esfuerzo
(Eclesiastés 4.9).

En 2009, la ciudad de Huntington, West Virginia, fue incomodada con el título de «Ciudad más gorda en Estados Unidos» dado por el CDC (Centro para el control y la prevención de enfermedades), identificándola como la ciudad menos sana en Estados Unidos.

Para Steve Willis, pastor de First Baptist Church Kenova, cerca de Huntington, las cifras no eran tan solo estadísticas, sino vidas... y muertes. Estaba sorprendido por los muchos funerales que oficiaba, especialmente de personas que morían jóvenes a causa de enfermedades evitables causadas por sus hábitos malsanos.

Según el CDC, Huntington era la primera (la *peor*) ciudad en la nación en adultos que sufrían diabetes (13%), la primera en el predominio de enfermedades del corazón (22%), y la primera en el porcentaje de adultos que no realizaban ninguna forma regular de ejercicio (31%). Casi la mitad de quienes tenían sesenta y cinco años habían perdido todos sus dientes naturales (¡el primer lugar en esa categoría también!). La ciudad era la primera en insuficiencia renal, problemas de visión y trastornos del sueño. Ya fuese por la elevada presión sanguínea, problemas de circulación o la depresión que surge de cuerpos tan poco sanos, la zona era la primera en todas esas categorías mencionadas.

Aunque algunas otras ciudades se acercaban a esos porcentajes en las mismas áreas, ninguna otra traspasaba el increíble 46% de Huntington de adultos que eran obesos (no solo con sobrepeso). Eso supone casi la mitad de los adultos. Era, como dicen en el mundo deportivo, una total paliza.

En medio de esas aleccionadoras estadísticas, el pastor Willis oyó a Dios darle una desafiante asignación: predica sobre salud a una congregación muy poco sana. Willis dice:

> La transformación comenzó con una declaración de la verdad de que ocuparnos de nuestro cuerpo es un acto de adoración. Casi la mitad de nuestra congregación batallaba con la obesidad, de modo que [abordar este problema con claridad] fue uno de los [sermones] más difíciles que he dado. Pero casi una tercera parte de nuestra congregación hizo un compromiso público a perder al menos veinte kilos (40 libras).

El pastor Willis se alegró de la respuesta de ellos y del cambio de vida que se produjo.

> Yo no estaba preparado para una masa tan grande de personas (broma a propósito), pero gracias a personas como Elizabeth Bailey y mi esposa, Deanna, creamos un plan parecido al de Daniel para nuestro primer conjunto de grupos de responsabilidad. Cada grupo se reunía semanalmente para oración, estudio de la Biblia, aliento y, sí, ejercicio.

Willis cree que esos grupos fueron el arma secreta para batallar contra la epidemia de obesidad en la zona de Huntington.

Cuando tienes amigos que te acompañan en el viaje hacia una mejor salud, es más probable que tengas éxito. El cambio en la vida sucede en grupos pequeños. «Al crear una cultura de amor y también de rendir cuentas, nuestra iglesia ha visto a muchas personas revolucionar sus vidas, no solo en el ámbito físico, sino también en sus vidas espirituales y mentales», dice Willis.

Willis escribió un libro, *Winning the Food Fight* [Cómo ganar la batalla de la comida],[1] acerca de la experiencia de transformar su iglesia, su comunidad, incluso su propia familia. En estos tiempos, Huntington ya no es la «número uno». La ciudad estuvo feliz al ceder su estado de campeona; y de hecho trabajaron duro para lograrlo. Las estadísticas han cambiado porque las personas se reunieron para ayudarse las unas a las otras a estar más sanas. Willis añade:

> Comenzando con los miembros de nuestra iglesia, hicimos equipo con otros grupos con la misma mentalidad a quienes les importaba la salud de nuestra ciudad. Al poner en práctica los principios de El plan Daniel, ya no somos el número uno en ninguna de esas estadísticas. De hecho, si los estudios más recientes son correctos, Huntington ha comenzado a revertir la tendencia a la obesidad.

Cuatro años después, la iglesia ha cambiado hábitos poco sanos por otros saludables, desde lo que se sirve en las cenas compartidas hasta los aperitivos en el departamento de los niños. Un miembro de la iglesia incluso donó un acre de terreno para un huerto comunitario.

Más recientemente, la iglesia comenzó a educar a los niños en preescolar acerca de la diferencia entre los alimentos verdaderos y los alimentos falsos procesados que normalmente están dirigidos hacia los niños. Willis dice:

> Esos niños ahora regresan a sus casas y enseñan a sus padres acerca de la importancia de la comida verdadera y de saber de dónde procede. Quizá la mejor noticia sea que el departamento de nuestros niños casi se ha multiplicado desde que hemos instituido estos cambios nutricionales. Aún nos queda mucho camino por recorrer, pero me sigue sorprendiendo que cuanto más sanos estamos físicamente, más parecemos ser un cuerpo de Cristo espiritualmente saludable.

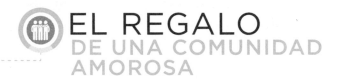

EL REGALO
DE UNA COMUNIDAD AMOROSA

LA HISTORIA DE LA CONGREGACIÓN DEL PASTOR WILLIS es inspiradora. A todos nos encanta la idea de estar sanos, de estar en nuestro mejor momento emocional, espiritual y físico. El plan Daniel te ofrece una manera sencilla y clara de estar en tu mejor forma, al máximo de salud.

Mejorar tu salud es posible, pero hacerlo requiere intención y esfuerzo en nuestras decisiones diarias. Cuando escogemos pasar tiempo con Dios, hacer ejercicio, comer comida sana y enfocar nuestros pensamientos, damos pasos hacia nuestras metas en cada área de la vida. Eso puede ser duro, especialmente si estamos intentando hacer cambios en hábitos existentes, y aun más difícil si intentamos hacerlos solos.

Pero la noticia realmente buena es que Dios no quiere que lo hagas tú solo. Él te creó para que te desarrolles cuando estás conectado con otros. Participar en una comunidad mejorará tu salud, y no solo físicamente. Las amistades pueden mejorar tu salud emocional y espiritual.

> «Ayúdense a llevar los unos las cargas de los otros, y obedezcan de esa manera la ley de Cristo» (Gálatas 6.2, NTV).

Lo contrario es también cierto: el aislamiento nos hace daño. Nuestra falta de comunidad puede evitar que estemos todo lo sano que podemos estar. En otras palabras, el Esencial de las Amistades es la salsa secreta para todos los demás Esenciales.

Una de las razones por las cuales El plan Daniel ya ha ayudado a miles de personas a tener éxito en un estilo de vida más sano es el hecho de que se hace en comunidad. Funcionó en Huntington, y funcionará también para ti.

UNA SOLUCIÓN MÉDICA

Implicar a tus amigos no es solamente un aspecto agradable de El plan Daniel. La investigación respalda el concepto, demostrando lo cruciales que somos para la sanidad y el éxito los unos de los otros. Gran parte de lo que actualmente nos aflige (y a personas en todo el planeta) es prevenible, tratable y con mucha frecuencia curable. Aun mejor: la cura está precisamente a nuestro lado.

Durante los próximos veinte años, enfermedades crónicas como la elevada presión sanguínea, la diabetes y las enfermedades del corazón tendrán un costo estimado de 47 mil millones de dólares para tratarlas en todo el mundo.[2] Pero tales enfermedades son prevenibles, ya que sus causas son con frecuencia tener sobrepeso y también un estilo de vida sedentario y poco sano.

Durante décadas, la comunidad médica ha intentado resolver problemas de enfermedades crónicas con soluciones médicas, lo cual tiene sentido solamente en un nivel. Los problemas médicos necesitan soluciones médicas, ¿no es cierto? Pero ninguna parte de nuestra vida está aislada de otra. Nuestros esfuerzos médicos están ligados en parte a nuestro estilo de vida y nuestras emociones, tales como el estrés y el temor. Lo que comemos y lo mucho que nos movemos también tiene un impacto en nuestra salud médica. Por tanto, encontrar una píldora o un tratamiento para combatir esos problemas médicos no siempre funciona. Durante años, el doctor Hyman se preguntó por qué la ciencia médica no podía resolver lo que parecían ser problemas médicos. Entonces leyó acerca del trabajo del doctor Paul Farmer, y la perspectiva del doctor Hyman cambió.

Montar en bicicleta por los alimentos y la salud

En Tailandia, pacientes con diabetes se turnan para pedalear en una vieja bicicleta que está enganchada a un generador a fin de regar un huerto comunitario.[3] El ejercicio junto con el trabajo en equipo les ayuda a cultivar sus propios alimentos saludables. Este tipo de modelo de un grupo de iguales como el catalizador para la salud es más eficaz que la intervención médica convencional.

El doctor Farmer fue capaz de tratar con éxito la tuberculosis y el SIDA, las cuales todo el mundo creía que eran intratables ante la pobreza extrema en lugares como Haití, Perú o Ruanda. Él se dio cuenta de que la clave del tratamiento no era una nueva medicina, sino algo muy sencillo: reedificar la comunidad y la conexión en lugares donde habían quedado destruidas.[4] En otras palabras, las amistades eran la clave. El doctor Hyman dice:

La genialidad de Paul consistió en su perspectiva de que la clave para resolver problemas irresolubles del cuidado de la salud era unos y otros: personas que ayudan a personas. La genialidad de Paul radicó en la idea de acompañarse los unos a los otros hacia la salud, ayudándose para volver a reconstruir sus comunidades con agua potable, alimentos, y visitar las casas de los otros para asegurarse de que su vecino enfermo supiera cómo y cuándo tomarse sus medicinas.

Nuestros círculos sociales influencian nuestra salud incluso más que nuestro ADN. Tenemos mayor probabilidad de tener sobrepeso si nuestros amigos también lo tienen, incluso si nuestros padres padecen este mal. Al mismo tiempo, tenemos mayor probabilidad de hacer ejercicio y comer alimentos saludables, no fumar ni comer en exceso si nuestros amigos también practican hábitos saludables. Si ellos están enfermos, tenemos mayor probabilidad de estar enfermos. Si nuestros amigos tienen hábitos saludables, entonces nosotros probablemente los tendremos.

> La comunidad tiene la capacidad de cambiar nuestra salud general más que cualquier médico o clínica.

Esto significa que tus amigos y familiares puede que determinen lo exitoso que seas con El plan Daniel. Si ellos son saludables, es más probable que tú seas saludable. Si ellos están enfocados en sus metas con una actitud positiva, tú también lo estarás. Si ellos están viviendo su fe, tendrás un apoyo incorporado.

En un estudio publicado en el *New England Journal of Medicine*, los investigadores descubrieron que una de las asociaciones más fuertes en la difusión de la obesidad son las personas con las que pasamos tiempo. Los sujetos que tenían un amigo que era obeso tenían un 57% de probabilidad de ser también obesos. Si los dos individuos se identificaban el uno al otro como buenos amigos, la cifra ascendía hasta el 171%. Y esta relación se mantenía incluso si los sujetos no vivían en la misma zona. Las relaciones entre hermanos también demostraron ser importantes. Tener un hermano obeso estaba relacionado con un aumento del 40% en la probabilidad de obesidad.[5]

En uno de los estudios más largos sobre longevidad realizados jamás, los investigadores descubrieron que los hábitos de salud son contagiosos.[6] Por ejemplo, si pasas tiempo con personas que hacen ejercicio, tienes mayor probabilidad de hacer ejercicio. Si pasas tiempo con personas que comen sano, tienes mayor probabilidad de comer de modo saludable. El grupo con el que te relacionas determina con frecuencia el tipo de persona que llegas a ser.

Esto no significa que tengas que librarte de todos tus familiares y amigos que no sean saludables. Más bien, sé el líder y el ejemplo de una nueva manera de vivir.

> «Para llegar a estar realmente sano, encuentra a la persona más sana que puedas soportar y después pasa tanto tiempo con él o ella como sea posible».
> —Dr. Amen

No solo estás recibiendo influencia; tú también eres alguien que influencia. Si desarrollas y mantienes hábitos sanos, tus amigos y familiares tienen mayor probabilidad de desarrollarlos. Los hábitos son contagiosos, lo cual significa que puedes tener un importante efecto sobre aquellos que te rodean. Pero eso puede que no suceda de la noche a la mañana.

El doctor Amen descubrió que él y su esposa, Tana, se encontraron con cierta resistencia inicial por parte de su familia extendida cuando por primera vez cambiaron sus hábitos alimenticios.

> Tengo cinco hermanas, un hermano, mis padres están vivos, y tengo veintiún sobrinos y sobrinas. Cuando Tana y yo decidimos por primera vez llegar a estar realmente sanos hace años, muchos en mi propia familia pensaron que era muy improbable, e incluso se burlaban de nosotros. Yo les expliqué por qué era tan importante para nosotros empezar a alimentar nuestros cerebros y cuerpos de una manera sana.

La familia extendida del doctor Amen se reunía frecuentemente para compartir comidas, lo cual causaba una notable tensión cuando él y Tana insistían en comer de modo diferente al resto de la familia. Pero ambos se apoyaban el uno al otro en su nuevo estilo de vida. El doctor Amen dice:

> Con el tiempo, miembros de nuestra familia comenzaron a acudir a nosotros en busca de ayuda. Uno de mis sobrinos que había tenido obesidad enfermiza fue uno de los que nos pidieron ayuda y terminó realizando cambios radicales. Cuando Tana y yo tomamos las riendas de la salud y persistimos ante la crítica y las protestas iniciales, todos se beneficiaron.

AMOR Y SALUD

Importantes descubrimientos en años recientes han alterado de modo significativo la forma en que nosotros como estadounidenses nos ocupamos de nuestra salud. Aunque hemos sabido durante un tiempo que el estilo de vida puede causar problemas de salud (fumar puede causar cáncer, la falta de ejercicio o el exceso de peso contribuye a las enfermedades del corazón), la idea de que lo contrario es también cierto, que el estilo de vida puede revertir problemas de salud, es nueva.

El doctor Dean Ornish descubrió cuatro pasos para revertir las enfermedades del corazón:

1. Hacer ejercicio regularmente.
2. Consumir una dieta de origen vegetal.
3. Reducir el estrés.
4. Encontrar el amor y apoyo de la comunidad.

En 1977, el doctor Ornish estudió la efectividad de estas conductas de estilo de vida tanto en los hombres como en las mujeres que padecían de enfermedades cardíacas severas. Enseguida se dio cuenta de que el cuarto componente era profundamente significativo para los participantes.

> «Así que ahora les doy un nuevo mandamiento: ámense unos a otros. Tal como yo los he amado, ustedes deben amarse unos a otros. El amor que tengan unos por otros será la prueba ante el mundo de que son mis discípulos» (Juan 13.34–35, NTV).

Desde entonces, se ha desempeñado en una búsqueda para descubrir las respuestas más profundas a las cosas precisas que constituyen lo mejor para nuestra salud y bienestar. Se dio cuenta de que saber qué hacer solo es una parte de la solución.

En fin, descubrió que existe algo mucho más profundo que mejora la motivación y nuestra habilidad para escoger por naturaleza estas conductas sanas, e incorporó este concepto esencial en su programa para revertir las enfermedades cardíacas.

Este médico formado en Harvard descubrió que las relaciones son lo que en última instancia tiene impacto en nuestra motivación para hacer ejercicio y comer sano. Es el amor el que transforma nuestra salud, forma física y vida más que cualquier otra cosa. Él escribió:

La medicina actualmente parece enfocarse principalmente en lo físico y lo mecánico: medicinas y cirugía, genes y gérmenes, microbios y moléculas. No soy consciente de ningún otro factor en la medicina —ni dieta, ni fumar, ni ejercicio, ni estrés, ni genética, ni medicinas, ni cirugía— que tenga un mayor impacto en nuestra calidad de vida, incidencia de enfermedades y muerte prematura debido a todas las causas que el amor y la intimidad. El amor y la intimidad están en la raíz de lo que nos hace enfermar y lo que nos hace estar bien, lo que causa tristeza y lo que causa felicidad, lo que nos hace sufrir y lo que nos conduce a la sanidad. Si un nuevo medicamento tuviera el mismo impacto, prácticamente todos los médicos del país lo estarían recomendando a sus pacientes.[7]

CAMBIO DE VIDA

Nuestra experiencia en Saddleback confirma la investigación del doctor Ornish. Cuando presentamos El plan Daniel, más de 15.000 personas se reunieron en grupos pequeños personalmente o en línea, deseosas de encontrar amigos que pudieran ayudarles. Trabajaron en el currículo, pero cada grupo tenía su propio enfoque y sabor. No había duda alguna: los grupos eran ciertamente «la salsa secreta» de El Plan Daniel, la pieza que hizo que este plan tuviese éxito donde otros planes de dietas y ejercicios fracasaron. No debería habernos sorprendido, desde luego. Creemos que el cambio de vida sucede en comunidad.

Establecer una fecha para el ejercicio

Encuentra un compañero de entrenamiento que tenga intereses parecidos. Piensa en amigos, familiares o miembros de tu iglesia que puedan tener intereses similares a los tuyos, y hazles una llamada a fin de establecer una fecha para planear juntos su entrenamiento de ejercicios. Incluso puedes exponer tus intereses en Facebook o Twitter para ver quién responde. O hacer ejercicio con un familiar. Establece una fecha semanal, antes de que comience la semana, con tu cónyuge, hijo o padre para participar juntos en una divertida actividad de ejercicio.

Un grupo de mujeres no solo se reunían para estudiar y orar juntas, sino que una vez por semana también salían a comprar juntas alimentos sanos. Regresaban a la casa de una de las mujeres y cocinaban en conjunto, haciendo una gran cantidad de chili de pavo o una saludable ensalada de pollo. Dividían la comida y cada una se llevaba a su casa esos platos casi terminados. Pasaban un buen rato comprando y cocinando juntas, y las conversaciones mientras lo hacían les alentaban incluso más.

Otro apoyo llegó de modo más orgánico a medida que las personas en una clase de ejercicios o un estudio bíblico hablaban sobre ideas para almorzar de manera sana o se daban consejos sobre hacer jugos, intercambiaban recetas o solamente se alentaban las unas a las otras.

Otra de las participantes en El plan Daniel perdió 20 kilos (45 libras) y cambió radicalmente todos sus hábitos de salud. A medida que llegó a estar más saludable, su esposo, que pesaba 136 kilos (300 libras), al principio se resistía al cambio, pero cuando vio el éxito de su esposa, se unió a ella para cambiar su estilo de vida. Él finalmente perdió 34 kilos (75 libras).

Con frecuencia, lo más amoroso que puedes hacer por tu cónyuge es llegar a estar sano tú mismo. Esta mujer demostró a su esposo, mediante su valiente ejemplo, que es posible una vida mejor si uno hace las cosas correctas, que en este caso también alentaron finalmente a su esposo y a sus hijos a llegar a estar saludables.

La familia de un pastor

«La lucha por una buena nutrición nunca fue más real para mí que cuando observé a mi hijo en edad de guardería batallar para adaptarse a las medicinas recetadas por su médico y que alteraban su mente.

»Lucas había tenido problemas de disciplina en la escuela, frecuentemente batallaba con la capacidad de enfocarse en las tareas que tenía que hacer, y se encontraba muy por debajo del nivel en muchas áreas académicas. Aunque su madre era una maestra de escuela elemental que trabajaba con él de modo incesante, sus calificaciones seguían estando por debajo del 50%.

»Por tanto, hicimos lo que muchos padres se ven obligados a hacer. Le dimos las medicinas para el trastorno de déficit de atención, que lo mantenían calmado en la escuela, pero parecían atrofiar su personalidad y su crecimiento en otras áreas. Por causa de él, mi esposa, Deanna, quería hacer cambios radicales en la dieta de nuestra familia, pero yo me resistía debido a que siempre me había gustado la pizza, las patatas fritas y el helado cubierto de sirope. Después de meses de observar a nuestro hijo que antes estaba lleno de energía mostrarse totalmente aletargado y emocionalmente desconectado, cedí y le dije a mi esposa: "Haz lo que tengas que hacer".

»Ella puso en práctica los principios de El plan Daniel en nuestro hogar enseguida. Tan solo tres meses después, nuestro hijo había cambiado por completo. Ya no tomaba sus medicinas, los problemas de disciplina habían cesado, y sus calificaciones en los exámenes pasaron del suspenso al sobresaliente. El cambio no fue menos que milagroso.

»Si estás en las primeras etapas de realizar los cambios necesarios para tu familia, permanece en el camino y pelea la buena batalla. No te diré que fue fácil sustituir todos los cereales azucarados y la comida chatarra por otras opciones más saludables. Al principio, nuestros hijos mayores sencillamente decidían no comer tanta cantidad y dejaban comida en el plato. Finalmente sus gustos cambiaron, al igual que lo hizo el mío, y puedo decir sinceramente que ahora prefiero un buen plato de verduras a la parrilla que una hamburguesa grasosa cualquier día.

»La buena noticia es que actualmente a nuestra hija adolescente le gusta cocinar alimentos sanos para nuestra familia. Recientemente asistió a un campamento de verano, y de entre todas las actividades divertidas en el tiempo libre, se apuntó en la clase de cocina sana.

»En cuanto a Lucas, el que antes batallaba con la conducta y académicamente, años después sigue siendo un estudiante de sobresalientes en matemáticas, y regularmente está por encima del 90% en casi todas las categorías.

»Como pastor y padre, tengo que preguntarme: *¿cuántos otros niños están en la misma situación de mi hijo? ¿Cuántos otros niños tienen la capacidad de ser matemáticos, científicos, poetas, músicos o atletas de primera, pero se les arrebatan esas capacidades debido a una dieta poco sana?* Esto es algo más que un problema de salud; es un problema de justicia social. Millones de nuestros niños no están llegando al potencial que Dios les ha dado porque nosotros, como adultos, no damos los pasos necesarios para darles la nutrición que necesitan. Para la iglesia, este problema tiene que considerarse un asunto moral. Por causa de nuestros hijos y del futuro de nuestra nación, tenemos que ser más inteligentes».

—Pastor Steve Willis

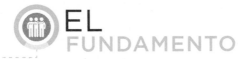

EL
FUNDAMENTO

UN DÍA, JESÚS MANTENÍA UN ANIMADO debate con un grupo de líderes religiosos, personas que defendían su fe mediante guardar reglas. Ellos le preguntaron: «¿Cuál es el mayor mandamiento en la ley?» (ver Mateo 26.36–40).

La respuesta de Jesús fue radical en esa cultura, incluso más de lo que sería para nosotros en la actualidad. Ellos esperaban escuchar sobre reglas y la ley, o confundir a Jesús pidiéndole que escogiese una de cientos de leyes religiosas. En cambio, Jesús les señaló hacia la gracia, contrastándola con las demandas de la ley. Él esencialmente les dijo: «No se trata de reglas en absoluto; se trata de relaciones. La vida se trata de amor; no se trata de logros. No se trata de adquisiciones; no se trata de popularidad, poder o prestigio. Se trata de amor. Se trata de relaciones».

> Se puede resumir toda la vida en dos frases: «Ama a Dios con todo tu corazón, y ama a tu prójimo como a ti mismo» (ver Mateo 22.37, 39).

Si quieres tener un cambio duradero en tu vida, entonces debes llenar tu vida de amor. Por eso el éxito de El plan Daniel depende de tener amigos que caminen a tu lado; porque el amor es lo único que puede cambiar lo inalterable. Es la fuerza más poderosa del mundo. El amor vigoriza, revitaliza y renueva.

El amor es la fuerza más irresistible del universo porque Dios es amor. Y ese amor está disponible y accesible para cada ser humano. No tenemos que ganarlo, solamente aceptarlo. La Biblia no nos dice que Dios tiene amor; dice que él *es* amor. El amor es la esencia de su naturaleza. El amor de Dios sana lo que de otro modo no podría ser sanado. El amor de Dios levanta, fortalece.

MEJOR JUNTOS

Hay una palabra maravillosa en el idioma original del Nuevo Testamento que se utiliza para describir el compañerismo de la iglesia primitiva:

koinonía. Con mayor frecuencia se traduce como *comunión*, una palabra que a veces tendemos a utilizar como sinónimo de socializar, quizá con nuestros amigos de la iglesia.

Pero *koinonía* significa mucho más que solamente socializar o incluso reunirse en un grupo pequeño. Significa amor, intimidad y participación gozosa, profunda comunión de los unos con los otros, poniendo las necesidades de los demás delante de las propias. Es un nivel de amistad y comunidad radical, parecido al de la iglesia primitiva descrito en Hechos 2.42–47 y otros lugares. Implica un profundo compromiso, no por obligación, sino por genuino y gozoso amor de los unos por los otros.

La visión de Dios para ti es que experimentes *koinonía*.

Establece el ritmo para otra persona

«En el camino a su tercer maratón, mi esposa tenía un sencillo plan: encontrar a quien le marcase el ritmo y permanecer cerca de esa persona a pesar de todo. La mayoría de las organizaciones de maratones proporciona a los corredores todo tipo de herramientas y técnicas para ayudarles en el duro recorrido; quizá lo más notable sea quienes establecen el ritmo.

»Alguien que marca el ritmo es un hombre o una mujer capaz de terminar la carrera en un tiempo exacto. Kevin pasó por la línea de meta en 3:35, precisamente lo que le pidieron que hiciera. Ahora bien, Kevin no sabía quién contaba con su ritmo. Lo único que sabía era que alguien estaría confiando en su experiencia, fuerza y aguante para ayudarle a lo largo del camino hacia la meta.

»En nuestra búsqueda diaria de administración espiritual y física, todos necesitamos a quienes marquen el ritmo: personas a las que Dios pone en nuestras vidas para ayudarnos a mantenernos en curso. No solamente eso, sino que Dios puede, de hecho, bendecirnos con el privilegio de ser eso para otra persona. Al igual que Kevin, puede que sepamos o no quién, pero alguien está dependiendo de que nosotros conocemos el camino y mostramos el camino».

—Jimmy Pena, fisiólogo experto en ejercicio y fundador de Prayfit.com

«Nosotros somos las diversas partes de un solo cuerpo y nos pertenecemos unos a otros» (Romanos 12.5, NTV). Dios nos diseñó para crecer espiritualmente dentro de una comunidad con apoyo. Lo mismo es cierto si queremos llegar a estar más sanos.

PROHIBIR LA SOLEDAD

Los investigadores nos dicen que la falta de relaciones afecta significativamente a nuestra salud física y mental en varios aspectos.[8] Cuando estamos solos, esto puede causar que perdamos enfoque, que batallemos en nuestra fe, que abandonemos nuestros objetivos de hacer ejercicio, e incluso que nos perdamos el compañerismo en torno a una mesa con comida.

Los sentimientos de soledad y de estar desconectado de la comunidad pueden…

- Aumentar la probabilidad de participar en conductas poco sanas y autodestructivas como estar inactivo, fumar, beber en exceso y comer en exceso.
- Disminuir la probabilidad de que elijamos estilos de vida sanos que mejoran la vida, como hacer ejercicio, establecer metas, pasar tiempo con amigos, leer nuestra Biblia u orar.
- Aumentar la probabilidad de enfermedades y muerte prematura debido a todas las causas… ¡en un 200–500%!

Encuentra un grupo

Únete a un grupo para caminar, correr o hacer caminatas. Si caminar o correr es lo que te gusta, comprueba todos los recursos que haya en tu comunidad relacionados con grupos para caminar o correr. Un estupendo recurso es tu YMCA local y los gimnasios en tu zona. Algunos restaurantes incluso presentan grupos semanales para correr. Normalmente, las instalaciones para ejercicios en tu zona ofrecerán grupos gratuitos para caminar y/o correr. Si no puedes encontrar ninguno en tu vecindario, piensa en comenzar uno propio.

- Evitar que experimentemos plenamente el gozo de la vida cotidiana.[9]

Sin embargo, cuando nos apoyamos los unos a los otros, aumentamos el potencial de los demás en todos los aspectos de la vida. De hecho, la palabra *apoyo* conlleva la idea de fortalecerse unos a otros: ayudarse unos a otros a llegar a ser más capaces de afrontar los retos de vivir para Cristo y los desafíos de salud. Como nos dice Filipenses 1.30: «Estamos juntos en esta lucha» (NTV).

Cuando te conectas con una amorosa comunidad de amigos, serás más capaz de lidiar con cosas como fatiga, temor, frustración y fracaso. Podrás manejar mejor la depresión y la desesperación y, lo más importante, no tendrás que atravesar esas cosas solo.

UNA LLAMADA DE ATENCIÓN

Un miembro de Saddleback, Debra Miller, parecía estar «bien». Nadie conocía el dolor que ella ocultaba. Necesitaba pastillas para dormir en la noche, cafeína en exceso durante el día, y analgésicos para ayudarle a manejar su dolor de espalda. Se quedaba sin aliento al subir escaleras, pero pensaba que eso era lo que le sucedía a todo el mundo que llegaba a los cuarenta y tantos. Sin embargo, al ser siempre una voluntaria entusiasta, decidió liderar un grupo de El plan Daniel. Ella no tenía sobrepeso, pero aun así, a medida que cambió sus hábitos alimentarios, comenzó a sentirse un poco mejor. Seguía sabiendo que algo no estaban bien. «Aún sentía como si me estuviera muriendo por dentro, y no había dejado de tomar las medicinas», admite.

Finalmente le hicieron un análisis de sangre, que reveló lo enferma que en verdad estaba: tenía una profunda anemia y también úlceras sangrantes. Los médicos la enviaron directamente a urgencias para recibir una transfusión de sangre.

Esa visita a urgencias fue una llamada de atención que le inspiró a tomarse en serio su grupo de El plan Daniel, el cual ha sido una parte integral para permanecer sana a largo plazo. Debra decidió que no lideraría sola; por tanto, ella y su amiga Claudia llegaron a ser colíderes. Su grupo emprendió varias acciones inmediatas, como cambiar los aperitivos que servían en las reuniones, pasando de galletas y pasteles a frutas, verduras y frutos secos. Además de cambios dietéticos, cocinaban juntos, iban a caminar juntos y se apoyaban los unos a los otros.

«Hacer algo uno solo es realmente difícil», dice Debra. «Estamos juntos en esto, porque juntos somos mejores, se mire por donde se mire».

SE REQUIERE COMPROMISO

Mantener relaciones honestas y profundas no siempre es fácil; requiere compromiso. Pero el otro lado es un regalo maravilloso: cuando te comprometes con algunos amigos o un grupo pequeño, las personas en el grupo también se comprometerán contigo para ayudarte a hacer cambios reales y duraderos. El apóstol Pablo dijo: «Que unos a otros nos animemos con la fe que compartimos» (Romanos 1.12).

El compromiso es contracultural para algunos de nosotros, va contra la intuición. No queremos obligaciones. Pero el compromiso es lo que hace que un grupo pequeño sea exitoso, porque entonces los miembros del grupo saben que pueden depender los unos de los otros en momentos buenos y malos.

Si fingimos que todo va bien y que no tenemos verdaderas cargas, nos sentiremos solos y aislados. Cuando somos francos acerca de nuestras cargas (nuestras debilidades y batallas) es cuando encontramos sanidad y consuelo. Descubrimos que somos más capaces de enfocarnos y mantenernos mental y emocionalmente sanos. Descubrimos que no estamos solos en nuestras luchas para permanecer en el curso hacia nuestras metas. Damos un suspiro de alivio, porque las dudas y tentaciones que intentan que nos desviemos de nuestra fe no son únicas. Otros se enfrentan a las mismas luchas.

> «Así que aliéntense y edifíquense unos a otros» (1 Tesalonicenses 5.11).

La Biblia dice que ser francos es un paso importante hacia la sanidad: «Por eso, confiésense unos a otros sus pecados, y oren unos por otros, para que sean sanados. La oración del justo es poderosa y eficaz» (Santiago 5.16).

Debemos ser lo bastante valientes para ser auténticos, admitir nuestros problemas y aceptar las debilidades de los demás. Necesitamos crear una comunidad donde cada miembro se sienta aceptado y no tenga temor a pedir ayuda.

La Biblia afirma: «Por lo tanto, como escogidos de Dios, santos y amados, revístanse de afecto entrañable y de bondad, humildad, amabilidad y paciencia» (Colosenses 3.12). En ningún lugar en esta lista dice que demos consejos o que ofrezcamos ayuda rápida y cosmética. Más bien, nos apunta hacia entender y ser amables con el dolor de los demás.

Aunque cada grupo es único, nos apoyamos los unos a los otros haciendo lo siguiente:

1. Nos amamos los unos a los otros. Tratar a cada uno con humildad y paciencia, independientemente del lugar donde esté en el viaje. El amor nos acepta donde estamos, pero espera que crezcamos. Y amor no solo significa cálidos sentimientos; a veces significa llevar una comida caliente o ayudar con tareas que la persona no puede hacer sola.

2. Nos escuchamos los unos a los otros. Admite tu debilidad y tus luchas, tu progreso y tus éxitos; luego escucha a tus amigos cuando hacen lo mismo. Escuchar significa participar plenamente, observando indicaciones no solo verbales, sino también no verbales, acerca de cómo se siente alguien. No es simplemente esperar a que llegue tu turno para hablar.

La participación en el sufrimiento es el nivel más profundo y más intenso de la comunión. Es donde entramos en el dolor y la tristeza del otro y llevamos sus cargas. Durante tiempos de profunda crisis, tristeza y dudas es cuando nos necesitamos más los unos a los otros. Cuando las circunstancias nos aplastan hasta el punto de que nuestra fe flaquea,

Suavizar el reto

Hacer ejercicio con un amigo en realidad puede hacer que el ejercicio sea más eficaz y menos difícil. Investigadores de la Universidad de Oxford descubrieron que cuando los individuos hacen ejercicio juntos, liberan más "hormonas de la felicidad" (endorfinas) que cuando lo hacen solos. Los investigadores también descubrieron que hacer ejercicio en grupo disminuía los sentimientos de dolor e incomodidad durante el entrenamiento.[10]

es cuando realmente necesitamos amigos comprometidos y compasivos. Necesitamos un pequeño grupo de amigos que tengan fe en Dios por nosotros y nos ayuden a salir adelante. «Si uno de los miembros sufre, los demás comparten su sufrimiento; y si uno de ellos recibe honor, los demás se alegran con él» (1 Corintios 12.26). En un grupo pequeño, el cuerpo de Cristo es real y tangible, incluso cuando Dios parece distante.

3. Aprendemos los unos de los otros. Comparte lo que funciona y lo que no. Habla con los demás acerca de lo que has probado en la fe, la alimentación, el ejercicio y el enfoque. Habla de lo que estés aprendiendo. Puedes aprender de cualquiera, así que no supongas que alguien más joven o menos experimentado no puede enseñarte algo.

4. Liberamos a los demás mostrándonos gracia los unos a los otros. Aumenta tu aliento y tu apoyo cuando otros cometen errores o tropiezan en su viaje. Si las personas saben que son amadas cuando se enfrentan a reveses, tu grupo se convierte en un lugar seguro donde ellas se sienten libres. Alguien en tu grupo puede que se pregunte: «¿Soy un extraño por sentirme de este modo? ¿Soy ridículo? ¿Estoy confundido?». Puedes alentar y afirmar

Mi equipo después de la universidad

«Como atleta universitario, me encantaba hacer deporte con mi equipo. Después de la graduación, recluté a un grupo de mis viejos compañeros de fútbol y amigos para reunirnos regularmente en el gimnasio. Cada mañana me encontraba con mis amigos, y realizábamos juntos un estupendo entrenamiento: alentando, observando, como en los viejos tiempos. Lo hicimos durante años, y nuestros niveles de forma física eran casi tan buenos como en los tiempos cuando jugábamos.

»Finalmente, mis compañeros de entrenamiento y yo nos casamos, tuvimos hijos y nos mudamos a otros lugares. Descubrí que mis niveles de estado físico se erosionaban lentamente. Seguí haciendo ejercicio, pero ahora yo solo.

»Decidí encontrar a otro grupo de amigos de mentalidad similar para apoyar mi puesta en forma, y fue una de las mejores decisiones que hice jamás. Descubrimos que a todos nos gustaba el ciclismo de montaña. Ahora nos reunimos cada viernes en la mañana y salimos juntos, realizamos un a esa persona cuando dices: «No, no eres extraño. Sencillamente actúas como el resto de nosotros. Todos hemos estado en tu lugar». O: «Entiendo lo que estás pasando, y lo que sientes no es extraño ni loco».

Da un paso para crear comunidad o profundizar la que ya tienes con tu familia, amigos, vecinos o compañeros de trabajo.

LA CLAVE ES LAS AMISTADES

Solange Montoya, Joan England, Heidi Jacobsen, Wendy Lopez y April O'Neil eran parte de un grupo pequeño que puso en práctica El plan Daniel, y definitivamente descubrieron esa responsabilidad y aliento en su grupo.

Wendy había probado ella sola El plan Daniel, pero sin amigas, y dice: «No pude completarlo. En cierto modo abandoné. Esta vez, creo, para mí el punto clave fueron las amistades».

Sus amigas están de acuerdo. Para asegurarse de que eran fieles en asistir a las clases de ejercicio, asistían juntas y se enviaban mensajes de texto las unas a las otras como recordatorio.

largo y estupendo entrenamiento, disfrutamos de los paisajes, normalmente pasamos un poco de tiempo adicional entre una taza de café o un desayuno y compartimos juntos la vida.

»También descubrí cuatro bendiciones adicionales al reclutar a mi nuevo equipo de compañeros de ejercicio. Mi esposa, mi hija y nuestros dos perros están ahora en mi equipo. A mi esposa le encanta caminar y hacer senderismo —casi tanto como a nuestros perros—, así que fielmente caminamos al menos una vez al día, y a veces dos. Eso nos da a mi esposa y a mi la oportunidad de charlar, reírnos y orar juntos.

»También hago ejercicio con mi hija, que es jugadora de fútbol en la secundaria. Subimos escaleras y realizamos un programa de entrenamiento tipo militar y de levantar pesas tres veces por semana. Entrenar con ella me desafía a esforzarme para estar al nivel de forma que ella tiene con dieciséis años. Siempre termino agotado, pero vigorizado y muy agradecido por el tiempo que paso con mi hija».

—Foy, fisiólogo experto en ejercicio

Solange dice: «Yo estaba en casa intentando pensar en todas las excusas posibles por las que no debería ir a la clase de ejercicios. Entonces sonaba mi teléfono, y era Wendy, que me decía que se encontraría conmigo en la clase. Muy bien, ella me estaba esperando. Tenía que ir, y si no recibía ese texto, habría sido mucho más fácil para mí quedarme sentada en el sofá en lugar de ir». La responsabilidad ayudaba a ambas, ¡porque la persona que enviaba el texto se daba cuenta de que eso significaba que ella también tenía que ir!

El rendir cuentas también ayudó al grupo con los Esenciales del Enfoque, la Fe y la Alimentación. Wendy dijo:

> Tener a alguien que ora por ti cuando te sientes en tu punto más bajo, cuando estás lista para apartarte a algún lugar y agarrar una hamburguesa con queso, y sabes que puedes enviar un texto y decir: «Oigan, oren por mí. Díganme que me detenga y me dé la vuelta». Eso fue muy importante para mí. He probado otras dietas en las que perdía peso en diez días, pero esta supone un cambio de vida. Es para siempre. Aprendes cómo cambiar tus hábitos alimenticios y tus amistades.

Ya sea que estés intentando avanzar en tu salud mental (enfoque), en crecer espiritualmente (fe), tomar mejores decisiones cuando se trata de lo que comes (alimentación), o permanecer comprometido a un programa de ejercicios (estar en forma), la comunidad te da el apoyo que necesitas. Saber que no estás solo, que otros te animan, te mantiene motivado. Dar ese mismo apoyo a otros te da gozo y un sentimiento de propósito.

CREAR COMUNIDAD

Po tanto, ¿cómo puedes encontrar esa transformadora comunidad que es tan importante para el éxito en El plan Daniel? No es difícil, pero tienes que buscarla. Un estupendo lugar para comenzar a mirar, desde luego, es tu iglesia. Es probable que encuentres a otras personas a las que ya conoces y que quieran aceptar el Esencial de la Fe, que es una parte integral para la salud a largo plazo.

El plan Daniel es flexible. Cada grupo puede hacer lo que funcione para ellos. No hay manera «equivocada» de tener un grupo de El plan Daniel; cualquier paso que des es bueno. Quizá seas voluntario en un ministerio en tu iglesia; ¿querrían algunos de tus compañeros volunta-rios estar contigo en un grupo? O quizá ya estás en un grupo pequeño o un estudio bíblico; ¿querrían recorrer juntos El plan Daniel?

Sin emabargo, no limites tu búsqueda de comunidad solamente a tu iglesia. De hecho, con frecuencia conectamos en torno a un interés compartido: tenemos compañeros para jugar al golf, un club literario, un grupo de mamás, compañeros de trabajo. Los padres que tengan hijos de edades parecidas edificarán amistades que comiencen en las gradas de las canchas de fútbol de los niños, o cuando se presenten como volunta-rios en la escuela de sus hijos.

¿Por qué no encontrar a otros en línea? Únete a un grupo virtual en línea. ¿Sabías que incluso puedes experimentar los conocimientos, el entrenamiento, la motivación y la enseñanza de un instructor de ejercicios «en tiempo real» vía tu casa o la computadora de tu oficina? Lo único que necesitas es una cámara web. Por cuestiones de conveniencia, simplicidad y costo, este tipo de grupo te permite conectarte virtualmente, pero en la comodidad y la intimidad de tu propia casa u oficina.

Comienza pidiendo a Dios que reúna a las personas correctas. Confía en que él te guiará a medida que buscas una comunidad, pero no te que-des sentado esperando que suene el teléfono. Comienza sinceramente a buscar amigos de mentalidad parecida que podrían unirse a ti en el viaje hacia un yo más saludable. Sé valiente para invitar a otros, mantén tus ojos abiertos incluso en lugares inesperados. Por ejemplo:

- ¿Están las personas con quienes trabajas interesadas en llegar a estar más en forma y saludables? Podrías invitar a algunos de tus compañeros de trabajo a reunirse para almorzar una vez por semana como un grupo de El plan Daniel. Incluso podrían comer juntos regularmente (alentándose los unos a los otros a tomar decisiones saludables), utilizar la hora de su almuerzo para caminar, o encontrarse en el gimnasio antes o después del trabajo.
- Quizá tengas algunos vecinos que querrían poner en práctica este libro, o el DVD (solamente disponible en inglés) de *El plan Daniel* o la *Guía de Estudio,* contigo. Si estás en un grupo literario de barrio, quizá ese grupo de amigos podría estar interesado en aprender a vivir un estilo de vida más sano.

- ¿Estás en una liga deportiva, como de bolos o de fútbol? ¿Por qué no edificar sobre la comunidad que ya tienes en torno a la actividad física, y ser intencional acerca de los otros Esenciales en El plan Daniel?

- Si tienes hijos pequeños, llega a conocer a los padres de sus compañeros de clase en la escuela o a los niños del barrio con los que juegan. Incluso podrías querer hacer un grupo de El plan Daniel «estilo familiar», donde se reúnan para comer sano y charlar sobre cómo edificar hábitos de un estilo de vida saludable con sus hijos.

- Encuentra unas ocho personas a quienes te gustaría llegar a conocer mejor o profundizar en tu relación con ellas. Invítalas a comenzar un grupo de cenas (desayunos o almuerzos en fin de semana). Reúnanse para compartir una comida sana una o dos veces por mes, y vayan rotando de casa en casa. Planifiquen esas reuniones como comidas comunitarias, y desafíen a todos a escoger recetas saludables y nutritivas para compartir. En cada cena, planeen hablar sobre alimentación, salud o comunidad. Cuenten historias de éxito y sean francos en cuanto a sus propios desafíos. Se irán alimentados y fortalecidos.

UN VÍNCULO QUE SANA

Hay poder en la comunidad, así que sigue buscando amigos que se unan a ti en tu camino hacia una vida más sana. No abandones; acércate a otros que crees que pudieran estar solos o necesiten inspiración. Eclesiastés 4.9–12 nos recuerda:

> Más valen dos que uno, porque obtienen más fruto de su esfuerzo. Si caen, el uno levanta al otro. ¡Ay del que cae y no tiene quien lo levante! Si dos se acuestan juntos, entrarán en calor; uno solo

Invita a algunos amigos a hacer juntos el estudio en grupos de El plan Daniel durante seis semanas. Visita www.elplandaniel.com para registrar a tu grupo y comenzar.

¿cómo va a calentarse? Uno solo puede ser vencido, pero dos pueden resistir. ¡La cuerda de tres hilos no se rompe fácilmente!

Esa cuerda de tres hilos se refiere a ti, a Dios y a la otra persona. Vincula los dos Esenciales de la Fe y las Amistades: los dos componentes que hacen que El plan Daniel sea único con respecto a cualquier otro plan de salud. Tener contigo a Dios y a otros amigos a medida que haces cambios en tus hábitos de alimentación, ejercicio y enfoque es lo que marca toda la diferencia.

Desde luego, es bastante posible que sigas El plan Daniel tú solo por un breve período de tiempo. Pero si quieres mantener un estilo de vida sano a largo plazo, y si también quieres divertirte al hacerlo, consigue a algunos amigos.

La comunidad, cuando la aceptas, no solo te ayuda a tener éxito en tus metas. Puede producirte gozo. Mediante profundas relaciones con los demás, llegas a vivir en el amor que Dios quiere darte. Cuando estás rodeado por otros que están tan comprometidos como tú a amar a su prójimo, entonces, tú eres el receptor de ese amor al igual que un dador de él.

Como dice 1 Juan 4.12: «Nadie ha visto jamás a Dios, pero si nos amamos los unos a los otros, Dios permanece entre nosotros, y entre nosotros su amor se ha manifestado plenamente».

Reflexiona y da un paso...

No intentes hacer tú solo El plan Daniel. Consigue un compañero o reúne a unos cuantos amigos. Queremos que experimentes que las amistades marcan toda la diferencia a la hora de llegar a estar sano: en cuerpo, mente y espíritu.

Capítulo 8

Viviendo el estilo de vida

Querido hermano, oro para que te vaya bien en todos tus asuntos
y goces de buena salud, así como prosperas espiritualmente (3 Juan 1.2).

Ahora que has leído sobre los cinco Esenciales de parte del pastor Warren, los médicos, y el experto en ejercicio, quizá te estés preguntando si este plan realmente puede funcionar para ti. Puede que estés frustrado porque otros programas no han funcionado en el pasado. Independientemente de cuál sea tu punto de partida, hay una gran esperanza de cambio. Miles de personas en todo el mundo han experimentado éxito, disfrutando de una nueva vida sana.

Dee Eastman es una de ellas. Aunque su travesía está sembrada de altibajos —momentos de gran gozo y momentos de tremendo dolor— Dee ha aplicado los principios prácticos de los cinco Esenciales. Ha creado nuevos patrones que perdurarán, formas de responder a la vida que reducen el estrés en vez de crearlo. El plan Daniel se ha convertido en su práctica diaria, y estamos convencidos de que puede ser igual para ti.

La vida tiene retos para todos, y la travesía de Dee no ha sido una excepción. Su primera hija nació con graves anomalías genéticas y tuvo que pasar por varias operaciones. Sin embargo, después de cuatro cortos meses, su bebé murió. En un instante, la esperanza y los sueños de una familia fueron robados. Dee batalló para entender por qué Dios permitió esta pérdida en su vida.

A pesar del tremendo dolor y las preguntas sin responder, Dee y su esposo siguieron adelante con su sueño de formar una familia. Al cabo de un año llegó un niño sano, y dos años después una niña sana. Poco tiempo después, una sorpresa única llamó a su puerta. ¡Dee estaba embarazada de trillizas idénticas!

Saltando de gozo por la noticia, no tenían ni idea de cómo manejarían a cinco niños, todos ellos por debajo de los cinco años de edad. El embarazo fue complicado, y las niñas nacieron prematuras, a las veintiocho semanas. Dee se enteró de que dos de las trillizas tenían parálisis cerebral, y los médicos dijeron que una de las hijas probablemente nunca caminaría.

En los años siguientes, en el afán de volver a un estilo de vida normal, Dee intentó ajustarse a los problemas médicos de las niñas y las crecientes necesidades de su familia. Pero al estar cargando con tanto dolor por la pérdida y con tanto que manejar, su salud comenzó a sufrir. El estrés emocional era demasiado. Hundiéndose en la depresión, desarrolló síndrome de colon irritable. El estrés se amontonaba.

Dee consultó a una amiga, y fue entonces cuando comenzó el proceso de sanidad. Experimentó de primera mano el poder de la amistad. La Biblia habla sobre esto en Mateo 18.20: «Porque donde dos o tres se reúnen en mi nombre, allí estoy yo en medio de ellos».

Esa amistad le llevó a un pequeño grupo que la animaba a compartir sinceramente sus problemas. Adoptar el Esencial de la Amistad a la vez que comenzaba a tener auténtica comunión se convirtió en el primer paso para Dee. «Tenía que aprender a recibir, en lugar de ser siempre una dadora. Tenía que aprender a hablar sobre las dificultades en mi vida, en lugar de mantenerlas escondidas». Este transformador concepto es algo que el pastor Rick a menudo enseña: estamos tan enfermos como nuestros secretos. Para sanar, debemos compartir nuestras luchas y estar dispuestos a recibir ayuda.

La comunidad de Dee la empujó hacia adelante:

Había escondido mi enojo y mi decepción por todas las dificultades que Dios había permitido en mi vida, pero decidí abrirme y comenzar a lidiar con mis sentimientos uno a uno. Me di cuenta de que había puesto a Dios en una pequeña caja y que esa caja necesitaba romperse. Necesitaba aceptar el misterio de quién es él y confiar en él, a pesar de que algunas de mis preguntas no fueron contestadas. Tomé la decisión de reenfocarme en él, estar tranquila en su presencia, y meditar en sus promesas. He aprendido a vivir con intención, y a darme cuenta de que en medio del estrés y las dificultades, Dios todavía puede estar en el centro.

Una forma en la que Dee trabajaba en esto era reflexionando a propósito en las cosas buenas de su vida. Tenía un diario en el que derramaba sus sentimientos, y finalmente se enfocó en la gratitud, incluso mientras la vida le ponía obstáculos y dificultades. «Esto se ha convertido en una decisión que tomo a cada momento, y todo se resume en cómo manejo mis pensamientos a cada día. Proverbios 4.23 dice: "Cuida tu mente más que nada en el mundo, porque ella es fuente de vida"» (DHH).

Con la ayuda de un doctor en medicina, un nuevo plan de alimentación, y un deseo de moverse y recuperar la fuerza física, Dee continuó progresando. Paso a paso y con consejos prácticos, su salud física, espiritual y emocional comenzó a mejorar. Su depresión se disipó, y al cabo de un mes todos los síntomas de su enfermedad habían desaparecido por completo.

Un paso saludable llevó a otro. Dee empezó a salir a caminar, y al cabo del tiempo empezó a correr, haciendo ejercicio no por culpabilidad, sino por el efecto terapéutico que tenía en su cuerpo. Entonces corrió una carrera de 5 km, más tarde una de 10 km, y finalmente un maratón. Hoy día, continúa descubriendo todo tipo de movimiento que disfruta.

> Crea tu perfil de salud y consigue más consejos de expertos; visita ahora www.elplandaniel.com.

La experiencia de Dee fue sin duda lo que le hizo decir sí cuando el pastor Rick le invitó a ser la directora de El plan Daniel. Los principios fundamentales de El plan Daniel han impactado su vida radicalmente durante muchos años, y en su trabajo como directora Dee ha podido ver cómo personas de todos los ámbitos, de todas las edades, han aceptado los cinco Esenciales para llegar a estar fuertes y sanos. Estas historias de vidas transformadas y los principios sólidos de este estilo de vida son los que proporcionan unos cimientos estables para tu crecimiento y la continua inspiración en la que se basa tu éxito.

EMPIEZA CON UNA COSA

Una de las cosas más reconfortantes sobre El plan Daniel es el hecho de que ha sido probado y funciona. Una vez que decides dar tu primer paso, tu viaje ha comenzado. Después de experimentar los beneficios de tu primera decisión sobre salud, el cambio se hace más fácil.

Muchos comenzaron simplemente probando un nuevo hábito alimenticio, tan solo una pequeña cosa. Decidieron empezar su día con el desayuno, o añadir más verduras a sus comidas, o dar una pequeña caminata cada día, o invitar a un amigo e ir juntos a hacer ejercicio. Son pequeños pasos, sí; pero comenzamos a ver sorprendentes cambios en las vidas. Los pequeños cambios comenzaron a sumarse. Los pequeños pasos comenzaron a llevarlos más cerca de sus grandes sueños.

El doctor Oz recomendó que empujemos a la gente en la dirección correcta, y esto se convirtió en nuestra meta. Fuimos sorprendidos por la transformación que ocurrió delante de nuestros ojos. Muchos comenzaron a perder unos cuantos kilos. Animados por su propio progreso y por los amigos que estaban a su alrededor, continuaron tomando decisiones más sanas. Al cabo del primer par de meses, esos pequeños cambios se agruparon para formar grandes cambios; pudimos ver niveles de energía incrementados, mejor sueño, mejor estado de ánimo, y menos necesidad de medicación.

El doctor Amen ha ayudado a sus pacientes a navegar por el proceso de cambio durante casi treinta años. Él dice que un enfoque gradual es el camino más seguro hacia el éxito. Intentar cambiar todo a la vez casi inevitablemente trae decepción. No intentes cambiar decenas de hábitos no saludables de golpe. Empieza con algunos comportamientos vitales —los que tengan el mayor impacto inmediato— y empieza desde ahí.

Simplemente intencional

Piensa en tus rutinas de la mañana y la tarde. ¿Te encuentras a ti mismo trabajando en tu portátil o enviando unos cuantos correos electrónicos justo antes de irte a la cama? ¿Tienes prisa al salir por la puerta de tu casa por la mañana? Pequeños cambios en tus rutinas de la mañana y la tarde pueden ser simples, pero reducen el estrés y te hacen sentir más descansado. Intenta algo como decidir que no empezarás a trabajar hasta que hayas dado un paseo y comido un desayuno sano, o que no terminarás tu día sin haber orado y leído algo que te sirva de inspiración. Límites saludables como estos te recordarán que tienes el control sobre tus decisiones, y entonces estarás inspirado para tomar decisiones más saludables a lo largo del día.

CAMBIO DE MENTE

Una importante verdad a recordar: Dios te ha dado el poder de cambiar tu vida, de establecer nuevos patrones y reacciones. Lo que hemos aprendido es que esos cambios pueden sostenerse a través del Esencial de la Fe.

Tus decisiones diarias, con el poder ilimitado de Dios, y tomadas con una comunidad de amigos, pueden ayudarte a empezar cada día con intención y propósito. Comienza con un cambio en la perspectiva: enfocándote en lo bueno, reconociendo la abundancia, y prestando atención a quién eres y al poder que hay dentro de ti para decidir qué es lo mejor. Esta nueva actitud te guía hacia tu transformación.

Dentro de cada corazón humano está el deseo de mejorar, crecer y cambiar. Es universal. Puede que tengamos diferentes razones para eso. ¿Cuál es tu motivación o sueño?

Ese gran sueño, esa meta, es una de las razones por la que abriste este libro: quieres establecer nuevos patrones y llegar a tener una vida más sana y enérgica. Y lo que hemos visto una y otra vez en El plan Daniel es que el cambio es posible. La capacidad de establecer nuevos patrones que perduren está en tus manos, y revisar tu motivación cada día te ayudará. Cuando comiences a hacer esto, te sorprenderás de la fuerza que encontrarás.

¿Recuerdas cómo la vida de Wendy López cambió dramáticamente cuando dio el pequeño paso de unirse a un pequeño grupo? Cada mujer en el grupo estableció dos o tres pequeñas metas alcanzables cada semana. Wendy decidió que necesitaba incorporar ejercicio regularmente a su vida. Planeó caminatas después del trabajo, senderismo el fin de semana, e incluso quedó con su hijo para ir al gimnasio. Su pequeño pero indispensable paso: compartió sus metas de salud con su pequeño grupo.

Esto es lo que hace que El plan Daniel sea tan sostenible. Ella no estaba sola en sus esfuerzos; tenía amigos que la animaban a medida que establecía y cumplía sus metas. Ellos le mandaban mensajes diciéndole que estaban pensando en ella y para preguntarle acerca de sus caminatas y su senderismo.

Por primera vez en mucho tiempo, Wendy se sintió animada. Tenía esperanza. Comenzó creyendo que podría hacerlo; porque de hecho, lo estaba haciendo. Dar pequeños pasos le permitió continuar, y le llevaron a obtener grandes resultados. Su forma física mejoró, al igual que su confianza y motivación. Comenzó a creer que el cambio no era solamente posible, sino también emocionante y estaba al alcance de la mano.

Progresos que perduran

Alonso Charles es otra persona a quien sus pequeños pasos le llevaron a grandes resultados. Pesaba al comienzo más de 180 kilos (400 libras), y estaba harto de estar cansado y enfermo. Había perdido su confianza. No tenía la energía para manejar las dificultades y el estrés.

Al igual que Wendy, Alonso se unió a uno de los pequeños grupos de El plan Daniel en Saddleback, y él les rendía cuentas de sus metas a los miembros de este grupo. Desde entonces, ha perdido más de 60 kilos (140 libras). Ahora él dedica la comida que come a los propósitos de Dios, y no escoge las comidas más pesadas que antes eran una carga para él. Sabe que el cambio es su decisión.

El enfoque de Alonso también mejoró. Desarrolló una determinación para abordar su caminar espiritual permaneciendo abierto a lo que Dios estaba haciendo en su vida. Su confianza creció, y comenzó a salir a correr. A medida que su forma física mejoró, también lo hizo su energía, lo que le llevó a poder pensar más claramente y a tomar decisiones con más seguridad. Sus inseguridades y sentimientos de inferioridad fueron reemplazados por el sello de El plan Daniel: la esperanza.

En la actualidad, Alonso practica deportes y continúa corriendo. El asma que antes sufría ha mejorado dramáticamente. Su viaje ha alimentado nuevas creencias sobre Dios. Se encuentra a sí mismo pensando de modo diferente: «Si Dios puede hacer esto en mi vida (algo que yo nunca pensé que fuera posible), ¿qué más puede hacer?». Sus pequeños pasos le han llevado a una posición en la que anticipa grandes cosas de parte de Dios. Ha recobrado la capacidad para soñar y ha desarrollado un corazón agradecido. Es un hombre de Dios, transformado.

TRAE LO BUENO

Muchas veces creemos equivocadamente que el cambio requiere privación, que la transformación de alguna manera requiere evitar ciertas cosas. Fácilmente nos enfocamos en lo que no podemos tener en lugar de hacerlo en la abundancia de cosas que podemos disfrutar.

Sin embargo, la verdad es que el cambio es mucho más sostenible cuando nos enfocamos en lo que poseemos, en vez de enfocarnos en lo que no podemos tener. Por ejemplo, hemos hablado en este libro sobre la fe. Algunas personas intentan ser más fieles simplemente siguiendo una lista de normas y cosas que tienen que evitar. A pesar de que es importante honrar los mandamientos de Dios, tomar decisiones positivas es lo que nos transforma. La decisión de alabar a Dios con gozo, de servir y amar a otros, de enfocarnos en la gratitud y de ser bondadosos nos lleva a refrescar nuestro espíritu y hace crecer nuestra fe.

De la misma forma, cuando se trata de nuestra salud física, si nos enfocamos solamente en lo que no podemos comer o en lo que no podemos hacer, no seremos capaces de mantener los cambios que queramos. Pero si nos enfocamos en traer lo bueno a nosotros y en disfrutar de la abundancia de lo que Dios nos ha dado, nuestro cuerpo, mente y espíritu se fortalecerán. Comenzaremos a ver que caminar en la mañana o leer nuestra Biblia y orar no son cosas que «debemos» hacer, sino oportunidades de las que «nos podemos beneficiar», porque nos rejuvenecen y nos restauran. Cultivaremos una relación diferente con la comida en la que vemos el comer sano como una forma de ser amables con nosotros mismos, de cuidar con amor nuestros cuerpos.

Así es como empieza el cambio de perspectiva. Traemos lo bueno a nosotros no porque «debamos», sino porque anhelamos los beneficios que produce un estilo de vida sano.

Realmente se trata del autodescubrimiento: probar algo nuevo y darte cuenta de que lo disfrutas. Puede ser más simple de lo que pensamos. Descubrirás que el estilo de vida de El plan Daniel está bañado en gracia, una forma de vida diseñada por Dios que trae energía y pasión a tu ser.

Traer lo bueno hacia nosotros se trata de entrar al supermercado o la tienda y encontrar nuevos alimentos sanos que disfrutas. Se trata de aprender a amar los alimentos que también te aman. O puede tratarse de volver a subirte a una bicicleta —algo que no has hecho en mucho tiempo— o nadar por primera vez desde que eras un niño y darte cuenta de lo divertido que es.

A medida que hagas estas cosas, tu perspectiva cambia. En vez de decirte a ti mismo: «No puedo hacerlo, es demasiado difícil», imagínate pensando: «Aprender y probar nuevas cosas es genial, y voy a hacer más de esto». Ahora la vida se convierte en una aventura con una lista de infinitas oportunidades por descubrir.

Cada uno de nosotros está en un lugar diferente en cuanto a nuestra salud, pero los cinco Esenciales abren la puerta al cambio. Comienza tal como estés. Comienza con una cosa, pero hazlo. A lo mejor te propondrás la meta, en fe, de pasar más tiempo leyendo la Palabra de Dios y ser renovado por sus promesas. O puedes comenzar comiendo verdaderos alimentos completos. El mejor lugar para comenzar es donde estás. A medida que te enfoques en el progreso, y no en la perfección, serás equipado para correr la carrera que Dios ha preparado para ti.

CORRE TU CARRERA

Antes de las Olimpiadas de 1968 en la Ciudad de México, John Stephen Akhwari, de Tanzania, era simplemente otro corredor de maratón. Un corredor de calibre olímpico, sí. Había ganado maratones en África, habiendo corrido en menos de dos horas y media.

Fácilmente calificó para las Olimpiadas. No obstante, en la Ciudad de México, Akhwari se encontró con un obstáculo con el que nunca había luchado: la altitud, que le causaba graves calambres en los músculos de las piernas. Aun así, siguió corriendo. Entonces, aproximadamente a la mitad de la carrera, se enredó con algunos otros corredores y se cayó. Se dislocó la rodilla, se arañó la pierna y se hizo daño en el hombro al caer. Pero no paró. Con terribles lesiones y músculos contraídos que le hacían ir más despacio, no sin dificultad terminó la carrera. Fue una de las setenta y cinco personas que comenzaron la carrera, y el último de las cincuenta y siete que la terminaron.

Cuando finalmente entró al estadio para correr la última vuelta, solo un par de miles de personas estaban allí para verlo terminar la carrera. Terminó último con una gran diferencia, a más de una hora del ganador. Este valiente corredor fue aclamado mientras daba la vuelta a la ya oscurecida pista. Aunque parecía que Akhwari había perdido la carrera, todos los que lo vieron terminar sabían que era un ganador.

Más adelante, en una entrevista, un reportero le preguntó: «¿Por qué no renunciaste cuando estabas herido y amoratado, sangriento, y decepcionado?». Su respuesta: «Mi país no me envió desde 8.000 kilómetros (5.000 millas) para empezar la carrera; me envió desde 8.000 kilómetros para terminar la carrera».[1]

Queremos equiparte para correr la carrera a la que Dios te ha llamado a fin de que puedas terminarla bien. A veces esto significa levantarte cuando te caes y continuar hacia adelante a pesar de lo lento que parezca que vas.

Un paso crucial para correr bien la carrera es quitar aquellas cosas que nos detienen. Hebreos 12.1 nos dice: «Por lo tanto [...] quitémonos todo peso que nos impida correr, especialmente el pecado que tan fácilmente nos hace tropezar. Y corramos con perseverancia la carrera que Dios nos ha puesto por delante» (NTV).

No correrías un maratón con un abrigo de invierno puesto. Si lo hicieras, podrías realizar un esfuerzo increíble, ¡pero nunca terminarías la carrera! Parece un ejemplo ridículo, ¿no crees? Pero muchos de nosotros no sabemos por qué nuestros esfuerzos parecen producir tan pequeños resultados. Nos frustramos: «¡Estoy trabajando tan duro, pero siento que no estoy avanzando! ¿Por qué esto es tan difícil?».

Es tiempo de quitarse el abrigo. Lo que te esté retrasando, déjalo atrás. ¿Cuál es la carrera que Dios tiene preparada para ti? Para responder a esto, primero debes ser honesto contigo mismo y pedirle a él que guíe tu camino.

Muchos de nosotros estamos perdiendo energía porque nunca nos hemos tomado el tiempo de pensar qué es lo que está ocurriendo en nuestra vida. El doctor Hyman recomienda que simplemente escribas una lista de todo lo que te da energía y todo lo que te quita energía. Incluye a todas las personas, lugares, cosas, experiencias, pensamientos, sentimientos y alimentos. ¿Qué es lo que te está retrasando? ¿Qué es lo que te produce gozo y te hace prosperar? ¿Qué hábitos te animan y qué hábitos te estorban?

Entonces, cada semana, proponte librarte de una de las cosas que te quita energía y añadir una que te dé energía. Este es un ejercicio revelador que puedes hacer antes de determinar tus metas y pasos para los siguientes 40 días.

Las cosas que te quitan energía normalmente pueden dividirse en tres categorías: hábitos no saludables (como no dormir lo suficiente, fumar, o comer comida chatarra), emociones no saludables (como preocupación, negatividad o ira), o relaciones no saludables (que podrían ser tóxicas o de codependencia). Simplemente percatarse de ellas es el primer paso hacia el cambio, hacia superar los obstáculos. Pasar un poco de tiempo evaluándote a ti mismo, considerando tus hábitos, es el primer paso hacia vivir un estilo de vida sano. Entonces estarás listo para escribir y fijar algunas metas iniciales.

A medida que comiences a incorporar las metas que anhelas conseguir, ¿estás buscando una fuente infinita de energía que te ayude a seguir adelante? ¿Estás listo para conectarte a un abundante suministro de amor y ánimo? La mayor fuente de energía al alcance de todos nosotros es simplemente el amor de Dios. Él proporciona el poder para cambiar.

Él quiere que seas lleno de su poder. Anhela llenarte de su amor. Es sorprendente que nos haya llamado para ser sus hijos y que su amor por nosotros nunca acabe. Él está esperando que aceptemos y recibamos su amor. Esto suena a una invitación de bienvenida, ¿no crees? Adelante, ábrela.

Estar cerca de tu Creador, tener tiempos de intimidad con nuestro Padre, es fundamental para nuestra vida aquí en la tierra. Es en esos tiempos a solas con él donde recibirás y entenderás su voluntad para tu vida.

REFLEXIONA SOBRE TU VIAJE

El final de este libro no es el final del camino. Al contrario, es el lugar donde tu viaje comienza. Cuarenta días para una vida más sana es un impulso en la salida. Para continuar creciendo y seguir adelante, es fundamental reflexionar sobre nuestras vidas. Por esto es tan importante llevar la cuenta de tu progreso. Tenemos un diario, o una aplicación para el móvil, lo que tú prefieras. Sea cual sea tu decisión, te animamos a que documentes tu viaje. Podemos perdernos cuán lejos hemos llegado si nunca tomamos el tiempo para mirar atrás y ver los altibajos que hubo en el camino y darle gracias a Dios por lo lejos que nos ha llevado.

Reflexionar sobre tu viaje te ayudará a averiguar cuál es tu siguiente pequeño paso. Como a menudo dice el pastor Warren, no puedes manejar lo que no mides. Documentar tu progreso es práctico, y a medida que progreses, te motivarás para continuar.

Incluso los obstáculos en tu viaje te pueden ayudar a seguir adelante. Si prestas atención y documentas tu progreso, un mal día te da buenos datos. Cuando tu progreso flaquea, presta atención. No te juzgues a ti mismo, sino aprende de tus errores, como hablamos en el capítulo 6. ¿Qué causa obstáculos en tu alimentación o tu ejercicio? ¿Es cuando tienes demasiadas tareas? ¿Es cuando no duermes lo suficiente? Presta atención a los patrones, ciclos y reacciones; no para golpearte a ti mismo o sentir culpa, sino para que tengas más información sobre la cual tomar decisiones más sanas en el futuro.

> Como parte de El plan Daniel, te llevas una aplicación GRATIS con recetas, ejercicios y herramientas sociales para conectarte con otros. Visita www.elplandaniel.com.

En El plan Daniel no hay condenación o culpa. Todos cometemos errores. La meta es aprender de ellos y establecer nuevos patrones en las áreas en las que más los necesitamos. Cuando documentamos nuestras victorias al igual que nuestros reveses, vemos que la gracia de Dios es suficiente, y su amor es más grande que cualquiera de nuestras debilidades.

Steven Komanapalli pudo comprobar que esto es cierto. En el capítulo 2 leíste sobre Steven, quien pesaba más de 145 kilos (320 libras) y afrontaba varios problemas de salud. Al vivir el estilo de vida de El plan Daniel, Steve es un hombre transformado. Ya sabes que perdió peso, mejoró sus niveles de colesterol y azúcar en la sangre, y dejó a un lado la mayoría de su medicación.

Steven también comenzó a andar y orar cada día con dos amigos. Ese fue un pequeño primer paso, pero le fortaleció para dar más pasos. Steven se enfocó en dejar toda su ansiedad sobre Dios, llenando su corazón y su alma con Dios en vez de encontrar su consuelo en la comida. Según va reflexionando sobre su viaje, Steven sabe que tener amigos que lo ayuden es crucial. Se siente menos hambriento y más enérgico. Se levanta fácilmente de la cama cada mañana, sintiéndose bien descansado, algo que fue incapaz de hacer durante veinte años.

Cuando Steven reflexiona sobre su viaje, se sorprende. Documentar su progreso regularmente produjo el ánimo necesario para continuar haciendo todos los cambios que ahora disfruta. Vivir el estilo de vida no solo le ha causado salud, sino también gran gozo. Ahora lidera un grupo de hombres e inspira a otros a vivir vidas más sanas. Steven dice que no hay límites para su éxito, porque Dios no tiene límites.

TODO ES POSIBLE

Nuestro mayor deseo es que te unas a El plan Daniel y a los cinco Esenciales, dándole la bienvenida a la salud a cada área de tu vida. Escoge creer que todas las cosas son posibles con Dios. Sé amable contigo mismo, y confía en él. Haz de la Palabra de Dios una parte diaria de tu vida, y sus promesas y verdades restaurarán todo lo que esté roto; su amor te impulsará a una nueva manera de pensar, a una forma sana de afrontar cada día.

Invita a otros a que te acompañen en este viaje. Disfruta de los logros que Dios pone a medida que escribe tu historia. Celebra tu éxito. Comparte tus dificultades. Cambia de sentido cuando sea necesario. Transforma los fracasos en guías que te ayudan y no te descarrilan. Ten comunión y mantenla, dándole la bienvenida al poder de Dios a cada área de tu vida. Esta es la salsa secreta de El plan Daniel: llegar a estar sanos juntos, a la manera de Dios y con el poder de Dios.

Cada uno de los cinco Esenciales —fe, alimentación, ejercicio, enfoque y amistades— son justamente eso: esenciales. Ninguno de ellos es menos importante que otro. Y cada uno se complementa con los demás: cuando te sientes débil en un esencial, hacer cambios positivos en los demás ayuda a restaurar tu esperanza. A medida que avanzas hacia hacer parte de tu estilo de vida diario los principios que engloban los cinco Esenciales, tendrás la fuerza para crear el cambio, sostenerlo y mantener tu motivación. Los viejos estribillos se reescriben, nuevas historias son reveladas, y la vida se convierte en una aventura impulsada por la fe, la esperanza y el amor.

Reflexiona y da un paso...

Vivir el estilo de vida de El plan Daniel es cosa de gracia y paciencia; una forma de vida que honra a Dios e infunde nueva vida a tu cuerpo, mente y espíritu. Piensa en los siguientes pasos que te gustaría dar y las nuevas metas que te gustaría establecer para el viaje que te espera. Confiamos en que Dios tiene mucho más preparado para ti a medida que continúas siguiendo sus planes.

Capítulo 9

Daniel el fuerte:

RETO DE EJERCICIOS PARA 40 DÍAS

Comienza a mover tu cuerpo

Para ayudarte a comenzar tu viaje de ejercicios hemos creado «Daniel el fuerte: reto de ejercicios para 40 días» con ejercicios diarios sugeridos: lo que nos gusta llamar tu «juego del día» para ayudarte a alcanzar tus metas deseadas en cuanto a forma física. Tu reto de ejercicios para llegar a ser un Daniel el fuerte es hacer ejercicio seis días por semana durante los siguientes 40 días.

Te mostraremos lo fácil que puede ser mover tu cuerpo durante los próximos 40 días con un plan fácil de seguir. En primer lugar, verás de un vistazo un plan para 40 días, y después un calendario más detallado, día por día, de 10 días de ejercicios. Este programa de 10 días te proporcionará un esquema para crear tu propio plan de ejercicios de Daniel el fuerte, permitiéndote incluir ejercicios que puede que prefieras en lugar de nuestras sugerencias. También te hemos proporcionado varios niveles de ejercicios entre los que podrás escoger, basándote en tus limitaciones de tiempo, metas, intereses y una manera de hacer progreso de modo seguro. Además, te hemos dado tus siguientes pasos después de haber completado tu reto de ejercicios para 40 días.

NIVELES DE DANIEL EL FUERTE

Puedes escoger entre tres niveles de ejercicio, dependiendo de dónde estés en tu forma física en este momento.

Daniel el fuerte 1 está recomendado para individuos que están comenzando, reiniciando, o tienen límites de tiempo. Los movimientos

DANIEL EL FUERTE
RETO DE EJERCICIOS PARA 40 DÍAS DE UN VISTAZO

DÍA 1	DÍA 2	DÍA 3	DÍA 4	DÍA 5	DÍA 6	DÍA 7
Aeróbicos y estiramiento	Entrenamiento de fuerza	Aeróbicos y estiramiento	Entrenamiento de fuerza	Aeróbicos y estiramiento	Entrenamiento de fuerza	Descanso

DÍA 8	DÍA 9	DÍA 10	DÍA 11	DÍA 12	DÍA 13	DÍA 14
Aeróbicos y estiramiento	Entrenamiento de fuerza	Aeróbicos y estiramiento	Entrenamiento de fuerza	Aeróbicos y estiramiento	Entrenamiento de fuerza	Descanso

DÍA 15	DÍA 16	DÍA 17	DÍA 18	DÍA 19	DÍA 20	DÍA 21
Aeróbicos y estiramiento	Entrenamiento de fuerza	Aeróbicos y estiramiento	Entrenamiento de fuerza	Aeróbicos y estiramiento	Entrenamiento de fuerza	Descanso

DÍA 22	DÍA 23	DÍA 24	DÍA 25	DÍA 26	DÍA 27	DÍA 28
Aeróbicos y estiramiento	Entrenamiento de fuerza	Aeróbicos y estiramiento	Entrenamiento de fuerza	Aeróbicos y estiramiento	Entrenamiento de fuerza	Descanso

DÍA 29	DÍA 30	DÍA 31	DÍA 32	DÍA 33	DÍA 34	DÍA 35
Aeróbicos y estiramiento	Entrenamiento de fuerza	Aeróbicos y estiramiento	Entrenamiento de fuerza	Aeróbicos y estiramiento	Entrenamiento de fuerza	Descanso

DÍA 36	DÍA 37	DÍA 38	DÍA 39	DÍA 40
Aeróbicos y estiramiento	Entrenamiento de fuerza	Aeróbicos y estiramiento	Entrenamiento de fuerza	Aeróbicos y estiramiento

**3 Días de aeróbicos/estiramiento
+ 3 Días de entrenamiento de fuerza = 6 Días/semana**

recomendados en este nivel están pensados para ayudarte de modo lento y seguro a incorporar el ejercicio a una vida ajetreada.

Daniel el fuerte 2 está recomendado para individuos que han hecho ejercicio ocasionalmente o tienen la capacidad y el deseo de pasar un poco más de tiempo haciendo ejercicio. Los ejercicios en este nivel están pensados para ayudarte a avanzar un poco, desafiándote progresivamente a llegar a ser un Daniel el fuerte.

Daniel el fuerte 3 está diseñado para individuos que ya están activos y preparados para un reto avanzado. Las rutinas que se encuentran aquí llevarán tu puesta en forma a otro nivel. En este nivel, encontrarás multitud de movimientos y entrenamientos desafiantes. Los ejercicios

EJERCICIOS SUGERIDOS

NIVEL	EJERCICIO AERÓBICO O JUEGOS ACTIVOS	ESTIRAMIENTO O RELAJACIÓN	ENTRENAMIENTO DE FUERZA
DANIEL EL FUERTE 1	• Caminar • Ciclismo • Subir escaleras • Cualquier JUEGO de las páginas 172-73	• Estiramientos de cuello • Rotación de hombros • Alternar toques de dedos de los pies	• Sentadillas • Flexiones en escritorio o modificadas • Apoyos en escritorio o modificados • Pasos largos frontales
DANIEL EL FUERTE 2	• Caminar/Correr • Saltar a la cuerda • Baloncesto competitivo • Clases de fitness • Cualquier JUEGO de las páginas 172-73	• De pie alcanzar los hombros • Pasos largos e inclinación • Caminar con pasos altos • Sentadilla codo a pie	• Sentadillas con brazos en la cabeza o sentadillas con mancuernas • Flexiones estilo militar • Apoyos, apoyos laterales • Sentadillas frontales o sentadillas frontales con mancuernas • Movimientos metabólicos: alto ritmo, alta intensidad (por ej., fuertes saltos, sentadillas con salto)
DANIEL EL FUERTE 3	Visita www.elplandaniel.com para encontrar ejercicios del nivel 3.		

del nivel 3 están en línea; visita www.elplandaniel.com para más información.

¿Qué nivel es mejor para mí?

Basándote en tus intereses, metas, límites de tiempo y actual nivel de forma, elige el nivel que mejor encaje contigo. No importa qué nivel escoges, siempre haz 5 minutos de estiramiento antes de comenzar cualquier ejericio aeróbic o de fuerza. Siéntete libre para cambiar las actividades sugeridas que se encuentran en los niveles 1 y 2 en las siguientes páginas por los ejercicios o movimientos enumerados en el capítulo 5 que disfrutarías más. Por ejemplo, si sugerimos caminar durante 20 minutos hoy y tú prefieres correr o montar en bicicleta, sencillamente sustituye la actividad y realízala durante al menos 20 minutos. O si hicimos una recomendación para entrenamiento de fuerza y tú prefieres hacer algo como una clase de Pilates, realiza el cambio. Recuerda que la meta es ayudarte a que te muevas y que sigas moviéndote diariamente.

¿Cómo sigo haciendo del ejercicio una parte regular de mi vida?

Después de haber terminado «Daniel el fuerte: Reto de ejercicios para 40 días», te alentamos a avanzar al siguiente nivel de ejercicios (por ej., si estás en el nivel 1, avanza al nivel 2; si estás ahora en el nivel 2, avanza al nivel 3) o visita *www.elplandaniel.com* para encontrar más entrenamientos, ejercicios y recursos. Visita *www.elplandaniel.com* o utiliza la aplicación El plan Daniel para encontrar todo el aliento, el apoyo y la enseñanza que necesitas para ser un Daniel el fuerte.

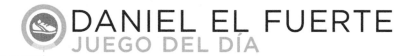

DANIEL EL FUERTE
JUEGO DEL DÍA

DÍA 1

Realiza las siguientes actividades (o cámbialas por otras actividades aeróbicas que se encuentran en las páginas 172–73 o en *www.elplandaniel.com*).

NIVEL 1:

Aeróbic: Da un paseo a buen ritmo durante 10–20 minutos.

Estiramiento: De pie, estiramientos de cuello; ora o medita mientras los haces. Realiza este estiramiento durante 10 a 15 segundos a cada lado en tu escritorio o cuando estás en casa a lo largo del día. (Ver ilustración en página 280.)

NIVEL 2:

Aeróbic: Da un paseo rápido durante 20–30 minutos, camina/corre, entrenamiento de intervalos, o carrera.

Estiramiento: Realiza

- ☐ De pie, alcanzar los hombros
- ☐ Sentadillas e inclinación
- ☐ Caminar con pasos altos

Realiza cada estiramiento o movimiento (ver ilustraciones en las páginas 280–281) durante 10 a 15 segundos en cada lado (o 5 veces por cada lado de tu cuerpo) antes y/o después de tu ejercicio aeróbico o a lo largo del día en el trabajo o en casa. Da gracias a Dios por la bendición de tener un cuerpo que se mueve.

DÍA 2

Realiza las siguientes actividades (o cámbialas por otras actividades aeróbicas que se encuentran en las páginas 174–75 o en *www.elplandaniel.com*).

NIVEL 1

Fuerza: Realiza una serie de 8–10 repeticiones (o tantas como puedas):

☐ Sentadillas

☐ Flexiones en escritorio o modificadas

(Ver ilustraciones en la página 282.)

NIVEL 2:

Fuerza: Realiza tantas repeticiones como puedas de cada ejercicio siguiente en 20 segundos. Después descansa 10 segundos entre ejercicios. Cuando hayas terminado todos los ejercicios, descansa durante 2 minutos. Completa una serie adicional para un total de dos series:

☐ Sentadillas con manos en la nuca: 20 segundos/10 segundos de descanso

☐ Correr sin avanzar: 20 segundos/10 segundos de descanso

☐ Flexiones militares: 20 segundos/10 segundos de descanso

☐ Correr sin avanzar: 20 segundos/10 segundos de descanso

☐ Pasos largos frontales (lados alternos): 20 segundos/10 segundos de descanso

☐ Apoyos con codo: 20 segundos/10 segundos de descanso

☐ Correr sin avanzar: 20 segundos/descanso

(Ver ilustraciones en las páginas 282–83.)

DÍA 3

Realiza las siguientes actividades (o cámbialas por otras actividades aeróbicas que se encuentran en las páginas 172-73 o en *www.elplandaniel.com*).

NIVEL 1

Aeróbic: Da un paseo o monta en bicicleta durante 10-20 minutos.

Estiramiento:

☐ Estiramientos de cuello de pie

☐ Rotación de hombros de pie

Completa cada movimiento durante 10 segundos en cada lado (o de 5 a 10 veces para cada hombro) en tu escritorio o cuando estés en casa a lo largo del día. (Ver ilustración en la página 280.) Ora o medita en la Escritura durante estos movimientos de estiramiento.

NIVEL 2:

Aeróbic: Da un paseo rápido durante 20-30 minutos, camina/corre, entrenamiento de intervalos, o carrera.

Estiramiento:

☐ De pie, alcanzar los hombros

☐ Sentadillas e inclinación

☐ Caminar con pasos altos

Realiza cada estiramiento o movimiento durante 10 a 15 segundos en cada lado (o de 5 a 10 veces por cada lado) antes y/o después de tu ejercicio aeróbico o a lo largo del día en el trabajo o en casa. (Ver ilustraciones en las páginas 280-81.) Ora o medita en la Escritura durante estos movimientos de estiramiento.

DÍA 4

Realiza las siguientes actividades (o cámbialas por otras actividades aeróbicas que se encuentran en las páginas 174-75 o en *www.elplandaniel.com*).

NIVEL 1:

Fuerza: Realiza una serie de 8-10 repeticiones (o tantas como puedas):

- ☐ Sentadillas
- ☐ Flexiones en escritorio o modificadas
- ☐ Apoyos en escritorio o modificados, sostener durante 10 segundos

(Ver ilustraciones en la página 282.)

NIVEL 2

Fuerza: Realiza tantas repeticiones como puedas de cada ejercicio siguiente en 20 segundos. Después descansa 10 segundos entre ejercicios. Cuando hayas terminado todos los ejercicios, descansa durante 2 minutos y completa una serie adicional para un total de dos series:

- ☐ Sentadillas con manos en la nuca: 20 segundos/10 segundos de descanso
- ☐ Salto fuerte: 20 segundos/10 segundos de descanso
- ☐ Flexiones: 20 segundos/10 segundos de descanso
- ☐ Pasos largos caminando: 20 segundos/10 segundos de descanso
- ☐ Salto fuerte: 20 segundos/10 segundos de descanso
- ☐ Apoyo con codos: 20 segundos/10 segundos de descanso
- ☐ Salto fuerte: 20 segundos/descanso

(Ver ilustraciones en las páginas 282-84.)

DÍA 5

Realiza las siguientes actividades (o cámbialas por otras actividades aeróbicas que se encuentran en las páginas 172-73 o en *www.elplandaniel.com*).

NIVEL 1:

Aeróbic: Da un paseo a buen ritmo durante 10–20 minutos.

Estiramiento:

- ☐ Rotación de hombros de pie
- ☐ Toques alternos de los dedos de los pies

Completa cada movimiento de 5 a 10 veces (ver ilustraciones en las páginas 280–81), y da gracias a Dios por tu salud mientras mantienes cada estiramiento.

NIVEL 2:

Aeróbic: da un paseo rápido durante 20-30 minutos, camina/corre, entrenamiento de intervalos, o carrera.

Estiramiento:

- ☐ De pie, alcanzar los hombros
- ☐ Sentadillas e inclinación
- ☐ Caminar con pasos altos
- ☐ Sentadillas codo a pie

Realiza cada estiramiento o movimiento durante 10 a 15 segundos en cada lado (o de 5 a 10 veces por cada lado) antes y/o después de tu ejercicio aeróbico o a lo largo del día en el trabajo o en casa. (Ver ilustraciones en las páginas 280–81.) Da gracias a Dios por tu salud mientras mantienes cada estiramiento.

DÍA 6

Realiza las siguientes actividades (o cámbialas por otras actividades aeróbicas que se encuentran en las páginas 174–75 o en *www.elplandaniel.com*).

NIVEL 1:

Fuerza: Realiza una serie de 8–10 repeticiones (o tantas como puedas):

☐ Sentadillas

☐ Flexiones en escritorio o modificadas

☐ Apoyo en escritorio o modificado, sostener durante 10–15 segundos

(Ver ilustraciones en la página 282.)

NIVEL 2:

Fuerza: Realiza tantas repeticiones como puedas de cada ejercicio siguiente en 15 segundos. Después descansa 15 segundos entre ejercicios. Cuando hayas terminado todos los ejercicios, descansa durante 2 minutos. Completa una serie adicional para un total de dos series:

☐ Sentadillas con manos en la nuca: 20 segundos/5 segundos de descanso

☐ Toque de dedos de los pies: 20 segundos/5 segundos de descanso

☐ Flexiones: 20 segundos/5 segundos de descanso

☐ Toque de dedos de los pies: 20 segundos/5 segundos de descanso

☐ Pasos largos caminando: 20 segundos/5 segundos de descanso

☐ Toque de dedos de los pies: 20 segundos/5 segundos de descanso

☐ Apoyo lateral: 20 segundos/5 segundos de descanso

☐ Toque de dedos de los pies: 15 segundos/descanso

(Ver ilustraciones en las páginas 282–83.)

DÍA 7   DESCANSO

DÍA 8

Realiza las siguientes actividades (o cámbialas por otras actividades aeróbicas que se encuentran en las páginas 172–73 o en *www.elplandaniel.com*).

NIVEL 1:

Aeróbic: Da un paseo a buen ritmo durante 15–25 minutos.

Estiramiento:

☐ Estiramientos de cuello

☐ Rotación de hombros de pie

☐ Toques alternos de los dedos de los pies

Realiza cada ejercicio durante 10 segundos (o de 5 a 10 veces) en tu escritorio o cuando estés en casa. (Ver ilustraciones en las páginas 280–81.) Concéntrate en tu respiración y en el hecho de que Dios es el dador de cada aliento que tomas.

NIVEL 2:

Aeróbic: Da un paseo rápido durante 25–35 minutos, camina/ corre, entrenamiento de intervalos, o carrera.

Estiramiento:

☐ De pie, alcanzar los hombros

☐ Sentadillas e inclinación

☐ Pasos altos

☐ Sentadillas codo a pie

Realiza cada estiramiento o movimiento durante 10 a 15 segundos en cada lado (o 5 a 10 veces) antes o después de tu ejercicio aeróbico o a lo largo del día en el trabajo o en casa. (Ver ilustraciones en las páginas 280–81.) Concéntrate en tu respiración y en el hecho de que Dios es el dador de cada aliento que tomas.

DÍA 9

Realiza las siguientes actividades (o cámbialas por otras actividades aeróbicas que se encuentran en las páginas 174–75 o en *www.elplandaniel.com*).

NIVEL 1:

Fuerza: Realiza una serie de 10–12 repeticiones (o tantas como puedas):

- ☐ Sentadillas
- ☐ Flexiones en escritorio o modificadas
- ☐ Pasos largos
- ☐ Apoyo en escritorio, sostener durante 20–30 segundos

(Ver ilustraciones en las páginas 282–83.)

NIVEL 2:

Fuerza: Realiza tantas repeticiones como puedas de cada ejercicio siguiente en 15 segundos. Después descansa 15 segundos entre ejercicios. Cuando hayas terminado todos los ejercicios, descansa durante 2 minutos. Completa una serie adicional para un total de dos series:

- ☐ Sentadillas con manos en la nuca: 20 segundos/5 segundos de descanso
- ☐ Sentadillas con salto: 20 segundos/5 segundos de descanso
- ☐ Flexiones: 20 segundos/5 segundos de descanso
- ☐ Sentadillas con salto: 20 segundos/5 segundos de descanso
- ☐ Pasos largos caminando: 20 segundos/5 segundos de descanso
- ☐ Sentadillas con salto: 20 segundos/5 segundos de descanso
- ☐ Apoyo lateral por debajo: 20 segundos/5 segundos de descanso
- ☐ Sentadillas con salto: 20 segundos/5 segundos de descanso

(Ver ilustraciones en las páginas 282–84.)

DÍA 10

Realiza las siguientes actividades (o cámbialas por otras actividades aeróbicas que se encuentran en las páginas 174-75 o en *www.elplandaniel.com*).

NIVEL 1:

Aeróbic: da un paseo a buen ritmo o monta en bicicleta durante 15-25 minutos.

Estiramiento:

- ☐ Estiramientos de cuello
- ☐ Rotación de hombros de pie
- ☐ Toques alternos de los dedos de los pies
- ☐ Alcanzar los hombros de pie

Completa cada movimiento durante 10 segundos (o de 5 a 10 veces) en tu escritorio o cuando estés en casa. (Ver ilustraciones en las páginas 280–81.) Ora o medita en la Escritura mientras sostienes cada estiramiento.

NIVEL 2:

Aeróbic: da un paseo rápido durante 25–35 minutos, camina/corre, entrenamiento de intervalos, o carrera.

Estiramiento:

- ☐ De pie, alcanzar los hombros
- ☐ Sentadillas e inclinación
- ☐ Patadas altas
- ☐ Sentadillas codo a pie

Realiza cada movimiento durante 10 a 15 segundos en cada lado (o 5 a 10 veces). (Ver ilustraciones en las páginas 280–81.) Ora o medita en la Escritura mientras sostienes cada estiramiento.

DÍAS 11 - 20

NIVEL 1:

Pasa al Nivel 2 y realiza las instrucciones para los días 1–10.

O

Fuerza: Permanece en el Nivel 1, y aumenta el número de repeticiones de los ejercicios de entrenamiento de fuerza hasta 12–15 repeticiones. (Aumenta también tu ejercicio de apoyo hasta 30 segundos). Si estás a ese ritmo, completa dos series totales de ejercicios para los días 11, 13, 16, 18 y 20.

Aeróbic: Permanece en el Nivel 1 y aumenta tu ejercicio aeróbico hasta 20–30 minutos. Haz ejercicios como caminar a buen ritmo o un paseo/carrera ligero para los días 12, 15, 17 y 19.

Estiramiento: Añade un estiramiento adicional a tu rutina para los días 12, 15, 17 y 19.

NIVEL 2:

Pasa al Nivel 3 visitando *www.elplandaniel.com.*

O

Fuerza: Permanece en el Nivel 2, y aumenta la duración de cada ejercicio de fuerza a 20 segundos. Haz tantas repeticiones como puedas en 20 segundos. Descansa 10 segundos entre cada ejercicio. Completa de dos a tres series para los días 11, 13, 16, 18 y 20, y descansa 1,5 a 2 minutos entre series.

Aeróbic: Permanece en el Nivel 2, y aumenta tu ejercicio aeróbico hasta 30–40 minutos. Haz ejercicios como caminar/correr, saltar la cuerda, carrera, baloncesto o entrenamiento de intervalos para los días 12, 15, 17 y 19.

Estiramiento: Añade un estiramiento adicional a tu rutina para los días 12, 15, 17 y 19.

DÍAS 21 – 30

NIVEL 1:

Pasa al Nivel 2 y realiza las instrucciones para los días 1–10 en los días 21–30.

O

Fuerza: Permanece en el Nivel 1, y aumenta el número de repeticiones de los ejercicios de entrenamiento de fuerza hasta 15 repeticiones (20–30 segundos para el ejercicio de apoyo) y completa dos series totales de ejercicios para los días 23, 25, 27 y 30.

Aeróbic: Permanece en el Nivel 1, y aumenta tu ejercicio aeróbico hasta 25–35 minutos. Haz ejercicios como caminar a buen ritmo o un paseo/carrera ligera para los días 22, 24, 26 y 29.

Estiramiento: Añade un estiramiento adicional a tu rutina para los días 22, 24, 26 y 29.

NIVEL 2:

Pasa al Nivel 3 visitando *www.elplandaniel.com*.

O

Fuerza: Permanece en el Nivel 2, y sigue realizando tantas repeticiones como puedas en 20 segundos. Descansa 10 segundos entre cada ejercicio. Pero ahora completa de tres a cuatro series para los días 23, 25, 27 y 30. También, disminuye tu intervalo de descanso a 1 ó 1,5 minutos entre series.

Aeróbic: Permanece en el Nivel 2, y aumenta tu ejercicio aeróbico hasta 35–45 minutos. Haz ejercicios como caminar/correr, saltar la cuerda, carrera, baloncesto o entrenamiento de intervalos para los días 22, 24, 26 y 29.

Estiramiento: Añade un estiramiento adicional a tu rutina para los días 22, 24, 26 y 29.

DÍAS 31 – 40

NIVEL 1:

Pasa al Nivel 2, y realiza las instrucciones para los días 1–10 en los días 31–40.

O

Fuerza: Permanece en el Nivel 1, y aumenta el número de repeticiones de los ejercicios de entrenamiento de fuerza hasta 15–20 repeticiones (30 segundos para el ejercicio de apoyo) y completa de dos a tres series de todos los ejercicios para los días 32, 34, 37 y 39.

Aeróbic: Permanece en el Nivel 1, y aumenta tu ejercicio aeróbico hasta 30–45 minutos. Haz ejercicios como caminar a buen ritmo o un paseo/carrera ligera para los días 31, 33, 36, 38 y 40.

Estiramiento: Añade un estiramiento adicional a tu rutina para los días 31, 33, 36, 38 y 40.

NIVEL 2:

Pasa al Nivel 3 visitando *www.elplandaniel.com*.

O

Fuerza: Permanece en el Nivel 2, y realiza tantas repeticiones como puedas en 30 segundos. Descansa 10–15 segundos entre cada ejercicio. Pero ahora completa cuatro series para los días 32, 34, 37 y 39. También, disminuye tu intervalo de descanso a 1 minuto entre series.

Aeróbic: Permanece en el Nivel 2, y aumenta tu ejercicio aeróbico hasta 40–50 minutos. Haz ejercicios como caminar/correr, saltar la cuerda, carrera, baloncesto o entrenamiento de intervalos para los días 31, 33, 36, 38 y 40.

Estiramiento: Añade un estiramiento adicional a tu rutina para los días 31, 33, 36, 38 y 40.

Actividades aeróbicas/Juegos activos:

1. Caminar
2. Subir escaleras
3. Ciclismo
4. Paseo/correr
5. Carrera
6. Saltar a la cuerda
7. Baloncesto/deportes competitivos
8. Clases para el mantenimiento físico
9. Entrenamiento de intervalos

Actividades aeróbicas y juegos activos adicionales pueden encontrarse en las páginas 172 y 173 o *www.elplandaniel.com.*

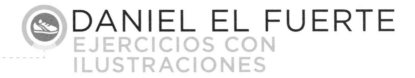

DANIEL EL FUERTE
EJERCICIOS CON ILUSTRACIONES

EJERCICIOS DE ESTIRAMIENTO-RELAJACIÓN

Estiramiento de cuello barbilla a pecho: comienza lentamente a bajar tu cuello haciendo descender tu barbilla hasta tu pecho, y aguanta durante 10–15 segundos.

Estiramiento de cuello oreja a hombro: baja tu oreja derecha hacia tu hombro derecho. Aguanta. Baja tu oreja izquierda hacia tu hombro izquierdo. Aguanta

Rotación de cuello: lentamente, gira tu cuello a la derecha. Tu barbilla estará cerca de tu hombro derecho. Aguanta. Lentamente, gira tu cuello a la izquierda. Tu barbilla estará cerca de tu hombro izquierdo. Aguanta.

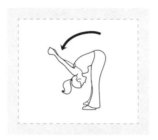

Alcanzar los hombros de pie: pon tus brazos a tus espaldas y entrelaza tus dedos. Levanta los hombros hacia tus orejas, y eleva tus manos separándolas de tu espalda. Lentamente, inclina la cintura, manteniendo la espalda recta, no arqueada. Sigue inclinándote, y levanta tus manos sobre tu cabeza tanto como te resulte cómodo. Al estar totalmente estirado, sentirás tensión en los tendones de las corvas y en los hombros.

Rotación de hombros: permanece de pie con los brazos estirados hacia abajo. Inclina hacia delante ambos hombros y rota. Rota los hombros hacia atrás y hacia abajo. Haz grandes círculos a la vez que mantienes la cabeza erguida.

Toques alternos de los dedos de los pies: de pie, separa los pies tanto como te resulte cómodo. Entonces inclínate hacia una de las piernas e intenta tocar tu pie, o hasta que sientas un cómodo estiramiento en la parte baja de la espalda y las corvas. Ahora intenta tocar el otro pie con el brazo contrario.

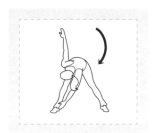

Paso largo e inclinación: mantente de pie con los brazos colgando a ambos lados. Da un paso adelante con tu pierna derecha, y baja tu cuerpo hasta que tu rodilla derecha esté flexionada unos 90 grados. Mientras das el paso, alcanza tu cabeza con el brazo izquierdo e inclina el torso a tu derecha.

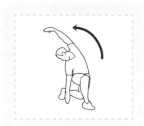

Caminar con pasos altos: mantente erguido con los brazos colgando a ambos lados. Mantén derecha tu rodilla, da un paso alto con tu pierna derecha y estira tu brazo izquierdo para tocarla a la vez que das un paso al frente simultáneamente. (Imagina que eres un soldado británico. En cuanto tu pie derecho toque el piso, repite el movimiento con tu pie izquierdo y tu brazo derecho.)

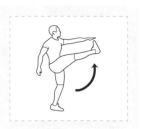

Paso largo codo a pie: refuerza tu torso y da un paso largo hacia delante con tu pierna derecha. Mientras lo haces, inclínate hacia delante con las caderas y pon tu mano izquierda en el piso, de modo que esté en línea con tu pie derecho. Pon tu codo derecho cerca del empeine de tu pie derecho (o tan cerca como puedas), y aguanta. Después, rota el torso hacia arriba y hacia la derecha, elevándote tan alto como te resulte cómodo con tu mano derecha. Repite con la pierna izquierda y el brazo izquierdo.

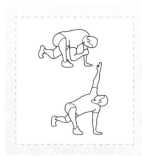

EJERCICIOS DE ENTRENAMIENTO DE FUERZA

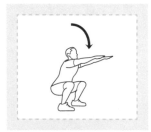

Sentadillas o sentadilla con brazos en la nuca: ponte de pie con tus pies separados a la anchura de los hombros. Mantén los brazos delante de tu cuerpo a nivel de los hombros.

La parte baja de la espalda debería estar arqueada de modo natural. Refuerza tu torso y mantenlo de esa manera.

Desciende tu cuerpo tanto como puedas manteniendo las caderas atrás y flexionando las rodillas, como si te estuvieras sentando. Haz una pausa, y después vuelve lentamente a la posición inicial.

Consejos: mantén tu peso sobre los tobillos, no sobre los dedos de los pies, durante todo el movimiento. Tus rodillas deberían estar sobre el centro de tus pies mientras haces las sentadillas. El torso debería estar todo lo erguido posible. No dejes que la parte baja de tu espalda se arquee.

Para una sentadilla con las manos en la nuca, mantén tus brazos sobre tu cabeza durante el movimiento y las repeticiones.

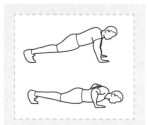

Flexiones: posiciona tus manos ligeramente con mayor amplitud que tus hombros. Tu cuerpo debería formar una línea recta desde los tobillos hasta la cabeza. Refuerza tu abdomen —como si estuvieran a punto de darte un puñetazo en el estómago— y mantén esa contracción durante la duración de este ejercicio. Esto ayuda a tu cuerpo a mantenerse rígido y duplica el entrenamiento del torso. Baja tu cuerpo hasta que tu pecho llegue casi a tocar el piso. Dobla tus codos a medida que bajas el cuerpo de modo que tus brazos formen un ángulo de 45 grados con tu cuerpo en lo más bajo del movimiento. Haz una pausa en lo más bajo y después vuelve a la posición.

Para las flexiones modificadas, en lugar de realizar el ejercicio con las piernas estiradas, dobla las rodillas y cruza los tobillos por detrás. Tu cuerpo debería formar una línea recta desde la cabeza hasta las rodillas.

Apoyo: comienza a ponerte en posición de flexión, pero dobla los codos y descansa tu peso
sobre los antebrazos en lugar de hacerlo sobre las
manos. Tus codos deberían estar directamente
bajo tus hombros. Tu cuerpo debería formar una

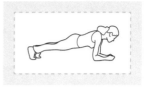

línea recta desde los hombros hasta los tobillos. Refuerza el torso contrayendo abdomen. Aprieta los glúteos. Mantén la posición.

Sobre escritorio o modificado: realiza el movimiento de apoyo utilizando
la posición de flexión o sobre los codos, pero usa un escritorio para apoyarte. O en lugar de estar de puntillas, pon ambas rodillas sobre el suelo.

Apoyo lateral: túmbate sobre tu lado izquierdo
con las rodillas estiradas. Levanta el torso apoyándote en el codo y antebrazo izquierdos. Posiciona tu codo por debajo del hombro. Refuerza el
torso contrayendo con fuerza el abdomen como
si estuvieran a punto de darte un puñetazo en el

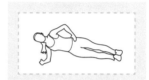

estómago. Levanta las caderas hasta que tu cuerpo forme una línea recta
desde los tobillos hasta los hombros. Tu cabeza debería permanecer en
línea con tu cuerpo. Mantén esta posición durante la cantidad de tiempo
determinado a la vez que respiras profundamente.

Apoyo lateral por debajo: levanta tu cuerpo hasta la posición de apoyo
lateral, y comienza con tu brazo derecho estirado hacia arriba de modo que
esté perpendicular al piso. Lleva tu mano derecha por debajo y detrás del
torso, y después vuelve a elevar el brazo hasta volver a la posición inicial.

Pasos largos: comienza de pie con los brazos abajo, cruza los brazos por
delante del pecho, o pon tus manos sobre las caderas o detrás de las orejas.
Da un paso adelante con tu pierna derecha y baja lentamente el cuerpo
hasta que tu rodilla esté doblada tratando de acercarte todo lo posible a
los 90 grados. Haz una pausa, y después impúlsa-
te hasta la posición inicial tan rápidamente como
puedas. Hazlo alternando las piernas después de
cada repetición.

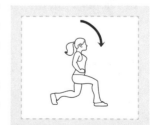

Pasos largos caminando: en lugar de regresar a
tu posición inicial, adelanta el pie de atrás y pasa
a hacer un paso largo sobre esa pierna.

MOVIMIENTOS METABÓLICOS

Estos movimientos crean un ejercicio aeróbico rápido y de alta intensidad.

Saltos enérgicos: levanta la rodilla derecha hacia la cadera a la vez que estiras el brazo izquierdo por encima de la cabeza. Cae sobre la punta de tu pie izquierdo, y después alterna el movimiento de salto con el brazo y la pierna contrarios.

Sprints en escaleras: sube un tramo de escaleras tan rápidamente como puedas.

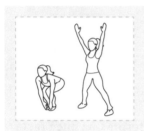

Saltos tocando los dedos de los pies: de pie con los pies juntos, los brazos a los lados. Dobla las rodillas y haz una sentadilla, llevando las puntas de los dedos hasta los pies (y si puedes, toca los dedos de los pies). Rápidamente da un salto y abre brazos y piernas, cayendo en la posición tradicional del salto de tijera.

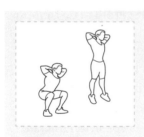

Sentadilla con salto: pon tus dedos en la parte trasera de la cabeza y echa hacia atrás los codos para que estén en línea con tu cuerpo. Con tus pies abiertos a la anchura de los hombros, empuja hacia atrás las caderas, dobla las rodillas y baja hasta que tus muslos estén paralelos al piso. Tu torso debería permanecer todo lo erguido posible. No dejes que la parte baja de la espalda gire. Mantén tu peso sobre los tobillos, no sobre los dedos de los pies. Tus rodillas deberían estar por encima del centro de tus pies durante la sentadilla.

Empuja del suelo para que des un salto. Aterriza suavemente y regresa a la posición inicial.

Capítulo 10

Planes de comidas para 40 días

COME PARA ESTAR SANO

Basado en ingredientes auténticos y completos, el plan de comidas para 40 días (y La detoxificación de El plan Daniel) ofrece comidas con una equilibrada proporción de macronutrientes para nivelar el azúcar en la sangre, los niveles hormonales y la estabilidad del estado anímico, y además promueve la salud cardiovascular. Ingerir comidas pequeñas, sanas y frecuentes a lo largo del día no solo te ayudará a mantener tu energía, sino que además activará tu metabolismo. Esta manera de comer es la más eficaz para perder grasa y mantener la masa muscular saludable. Te sentirás satisfecho sin esa sensación de «empacho».

Este plan te ayudará a desarrollar el hábito de conseguir una nutrición equilibrada y completa que sea fácil para tu rutina diaria. Te damos un esquema de 10 días que te servirá como gráfico para planificar con antelación. Descubrirás que preparar comidas con antelación te ayudará a mantenerlo. Así que usarás esta misma tabla para los siguientes 30 días, pero puedes intercambiar opciones de comidas o aperitivos para diferentes días a fin de que tus elecciones se mantengan frescas. Copia la lista de la compra para llevarla al supermercado con el fin de que te resulte más fácil.

Este plan alimentario incluye una combinación de comidas que necesitan una receta (las cuales están en las páginas 304–31 después de los gráficos del plan de comida) y otras que no necesitan nada salvo la descripción dada. Cada plato es sencillo de preparar con ingredientes que puedes encontrar en cualquier tienda. Ten la libertad de intercambiar frutas y verduras según la temporada o tus gustos. Explora diferentes especias y hierbas para añadir sabor. Lleva a tu familia y amigos a la cocina para que participen de la creación de las comidas. Cuando sigues el enfoque de El Plan Daniel, cada bocado cuenta mucho más.

Nota: aunque veas escrito en primer lugar el plan esencial de comidas, animamos a todos a empezar con «La detoxificación de El plan Daniel» para que vean cómo su cuerpo se siente mucho mejor. Seguir el plan de detoxificación durante un mínimo de 10 días puede que sea lo mejor para que lo uses de una forma regular si tienes problemas con el gluten o los lácteos; te sentirás mucho mejor sin ellos.

Más recetas

Visita *www.elplandaniel.com* para ver más recetas que usen auténticos alimentos completos como platos principales deliciosos, acompañamientos y aperitivos. Igualmente, consigue una copia de *El recetario de El plan Daniel: Comer saludable de por vida* para ver recetas exclusivas de los distinguidos chefs de El plan Daniel.

PLAN DE COMIDAS PARA 40 DÍAS

Las comidas que se corresponden con una receta están en **negrita**: encontrarás las recetas en las páginas 304-31.

	DÍA 1	DÍA 2	DÍA 3	DÍA 4	DÍA 5
DESAYUNO	**Batido de fresas, chocolate y coco**	Panecillo de desayuno: 1 huevo revuelto, 2 rebanadas de béicon de pavo asado sin nitratos o aguacate en panecillo inglés de grano germinado o entero	**Licuado de arándanos, espinacas y linaza**	1 t. de copos de avena suaves o cortados a máquina con ½ t. de leche de almendras y ½ t. de fresas y plátanos	Taco de desayuno: 1 huevo revuelto con ¼ de aguacate, tomate rebanado y albahaca enrollados en una tortilla integral
APERITIVO	⅓ t. **humus de alcachofas** con palitos de verdura cruda (apio, zanahoria, pepino y jícama)	Manzana pequeña con 25 almendras crudas	**1 bocado energético rápido**	2 cuch. de **garbanzos crujientes** con 25 gr. de queso duro	Pera o manzana pequeña con 1 cuch. de crema de almendras
ALMUERZO	½ t. de quinoa con coliflor, brócoli, zanahorias al vapor y **aliño para ensaladas antioxidante**	Envuelto de pechuga de pavo baja en sal y sin nitratos con tomate, lechuga y 2 cuch. de **humus de alcachofas**	**Sopa de verduras, lentejas y salchichas de pollo**	**Salmón al grill con marinado cítrico** con **ensalada de sandía y verdes**	**Envuelto de pollo al grill con marinado cítrico** con 2 cuch. de humus de alcachofas, lechuga romana y ¼ de aguacate
MERIENDA	2 cuch. de **garbanzos crujientes** con 1 palito de queso mozzarella	1 pieza de fruta con bajo índice glucémico más 25 almendras crudas	**Salsa baba ganoush** con palitos de verduras crudas (apio, zanahoria, pepino y jícama)	**1 bocado energético rápido**	**Batido de fresas, chocolate y coco**
CENA	Hamburguesa sin tapa de carne molida de ternera o pavo en ½ panecillo inglés integral con espinacas, tomate y 1 cuch. de aguacate	**Brochetas de pollo con marinado cítrico** con arroz integral y **ensalada de sandía y verdes**	**Salmón al grill con marinado cítrico** y quinoa y espárragos al grill o asados	Kofta de cordero al grill y ensalada verde	**Sopa de verduras, lentejas y salchichas de pollo** con acompañamiento de quinoa o arroz integral
ANTOJOS SANOS	1 pieza de fruta troceada y espolvoreada con canela	**Copa de mousse de aguacate al chocolate negro**	**Ensalada de pomelo y granada con coco**	**Paletas heladas de plátano al chocolate y nueces**	Ensalada de fruta troceada

PLAN DE COMIDAS PARA 40 DÍAS

Las comidas que se corresponden con una receta están en **negrita**; encontrarás las recetas en las páginas 304-31.

	DÍA 6	DÍA 7	DÍA 8	DÍA 9	DÍA 10
DESAYUNO	**Bol de desayuno energético de trigo bulgur**	Panecillo de desayuno: 1 huevo revuelto, 2 rebanadas de béicon de pavo asado sin nitratos o aguacate en panecillo inglés de grano germinado o entero	**Batido energético de mango y coco**	2 huevos cocidos con una taza de fruta variada	2 huevos cocidos con una taza de fruta variada
APERITIVO	**Batido proteico de bayas**	2 cuch. de frutos secos y 25 gr. de queso duro	**Salsa cremosa de zanahorias** con aperitivos integrales o verduras crudas	2 cuch. de **revuelto de frutos secos con chocolate negro**	**Nachos sin gluten** con ⅓ t. de **salsa confetti**
ALMUERZO	**Omelette de brócoli** asado con ensalada verde y aliño para ensaladas antioxidante	**Curry de camarones con guisantes y castañas de agua**	**Guisado de ternera con verduras**	Pescado o pollo al grill con ½ t. de quinoa y ½ t. de **salsa confetti**	**Ensalada mediterránea crujiente con camarones al grill**
MERIENDA	**Salsa cremosa de zanahoria** con aperitivos integrales o verduras crudas	**Revuelto de frutos secos con chocolate negro**	Plátano pequeño con 1 cuch. de crema de frutos secos	**Licuado de arándanos, espinacas y linaza**	1 t. de edamame al vapor con salsa de soja o tamari
CENA	**Guisado de ternera con verduras**	2 tacos de pescado con salsa de piña natural	**Revuelto thai con arroz al coco**	**Pollo sabroso frito al horno con puré de coliflor** y espárragos al grill/horno	**Pasta con brócoli y pavo/ternera**
ANTOJOS SANOS	1 cuadrado de pastel de calabaza bajo en calorías	**Yogur griego** con muesli sin azúcar	Paletas de fruta congelada (haz un puré con tu fruta favorita y congela)	1 cuadrado de **pastel de calabaza bajo en calorías**	**Postre helado de coco y bayas**

OPCIONES ADICIONALES PARA DESAYUNOS		
Desayuno mediterráneo: 2 huevos revueltos con ½ t. de espinacas frescas, 1 cuch. de queso feta y 3 olivas de Kalamata troceadas	Tostada integral con 1 cuch. de crema de frutos secos y 1 cucharadita de miel cruda con 1 t. de melón fresco	½ t. de quinoa con leche de coco sin endulzar y 1 cuch. de pasas secas de Corinto
2 huevos revueltos con una tortilla de maíz, rebanada de aguacate y 2 cuch. de salsa	1 waffle integral con 1 cuch. de jarabe de arce puro y 1 salchicha de pavo	1 t. de yogur griego natural con granola baja en azúcar y arándanos

OPCIONES ADICIONALES PARA ALMUERZOS		
Bol de pollo primavera	½ t. arroz integral, brócoli y zanahorias al vapor y pechuga de pollo troceada	Hamburguesa sin tapa de bisonte/búfalo con rodajas de tomate, espinacas y aguacate
1 t. **sopa de zanahoria y aguacate** y ensalada verde	Ensalada verde y verduras con pescado enlatado y ½ t. de fruta variada	**Ensalada de pescado a las hierbas** con ensalada verde

OPCIONES ADICIONALES PARA CENAS		
Pimientos rellenos de pavo	**Bacalao asado estilo griego**	Ensalada de pepino, olivas, tomate y cebolla roja con camarones al grill, limón y aceite de oliva
Espaguetis integrales alla lucca	Pollo entero asado con coles de Bruselas y zanahorias	Revuelto de berenjena y calabacín con aceite de sésamo y salsa de soja servido con arroz integral

OPCIONES ADICIONALES PARA APERITIVOS		
Postre helado de yogur y arándanos crujientes	Palitos de patata dulce asados	½ panecillo inglés integral con 2 cucharaditas de queso cottage/requesón y rodajas de melocotón fresco
1 t. de aperitivos integrales con humus o salsa	1 t. de rodajas de melón y bayas	Tortilla integral rellena con 75 gr. de pechuga de pavo en lonchas, repollo, tomate, 1 cuch. de mostaza Dijon y 3 rodajas de aguacate

LISTA DE LA COMPRA
para el plan de comidas para 40 días

¡Almacena para el éxito! Puedes añadir o modificar según necesites.

Notas importantes:

1. Compara tu lista de la compra con lo que ya tienes en tu despensa antes de ir al supermercado.

2. Si el tamaño específico de algo no está escrito, puedes comprar la versión mas pequeña. Cuando es posible, indicamos cuánto usarás en cinco días para que no compres más de lo que necesitas.

3. Las cantidades sugeridas están basadas en las raciones de la receta. Los platos principales generalmente son para 4 raciones; los aperitivos normalmente son para 1–2 raciones.

4. Los artículos marcados con un * se usan en los días 1–5 y es necesario volver a comprarlos para los días 6–10; un + indica un ingrediente perecedero que solamente se requiere para los días 6–10.

5. Si decides darle un vistazo a las recetas y las comidas primero e intercambiar los alimentos del plan, necesitarás ajustar la lista de la compra de acuerdo con ello.

INGREDIENTES FRESCOS DE LA HUERTA:

- ☐ 4 plátanos*
- ☐ 4 manzanas*
- ☐ 2 melocotones+
- ☐ 4 limones*
- ☐ 1 envase grande de fresas
- ☐ 1 envase grande de arándanos
- ☐ 1 pomelo rosa
- ☐ 1 granada
- ☐ 1 naranja
- ☐ 1 sandía pequeña u otro melón
- ☐ 2 limas*
- ☐ 2 aguacates*

- ☐ 1 jícama
- ☐ 1 piña+
- ☐ 2 bolsas (225-250 gramos) de espinacas baby frescas, o un ramillete pequeño*
- ☐ 2 paquetes o piezas de berza o col rizada
- ☐ 1 lechuga romana*
- ☐ 1 paquete de rúcula
- ☐ 2 pepinos+
- ☐ 1 berenjena
- ☐ 4-6 calabacines+

* Marca las comidas que usarás en los días 1–5 y que tienes que comprar de nuevo para los días 6–10

\+ Indica un ingrediente que solo se requiere para los días 6–10

☐ 4 tomates medianos+

☐ 1 manojo de espárragos*

☐ 1 ramillete de brócoli*

☐ 2 piezas de col verde o morada+

☐ 1 coliflor+

☐ 1 jalapeño+

☐ 1 bolsa de zanahorias*

☐ 1 bolsa de apio*

☐ ½ kilo de guisantes dulces+

☐ 1 bolsa pequeña de judías verdes

☐ 2 pimientos rojos*

☐ 2 patatas rojas medianas o 1 nabo

☐ 1 manojo de perejil*

☐ 1 manojo de cilantro+

☐ 2 cebollas rojas+

☐ 2 cebollas medianas

☐ 1 cabeza de ajo*

PANADERÍA/PANES:

☐ 1 paquete de tortillas integrales o de cereal germinado tamaño taco

☐ 1 paquete de tortillas de maíz

☐ 1 paquete de panecillos de grano entero germinado

CARNES/PESCADOS:

☐ ½ kilo (1 libra) de carne magra de ternera o pavo molida

☐ 1 ½-2 kilos (¾ libras) de filetes de aguja de ternera

☐ 1 kilo (2 libras) de salmón salvaje*

☐ 1 kilo (2 libras) de camarón o gamba salvaje+

☐ 375 gramos (¾ libra) de halibut, o fletán, o pescado blanco+

☐ 12 muslos de pollo+

☐ 1 kilo (2 libras) de pechugas de pollo o chuletas

☐ 6 salchichas de pollo

☐ ½ kilo (1 libra) de pechuga de pavo fileteada libre de nitratos

☐ 2 latas/paquetes de atún bajo en mercurio o salmón salvaje

HUEVOS Y LÁCTEOS:

☐ 1 docena de huevos de corral u orgánicos*

☐ 1 paquete pequeño de queso parmesano fresco+

☐ 1 envase grande de yogurt griego natural desnatado*

☐ 1 paquete de queso duro sin procesar

☐ 1 paquete pequeño de queso feta

* Marca las comidas que usarás en los días 1–5 y que tienes que comprar de nuevo para los días 6–10
+ Indica un ingrediente que solo se requiere para los días 6–10

PASTAS, CEREALES Y LEGUMBRES:

- ☐ 1 paquete de quinoa
- ☐ 1 paquete de arroz negro o integral (preferiblemente Jasmine)
- ☐ ½ kilo (1 libra) de pasta sin gluten (por ej., pasta de arroz integral)
- ☐ 1 paquete de trigo bulgur
- ☐ 1 paquete de avena suave o cortada a máquina
- ☐ ½ kilo (1 libra) de lentejas

SECCIÓN DE CONGELADOS:

- ☐ 1 paquete de bayas surtidas congeladas
- ☐ 1 paquete de fresas congeladas
- ☐ 1 paquete de mango congelado
- ☐ 1 paquete de maíz congelado
- ☐ 1 paquete de edamame congelado

ALIMENTOS ENLATADOS:

- ☐ 1 lata de 425 gramos de frijol negro o blanco
- ☐ 2 litros de caldo de pollo o vegetal bajo en sal
- ☐ 2 latas de 425 gramos de caldo de carne bajo en sal
- ☐ 2 envases de salsa fresca o tu receta favorita
- ☐ 1 tarro de compota de manzana sin endulzar
- ☐ 1 lata de calabaza
- ☐ 1 tarro de olivas negras o Kalamata
- ☐ 1 lata de castañas de agua
- ☐ 1 lata de alcachofas en agua
- ☐ 1 lata de tomates troceados
- ☐ 3 latas de garbanzos
- ☐ 1 lata de 425 gramos de salsa de tomate orgánica

CONDIMENTOS/SALSAS:

- ☐ 1 botella de aceite de coco o aceite de semilla de uva
- ☐ 1 botella de aceite de oliva virgen extra (o espray para cocinar)
- ☐ 1 botella de vinagre de vino tinto o balsámico
- ☐ 1 lata de pasta de tomate
- ☐ 1 frasco pequeño de salsa de soja baja en sodio o de tamari
- ☐ 1 frasco pequeño de pasta de sésamo o tahini
- ☐ 1 botella pequeña de aceite de sésamo
- ☐ 1 bolsa pequeña de Stevia o endulzante natural aprobado
- ☐ 1 botella de vinagre de sidra de manzana sin filtrar
- ☐ 1 tarro de miel cruda

☐ 1 frasco de mostaza Dijon

☐ 1 frasco de mayonesa orgánica Vegenaise o Spectrum

FRUTOS SECOS/SEMILLAS:

☐ 1 paquete de semilla de lino molida

☐ 1 paquete de leche de coco o de almendra sin endulzar*

☐ 1 paquete de leche de almendras sin endulzar

☐ 1 bolsa de almendras crudas

☐ 1 bolsa de almendras laminadas

☐ 1 bolsa de nueces crudas

☐ 1 bolsa de coco rayado sin endulzar

☐ 1 paquete de semillas de chía

☐ 1 bolsa de semillas de girasol sin sal

☐ 1 tarro de crema de almendra u otro fruto seco

☐ 1 bolsa de harina de almendras o almendras molidas

MISCELÁNEOS:

☐ 1 envase de proteína vegetal en polvo de buena calidad (como la proteína VEGA)

☐ 1 envase de proteína vegetal en polvo sabor chocolate opcional

☐ Almidón de maíz o maicena

☐ Pasas

☐ 1 paquete de tempe orgánico (normalmente en la sección de refrigerados)

☐ Arándanos secos

☐ Trocitos de chocolate con el 70% de cacao

ESPECIAS/HIERBAS AROMÁTICAS:

☐ Mostaza seca

☐ Orégano seco

☐ Pimienta cayena

☐ Comino

☐ Polvo de curry

☐ Cebolla en polvo

☐ Ajo en polvo

☐ Chile en polvo

☐ Extracto de vainilla

☐ Especia del pastel de calabaza

☐ Sal marina o kosher

☐ Pimienta negra

☐ Eneldo

* Marca las comidas que usarás en los días 1–5 y que tienes que comprar de nuevo para los días 6–10
+ Indica un ingrediente que solo se requiere para los días 6–10

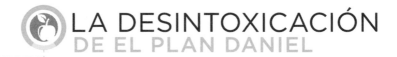

LA DESINTOXICACIÓN
DE EL PLAN DANIEL

LA DESINTOXICACIÓN DE EL PLAN DANIEL incluye los aspectos fundamentales descritos en El plan Daniel. La única diferencia es que dejas de comer cualquier cosa que podría, *potencialmente*, provocar problemas de salud. Incluso si piensas que no tienes ningún problema, podrías ver una gran diferencia. Si un caballo te hubiera estado pisando el pie durante toda tu vida, quizá no sabrías lo mal que se siente hasta que dejara de hacerlo. La mayoría de los pacientes del doctor Hyman dicen: «Dr. Hyman, no sabía que me estaba sintiendo tan mal hasta que comencé a sentirme tan bien». Ese es nuestro deseo para todos ustedes.

Lo que comerás:
- Come alimentos frescos, completos y auténticos.
- Sigue el gráfico del plan de comidas de La desintoxicación de El plan Daniel, o crea el tuyo propio en base a los verdaderos ingredientes.

Lo que dejarás:
- Estimulantes y sedantes: alcohol, cafeína, etc.
- Comida rápida o procesada (elimina aditivos y químicos).
- Toda clase de edulcorantes artificiales.
- Todo el azúcar en cualquiera de sus formas (ver página 108).
- Todos los lácteos (leche, yogur, mantequilla, queso) al 100%, ni una gota.
- Todo el gluten (trigo, centeno, cebada, avena, espelta, kamut) al 100%, ni una miga.

¿CÓMO HAGO LA DESINTOXICACIÓN DE EL PLAN DANIEL?

La desintoxicación de El plan Daniel es más fácil de hacer en un grupo o con amigos. Busca a un amigo o un grupo para hacerlo juntos.

Disfrutarás de una variedad deliciosa de comidas frescas y completas y eliminarás comidas tóxicas e inflamatorias. Tu cuerpo tendrá la oportunidad de sanarse, reiniciarse y restablecerse, permitiéndote notar por primera vez lo bien que realmente puedes sentirte. Tal vez te parezca un sacrificio, pero si nunca lo has hecho, te lo debes a ti mismo para aprender de primera mano la manera tan profunda en que puede venir la sanidad con tan solo unos cuantos cambios dietéticos.

Si tomas cafeína, puedes disminuir a la mitad, lentamente, durante el transcurso de una semana antes de hacer la detoxificación. Eso minimizará cualquier dolor de cabeza por la abstinencia de cafeína. Asegúrate de beber al menos 8 vasos de agua al día. Duerme bastante, descansa e incluso toma una siesta mientras tu cuerpo está sanando. Haz ejercicio suave como un paseo diario de 30 minutos. Intenta eliminar cualquier actividad innecesaria o tener muchas cosas en tu agenda; piensa en esto como un tiempo de renovación y restauración. Al final de los 10 (ó 40) días, tu cuerpo te dirá lo que necesita. Si te sientes bien, continúa comiendo según el plan de comidas de la detoxificación.

Si quieres volver a incluir tipos saludables de lácteos o gluten, entonces asegúrate de añadirlos uno a uno. Comienza con los lácteos. Come algo algunas veces al día y observa cómo te sientes. ¿Tienes congestión, hinchazón u otros síntomas? Si es así, entonces sería mejor que siguieras sin ello. Después de tres días de comer lácteos, añade de nuevo el gluten. Come un trozo de pan o un poco de pasta integral y observa cuidadosamente. ¿Tienes dolor en las articulaciones, desorientación, dolor de cabeza o problemas gástricos? Si el gluten te hace sentir mal, o incluso solo inactivo y cansado, podrías considerar comer sin gluten o una dieta muy baja en gluten. Además, podrías probar los cereales con menos gluten como el arroz, la cebada o la avena cortada a máquina.

Muchas personas tienen una pequeña sensibilidad a los alimentos, y La detoxificación de El plan Daniel es una forma maravillosa de aprender cómo te afectan estos dos agentes inflamatorios comunes.

Volver a consumir la cafeína del café o té es también opcional. Observa cómo te sientes sin la cafeína. Siempre puedes pedir un descafeinado. Con esto dicho, sin embargo, no es malo disfrutar de tu habitual taza de café. Solo asegúrate de no cargarlo con mucha azúcar o edulcorantes artificiales. Para los que disfrutan de una bebida de vez en cuando, de nuevo, puede ser parte de un estilo de vida saludable. Solamente observa cómo te hace sentir, cómo afecta tu sueño, energía y estado de ánimo. Todos somos diferentes y es clave encontrar el equilibrio correcto para ti.

Rellena el siguiente cuestionario de síntomas médicos que evalúa tu estado general de salud así como cualquier toxicidad o inflamación. Califícate antes y después de La desintoxicación de El plan Daniel o al final de los 40 días. Te sorprenderá cuánto puedes sanar en tan poco tiempo.

CUESTIONARIO DE REVISIÓN DE TOXICIDAD Y SÍNTOMAS

Este cuestionario identifica síntomas que te ayudan a identificar las causas subyacentes de la enfermedad y te ayuda a registrar tu progreso a lo largo del tiempo. Evalúa cada uno de los siguientes síntomas en base a tu salud durante los pasados 30 días. Si estás rellenando este cuestionario después de los primeros dos días de la detoxificación, registra tus síntomas SOLO durante las últimas 48 horas.

ESCALA DE PUNTUACIÓN

0 = Nunca o casi nunca he tenido ese síntoma
1 = Ocasionalmente lo he tenido, el efecto no es grave
2 = Ocasionalmente lo he tenido, el efecto es grave
3 = Frecuentemente lo tengo, el efecto no es grave
4 = Frecuentemente lo tengo, el efecto es grave

APARATO DIGESTIVO

____ Náusea o vómito

____ Diarrea

____ Estreñimiento

____ Sensación de hinchazón

____ Eructos o gases

____ Ardor o acidez

____ Dolor intestinal/gástrico

TOTAL _____

OÍDOS

____ Picor de oídos

____ Dolor de oídos, infecciones

____ Drenaje del oído

____ Pitido en los oídos, pérdida auditiva

TOTAL _____

EMOCIONES

____ Cambios de estado de ánimo

____ Ansiedad, temor o nerviosismo

____ Enojo, irritabilidad o agresividad

____ Depresión

TOTAL _____

ENERGÍA/ACTIVIDAD

____ Cansancio, inactividad

____ Apatía, letargo

____ Hiperactividad

____ Desasosiego

TOTAL _____

OJOS

____ Ojos llorosos o picor de ojos

____ Párpados hinchados, enrojecidos o pegajosos

____ Bolsas u ojeras bajo los ojos

____ Visión borrosa o en túnel (no incluye falta de visión de cerca o de lejos)

TOTAL _____

CABEZA

____ Dolor de cabeza

____ Desvanecimiento

____ Mareo

____ Insomnio

TOTAL _____

CORAZÓN

____ Latido irregular o vuelcos

____ Latido rápido o palpitaciones

____ Dolor de pecho

TOTAL _____

ARTICULACIONES/MÚSCULOS

____ Dolor en las articulaciones

____ Artritis

____ Rigidez o limitación de movimientos

____ Dolores musculares

____ Sensación de debilidad o cansancio

TOTAL _____

PULMONES

____ Congestión bronquial

____ Asma, bronquitis

____ Falta de aliento

____ Dificultad respiratoria

TOTAL _____

MENTE

____ Mala memoria

____ Confusión, escasa comprensión

____ Escasa concentración

____ Escasa coordinación física

____ Dificultad para tomar decisiones

____ Tartamudeo

____ No articular bien al hablar

____ Discapacidad en el aprendizaje

TOTAL _____

BOCA/GARGANTA

____ Tos crónica

____ Carraspeo o necesidad frecuente de aclararse la garganta

____ Garganta irritada, ronquera, pérdida de voz

____ Inflamación o decoloración de lengua, encías, labios

____ Llagas en la boca

TOTAL _____

NARIZ

_____ Congestión nasal

_____ Sinusitis

_____ Fiebre del heno/alergia estacional

_____ Ataques de estornudos

_____ Formación excesiva de mucosidad

TOTAL _____

PIEL

_____ Acné

_____ Urticaria, erupciones o piel seca

_____ Pérdida de cabello

_____ Enrojecimiento o sofocos

_____ Sudoración excesiva

TOTAL _____

PESO

_____ Exceso de comida/bebida

_____ Ansia por cierto alimento

_____ Sobrepeso

_____ Alimentación compulsiva

_____ Retención de líquidos

_____ Bajo peso

TOTAL _____

OTRAS

_____ Enfermedad frecuente

_____ Micción frecuente o urgente

_____ Picor o flujo genital

TOTAL _____

SUMA TOTAL _____

CLAVE PARA EL CUESTIONARIO

1. Suma los puntos individuales y totaliza cada grupo.
2. Suma los puntos de cada grupo y obtén una suma total.

Óptimo	es menos de 10
Toxicidad media	10–50
Toxicidad moderada	50–100
Toxicidad severa	más de 100

LA DESINTOXICACIÓN DE EL PLAN DANIEL

Las comidas que se corresponden con una receta están en **negrita** encontrarás las recetas en las páginas 304-31.

	DÍA 1	DÍA 2	DÍA 3	DÍA 4	DÍA 5
DESAYUNO	**Batido proteico completo del doctor Hyman**	Omelette de 2 huevos con verduras y aguacate	1 t. de quinoa cocida con ½ t. de leche de almendras sin endulzar y canela	**Desayuno de arroz integral con leche de coco y chia**	**Desayuno de horneado de quinoa**
APERITIVO	Palitos de verdura crudos (apio, zanahoria, pepino y jícama) y ⅓ t. de **humus de alcachofas**	½ t. de bayas surtidas más 25 **almendras tostadas a la canela**	**Licuado de arándanos, espinacas y linaza**	2 cuch. de **garbanzos crujientes** con 2 huevos cocidos	**Cóctel de verduras**
ALMUERZO	½ t. de quinoa con zanahorias y brócoli al vapor y **aliño para ensalada antioxidante**	3 rollos de pavo (2 lonchas de pechuga de pavo bajo en sal y sin nitratos, lechuga romana y ⅓ t. de **humus de alcachofas**)	**Sopa de frijoles negros del doctor Hyman**	**Hamburguesas de pavo y tomate seco del doctor Hyman**	**Ensalada de col rizada cruda del doctor Hyman**
MERIENDA	**Cóctel de verduras**	2 cuch. de **garbanzos crujientes** con 2 huevos cocidos	1 t. de edamame orgánico al vapor en la vaina	½ t. de bayas variadas con 25 **almendras tostadas a la canela**	Palitos de verdura crudos (apio, zanahoria, pepino y jícama) y 1/3 t. de **humus de alcachofas**
CENA	**Revuelto thai con arroz al coco**	**Guisado de ternera con verduras**	**Salmón al grill con conserva agridulce de cilantro y menta,** con quinoa al limón y aceite de oliva	**Pollo al pesto con nueces del doctor Hyman** con frijoles blancos, pimiento picado y vinagre balsámico	**Curry de camarones con guisantes y castañas de agua**

LA DESINTOXICACIÓN DE EL PLAN DANIEL

Las comidas que se corresponden con una receta están en **negrita** encontrarás las recetas en las páginas 304-31.

	DÍA 6	DÍA 7	DÍA 8	DÍA 9	DÍA 10
DESAYUNO	2 huevos revueltos con espinacas, aguacate y tomate	**Batido proteico completo del doctor Hyman**	**Desayuno de horneado de quinoa**	**Licuado de arándanos, espinacas y linaza**	2 huevos cocidos con 2 lonchas de pavo sin nitratos y ¼ de aguacate
APERITIVO	**Licuado de arándanos, espinacas y linaza**	**Salsa cremosa de zanahorias** con verduras al vapor	1 t. edamame orgánico al vapor con salsa de soja o tamari	**Salsa de frijoles blancos al ajo** con brócoli y zanahorias	½ t. de bayas surtidas con 25 **almendras tostadas a la canela**
ALMUERZO	**Sopa de frijoles negros del doctor Hyman**	**Ensalada cruda de col rizada del doctor Hyman**	3 rollos de pavo (2 lonchas de pechuga de pavo bajo en sal y sin nitratos, lechuga romana y ⅓ t. de **humus de alcachofas**)	**Ensalada de pescado a las hierbas** con ensalada verde	**Omelette de brócoli asado** con ensalada verde y **aliño para ensaladas antioxidante**
MERIENDA	**Salsa de frijoles blancos al ajo** con brócoli y coliflor	4 cuch. de garbanzos crujientes	**Batido proteico completo del doctor Hyman**	2 huevos cocidos con sal, pimienta, chile en polvo y ajo en polvo	**Salsa cremosa de zanahorias** con verduras al vapor
CENA	**Revuelto thai con arroz al coco**	**Pescado al grill** con ensalada picante de col cruda	**Kofta de cordero** con puré de coliflor	**Bol de pollo primavera** y judías verdes al vapor	**Bacalao asado estilo griego** con espárragos asados y quinoa al limón y aceite de oliva

LISTA DE LA COMPRA
para La detoxificación de El plan Daniel

INGREDIENTES FRESCOS DE LA HUERTA:

- ☐ 1 plátano*
- ☐ 4 limones*
- ☐ 1 envase grande de arándanos frescos o congelados*
- ☐ 1 lima*
- ☐ 2 aguacates*
- ☐ 1 jícama
- ☐ 2 bolsas (225–250 gramos) de espinacas baby frescas, o un ramillete pequeño*
- ☐ 1 paquete o pieza de berza o col rizada
- ☐ 1 lechuga romana*
- ☐ 1 paquete de uvas o tomates cherry+
- ☐ 1 remolacha pequeña
- ☐ 1 raíz de jengibre pequeña
- ☐ 2 pepinos
- ☐ 1 calabacín
- ☐ 1 manojo de espárragos

- ☐ 1 ramillete de brócoli*
- ☐ 1 col verde o morada+
- ☐ 1 coliflor+
- ☐ 1 bolsa de zanahorias*
- ☐ 1 bolsa de apio
- ☐ 500 gramos (1 libra) de guisantes dulces
- ☐ 1 taza de guisantes o judías verdes*
- ☐ 2 pimientos rojos*
- ☐ 1 ramillete de perejil
- ☐ 1 ramillete de albahaca fresca*
- ☐ 1 ramillete de cilantro
- ☐ 1 ramillete de menta fresca
- ☐ 1 cebolla roja*
- ☐ 1 cebolla mediana
- ☐ 1 cabeza de ajo*
- ☐ 2 tazas de judías verdes frescas+
- ☐ 2 patatas rojas o dulces medianas o 1 nabo

CARNE/PESCADO:

- ☐ 500 gramos (1 libra) de carne magra de pavo o ternera
- ☐ 1 ½-2 kilos (3-4 libras) de filetes de aguja de ternera
- ☐ ½ kilo (1 libra) de carne de cordero molida+
- ☐ ½ kilo (1 libra) de salmón salvaje

- ☐ 750 gramos (1 ¼ libras) de camarón salvaje
- ☐ 500 gr. (1 libra) de pescado blanco+
- ☐ 500 gr. (1 libra) de chuletas o pechugas de pollo*
- ☐ 225 gr. (½ libra) de filetes de pechuga de pavo libre de nitratos*

* Marca las comidas que usarás en los días 1-5 y que tienes que comprar de nuevo para los días 6-10

+ Indica un ingrediente que solo se requiere para los días 6-10

HUEVOS:

☐ 1 docena de huevos de corral u orgánicos*

PASTAS, CEREALES Y LEGUMBRES:

☐ 1 paquete de quinoa

☐ 1 paquete de arroz negro o arroz integral (Jasmine)

SECCIÓN DE CONGELADOS:

☐ 1 paquete de bayas surtidas congeladas

☐ 1 paquete de edamame orgánico congelado

LATAS/TARROS:

☐ 2 latas de 425 gr. de frijol negro

☐ 1 lata de 425 gr. de frijol blanco+

☐ 1 lata/paquete de caldo vegetal bajo en sal

☐ 2 latas de 425 gr. de caldo de carne bajo en sal

☐ 1 tarro/paquete de tomates secos

☐ 1 tarro de olivas negras o Kalamata

☐ 1 lata de castañas de agua

☐ 1 lata de alcachofas en agua

☐ 2 latas de garbanzos

☐ 1 lata pequeña de pasta de tomate

CONDIMENTOS Y SALSAS:

☐ 1 envase de aceite de coco o semilla de uva

☐ 1 botella de aceite de oliva virgen extra (o espray para cocinar)

☐ 1 frasco de vinagre balsámico

☐ 1 botella pequeña de salsa de soja sin gluten o tamari

☐ 1 frasco pequeño de pasta de sésamo o tahini

☐ 1 botella de vinagre de sidra de manzana sin filtrar

☐ 1 frasco de mostaza Dijon

☐ 1 botella pequeña de vinagre de arroz

* Marca las comidas que usarás en los días 1–5 y que tienes que comprar de nuevo para los días 6–10

+ Indica un ingrediente que solo se requiere para los días 6–10

FRUTOS SECOS/SEMILLAS:

☐ 1 paquete de semilla de linaza molida/harina

☐ 1 envase de leche de coco sin endulzar*

☐ 1 envase de leche de almendra sin endulzar

☐ 1 bolsa de almendras crudas

☐ 1 bolsa de nueces crudas

☐ 1 bolsa de coco rayado sin endulzar

☐ 1 paquete de semillas de chía

☐ 1 tarro de crema de almendras u otro fruto seco

☐ 1 paquete pequeño de piñones

☐ 1 paquete pequeño de semillas de calabaza

☐ 1 paquete pequeño de semillas de cáñamo

☐ 1 paquete pequeño de nueces de Brasil

MISCELÁNEOS:

☐ 1 envase de proteína en polvo de alta calidad

☐ 1 paquete de tempe orgánico* (normalmente en la sección de refrigerados)

☐ Almidón de maíz o maicena

☐ Pasas de Corinto

ESPECIAS/HIERBAS AROMÁTICAS:

☐ Mostaza seca

☐ Orégano seco

☐ Pimienta cayena

☐ Comino

☐ Cebolla en polvo

☐ Ajo en polvo

☐ Chile en polvo

☐ Extracto de vainilla

☐ Sal marina o kosher

☐ Pimienta negra

☐ Canela

☐ Hojas de laurel

☐ Pimentón

* Marca las comidas que usarás en los días 1–5 y que tienes que comprar de nuevo para los días 6–10

+ Indica un ingrediente que solo se requiere para los días 6-10

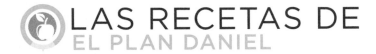

LAS RECETAS DE
EL PLAN DANIEL

D INDICA RECETAS COMPATIBLES CON LA DETOXIFICACIÓN

ALIÑO ANTIOXIDANTE PARA ENSALADAS **D**

¼ de taza de vinagre de sidra de manzana crudo y sin filtrar

2 cucharadas de aceite de oliva virgen extra, de semillas de uva o de coco

1 diente de ajo machacado

2 cucharadas de jugo de limón, más 1 cucharadita de ralladura de limón

1 cucharadita de semilla de linaza molida

1 cucharadita de mostaza seca

½ cucharadita de orégano

Pimienta negra molida y sal al gusto

BATIR ENÉRGICAMENTE EL VINAGRE junto con el aceite hasta que estén bien mezclados (o puedes ponerlos en un recipiente cerrado y agitar vigorosamente). Añadir los ingredientes restantes, y batir (o mezclar) juntos hasta que estén bien ligados. Puedes variar este aliño a tu gusto añadiendo otras hierbas aromáticas o especias como albahaca, eneldo, estragón y romero. *3–4 Raciones*

HUMUS DE ALCACHOFAS **D**

1 lata (425 gr.) de garbanzos

1 taza de corazones de alcachofas escurridos y troceados

2 dientes de ajo frescos machacados

2 cucharadas de jugo de limón

1 cucharada de aceite de oliva

1 cucharada de agua

1 cucharada de tahini

Pimienta negra molida y sal al gusto

COMBINAR TODOS LOS INGREDIENTES en la batidora hasta obtener una consistencia suave. Colocar en un recipiente. Enfriar y servir con palitos de verdura variados como apio, jícama y zanahorias.

8 Raciones (⅓ de taza cada una)

SALSA BABA GANOUSH Ⓓ

1 berenjena grande

¼ de taza de tahini, o más si se necesita

3 dientes de ajo picados

¼ de taza de jugo de limón fresco o más si se necesita

1 pizca de comino molido

1 pizca de sal

1 cucharada de perejil picado

CALENTAR EL HORNO A 375ºF (190ºC). Pinchar la berenjena con un tenedor en varios sitios y colocarla en una bandeja de horno. Hornear hasta que esté muy tierna, alrededor de 20 a 30 minutos. Retirar del horno y dejar enfriar un poco. Pelar y desechar la piel. Colocar la masa de la berenjena en un bol y, usando un tenedor, aplastarla bien. Añadir el tahini, el ajo, el jugo de limón y el comino, y mezclar bien. Sazonar con sal, y después probar y añadir más tahini o jugo de limón si es necesario. Cambiar la mezcla a un recipiente para servir. Espolvorear el perejil picado y servir a temperatura ambiente.

4 Raciones (¼ de taza cada una)

OMELETTE DE BRÓCOLI ASADO

6 huevos grandes

1 cebolla roja mediana troceada en cuadritos pequeños

1 diente de ajo machacado

1 cucharada de perejil fresco picado

2 tazas de brócoli troceado

Pizca de sal

¼ de cucharadita de pimienta negra molida

1 cucharadita de aceita de oliva virgen extra

3 cucharadas de queso parmesano

CALENTAR EL HORNO A 350ºF (180ºC). Calentar el aceita de oliva en una sartén antiadherente grande a fuego medio. Añadir la cebolla y cocinar, removiendo a menudo hasta que la cebolla empiece a ablandarse (alrededor de 3 minutos). Incorporar el ajo, el perejil y el brócoli y continuar cocinando, removiendo a menudo hasta que el brócoli tome un color verde claro (alrededor de 3 minutos). Sazonar con sal y pimienta. En un recipiente grande, batir bien los huevos. Incorporar a la mezcla del brócoli. Engrasar una fuente de horno honda de 2 litros de capacidad. Verter la mezcla del brócoli en la fuente. Espolvorear de manera uniforme con el queso parmesano. Hornear sin tapar durante 25 ó 30 minutos hasta que la omelette esté firme en el centro.   *3 Raciones*

BATIDO PROTEICO DE BAYAS

½ taza de bayas surtidas congeladas

1 taza de leche de coco sin endulzar

1 cacillo de proteína en polvo sin endulzar

1 cucharada de crema de almendra

¼ de taza de yogur griego natural

½ taza de hielo picado

MEZCLAR LOS PRIMEROS cinco ingredientes en la batidora. Añadir el hielo y batir hasta obtener una consistencia cremosa.   *1 Ración*

LICUADO DE ARÁNDANOS, ESPINACAS Y LINAZA Ⓓ

2 tazas de leche de almendras o coco sin endulzar

2 cucharadas de semillas de linaza molidas

1 cacillo de proteína en polvo sin endulzar

1 taza de espinacas

½ taza de arándanos frescos o congelados

½ taza de hielo picado

BATIR LOS PRIMEROS CINCO INGREDIENTES en la batidora/licuadora. Añadir el hielo y batir hasta que esté suave.   *2 Raciones*

SOPA DE ZANAHORIA Y AGUACATE

2 cucharaditas de aceite de semilla de uva

½ cebolla roja muy picada

2-3 zanahorias grandes cocidas y troceadas

1 aguacate pequeño cortado a la mitad y sin hueso

1 cucharadita de jengibre fresco picado

1 ¾ tazas de caldo vegetal

400 ml. (14 onzas) de leche de coco sin endulzar

2 cucharaditas de almidón de maíz o maicena

Sal

EN UNA CAZUELA MEDIANA, saltear o sofreír la cebolla hasta que esté transparente. En la batidora, mezclar la cebolla, las zanahorias, el aguacate, el jengibre, el caldo y la leche de coco. Batir hasta que esté suave y cremoso. Ponerlo de nuevo en la cazuela y añadir el almidón. Calentar durante 5 minutos. Servir tibio o a temperatura ambiente.

4 Raciones

PURÉ DE COLIFLOR Ⓓ

1 coliflor mediana, limpia y troceada

2 cucharadas de aceite de oliva virgen extra

Sal y pimienta negra molida

LLEVAR A EBULLICIÓN UNA CACEROLA grande de agua. Añadir la coliflor y cocinar hasta que esté muy tierna, alrededor de 10 minutos. Reservar un cuarto de taza del agua y escurrir bien. En un recipiente grande, aplastar la coliflor con el agua reservada con un aplastador de patatas o un tenedor grande hasta que esté suave, pero con buena textura. Añadir el aceite y mezclar bien. Sazonar con sal y pimienta. Experimenta con hierbas aromáticas y especias en este plato, como romero, tomillo o curry.

6 Raciones

DESAYUNO DE ARROZ INTEGRAL CON LECHE DE COCO Y CHÍA Ⓓ

1 taza de arroz integral cocido

50 gr. (2 onzas) de semillas de chía secas

2 tazas de leche de coco

2 cucharadas de copos de coco

MEZCLAR LOS INGREDIENTES en un recipiente y refrigerar al menos durante 1 hora. Disfrútalo caliente o frío.   *3-4 Raciones*

AVENA DE COCO Y CHÍA

1 taza de copos de avena suaves o cortados a máquina

50 gr. (2 onzas) de semillas de chía secas

2 tazas de leche de coco sin endulzar

1 cucharadita de extracto de stevia

2 cucharadas de copos de coco sin endulzar

REMOJAR LA AVENA Y LAS SEMILLAS DE CHÍA en la leche de coco durante la noche. Antes de comer, calentar la avena en el fuego o cocinar durante 5 minutos hasta conseguir la consistencia deseada. Añadir la stevia y decorar por encima con el coco en copos o rallado. Disfrútalo caliente o frío. Consejo: Remojar la avena durante la noche es una manera fácil de preparar y disfrutar la avena cruda o cortada a máquina.   *3 Raciones*

BOL DE POLLO PRIMAVERA Ⓓ

4 cucharaditas de aceite de coco

¼ de cebolla roja grande troceada

500 gr. (1 libra) de pechuga de pollo sin hueso en trozos de unos 2 centímetros

1 pimiento rojo mediano troceado

1 taza grande de tomates cherry partidos a la mitad

1 taza de zanahoria rallada

½ taza de perejil picado

1 cucharadita de pimienta negra molida

2 cucharadas de jugo de limón

EN UNA SARTÉN GRANDE, cocinar las cebollas en el aceite de coco a fuego mediano hasta que estén transparentes, alrededor de 5 minutos. Añadir el pollo y cocinar hasta que esté bien hecho, alrededor de 8–10 minutos. Añadir el pimiento, los tomates y la zanahoria y cocinar durante otros 5 minutos. Añadir el perejil, la pimienta molida y el jugo de limón y mezclar otra vez. Servir frío o caliente.

COMBINACIONES ALTERNATIVAS DE VERDURAS: col rizada roja, calabacín y coliflor; brócoli, calabaza amarilla e hinojo; o berenjena japonesa asada, coliflor y guisantes.   *4 Raciones*

ALMENDRAS TOSTADAS A LA CANELA Ⓓ

  1 taza de almendras enteras crudas

  1 cucharadita de canela molida

  Espray de cocinar de aceite de oliva virgen extra

PRECALENTAR EL HORNO A 350ºF (180ºC). En una bandeja de hornear con borde, extender las almendras en una sola capa y rociar ligeramente con el spray de aceite. Espolvorear con la canela y hornear durante 8–10 minutos o hasta conseguir un buen aroma. Disfrutar tibias.   *4 Raciones*

PALETAS HELADAS DE PLÁTANO AL CHOCOLATE Y NUECES

  225 gr. (8 onzas) de chocolate negro con 70% de cacao a trozos

  2 plátanos cortados a la mitad

  2 cucharadas de nueces picadas

  4 palitos de madera

DERRETIR EL CHOCOLATE al baño de María o en el microondas. Si se usa el microondas, tener cuidado de no «cocinar» el chocolate; derretirlo durante periodos de 30 segundos hasta que esté suave y viscoso. Dejar asentar el chocolate alrededor de 5 minutos para que se enfríe ligeramente. Poner las nueces picadas en un plato. Ensartar los plátanos en la brocheta o palito de madera. Mojar la mitad del plátano en el chocolate derretido y rodarlo delicadamente por las nueces picadas. Repetir hasta que todas las paletas de plátano estén cubiertas. Disponer los plátanos ya recubiertos en una bandeja forrada con papel de cera, y congelar durante al menos 4 horas o preferiblemente durante toda la noche.   *4 Raciones*

MARINADO CÍTRICO PARA BROCHETAS DE POLLO, SALMÓN O VERDURAS

1 limón exprimido más 1 cucharadita de ralladura

2 limas exprimidas más 1 cucharadita de ralladura

1 cucharada de vinagre balsámico

2 cucharaditas de aceite de oliva

Pimienta negra molida y sal

1 kilo (2 libras) de pollo, salmón o verduras, cortados en trozos de 5 centímetros

BATIR LOS PRIMEROS cinco ingredientes hasta que estén bien ligados. Poner el pollo, el salmón o las verduras en el marinado por separado. Marinar durante al menos 1 hora, o incluso durante la noche en el caso del pollo y las verduras, antes de cocinar. Ensartar el pollo, el salmón y las verduras en las brochetas de madera y cocinar al grill u hornear hasta que estén bien hechas. Esta cantidad será suficiente para un almuerzo y una cena para dos personas. Haz una tanda con pollo y otra con pescado para los días 1-5.   *4–5 Raciones*

SALSA CONFETTI

2 tomates enteros cortados en dados pequeños

½ taza de maíz congelado descongelado

1 chile jalapeño, sin semillas y picado (las semillas son muy picantes; manejar con cuidado)

½ cebolla roja mediana picada

3 cucharadas de cilantro fresco picado

2 limas exprimidas y ¼ de cucharadita de ralladura de la piel

Pizca de sal

MEZCLAR LOS TOMATES, el maíz fresco, la cebolla roja, el jalapeño, el cilantro, el jugo de lima y una pizca de sal en un recipiente mediano. Enfriar durante al menos 1 hora.   *4 Raciones*

SALSA CREMOSA DE ZANAHORIA Ⓓ

1 taza de zanahorias troceadas

2 dientes de ajo machacados

El jugo de 2 limones

3 cucharadas de aceite de oliva virgen extra

Pizca de sal

¼ de cucharadita de pimienta cayena

COCER AL VAPOR LAS ZANAHORIAS hasta que estén tiernas, y después triturarlas en la batidora. Añadir los otros ingredientes y batir hasta que esté suave, después servir con aperitivos integrales horneados o con trozos de brócoli y coliflor. Puedes ajustar la cantidad de sal y cayena al gusto.   *4 Raciones*

GUISADO DE TERNERA CON VERDURAS Ⓓ

2 kilos (4 libras) de carne de aguja de ternera cortada en dados de
   5 centímetros

½ taza de almidón de maíz o maicena

2 cucharadas de aceite de semillas de uva

1 cebolla roja grande picada

4 tazas de caldo de carne bajo en sal

1 lata (175 gr./6 onzas) de pasta de tomate

2 tazas de patatas rojas troceadas (nabo o patata dulce también es
   válido)

1 taza de zanahorias troceadas

1 taza de apio troceado

1 hoja de laurel

2 cucharaditas de pimienta negra molida

1 cucharadita de sal

EN UN PLATO, extender una capa fina de maicena. Rebozar los trozos de carne hasta que estén ligeramente cubiertos. En una sartén grande, calentar el aceite. Dorar la carne con las cebollas durante 6-8 minutos. Añadir la pasta de tomate y el caldo de pollo y remover hasta que esté bien ligado.

Cambiar la mezcla a una olla de cocción lenta con las verduras y el sazón. Cubrir y cocinar a baja temperatura durante 8 horas o a alta temperatura durante 4 horas.　　　*4–6 Raciones*

POSTRE HELADO DE YOGUR Y ARÁNDANOS CRUJIENTES

2 tazas de arándanos

2 cucharaditas de extracto puro de vainilla

2 cucharadas de jugo de limón

1 taza de granola baja en azúcar

½ taza de nueces

900 gr. (32 onzas) de yogur griego natural

1 cucharadita de extracto de stevia

4–6 hojas de menta fresca

EN UNA BATIDORA, triturar los arándanos hasta que estén suaves y ponerlos en un recipiente. Añadir el extracto de vainilla, el jugo de limón y la stevia. Enfriar hasta que esté listo para preparar los postres. En vasos individuales, disponer capas de yogur, una cucharadita del puré de arándanos y después poner encima algunas nueces. Repetir. Decorar con menta fresca.　　　*4–6 Raciones*

GARBANZOS CRUJIENTES Ⓓ

4 tazas de garbanzos escurridos y enjuagados

2 cucharaditas de aceite de oliva virgen extra

1 cucharadita de comino molido

1 cucharadita de chile en polvo

½ cucharadita de pimienta cayena

PRECALENTAR EL HORNO A 400ºF (200ºC) y situar una rejilla a la mitad. Poner los garbanzos en un recipiente grande y mezclar con los ingredientes restantes hasta que esté todo cubierto. Extender los garbanzos en una capa uniforme en una bandeja de horno con borde y hornear hasta que estén crujientes, entre 30 y 40 minutos.

12 Raciones (30 gr. cada una)

ENSALADA MEDITERRÁNEA CRUJIENTE CON CAMARONES AL GRILL

500 gr. (1 libra) de camarones salvajes pelados

1 cucharada de aceite de semilla de uva

2 tazas de lechuga romana picada

2 tazas de espinacas baby

1 tomate mediano troceado

½ pepino troceado

4 cucharadas de perejil fresco picado

⅛ de cebolla grande rebanada fina

2 cucharadas de queso feta

8 olivas negras o Kalamata

2 cucharadas de **aliño antioxidante para ensaladas** (ver receta, p. 304)

⅓ de taza de **garbanzos crujientes** (ver receta, p. 312)

UNTAR CON UNA BROCHA los camarones con el aceite de semilla de uva. Cocinar al grill en una plancha caliente durante aproximadamente 2 minutos por cada lado, o hasta que estén rosados. Cortar la lechuga, las espinacas y el perejil en trocitos pequeños. Cortar el tomate y el pepino. Mezclar todas las verduras en un recipiente, y aliñar con 2 cucharadas del aliño de ensaladas. Decorar con los camarones al grill y los garbanzos crujientes. *2 Raciones*

COPA DE MOUSSE DE AGUACATE AL CHOCOLATE NEGRO

⅔ de taza de chocolate negro con 70% de cacao en trozos

1 cucharada de aceite de coco

1 cucharadita de extracto de stevia

1 cucharada de café molido

½ cucharadita de extracto puro de vainilla

1 aguacate

COBERTURA: ½ taza de fresas enteras o almendras tostadas (opcional).

DERRETIR EL CHOCOLATE al baño de María o en el microondas. Si se usa el microondas, tener cuidado de no «cocinar» el chocolate;

derretir en periodos de 30 segundos cada vez hasta que esté suave y viscoso. Añadir el aceite de coco, el endulzante, el café y el extracto de vainilla al chocolate derretido y mezclar bien. Sacar la pulpa del aguacate y combinarla con la mezcla del chocolate. Se puede usar una batidora de mano para conseguir una consistencia suave. Separar en 4 porciones iguales y enfriar durante al menos 2 horas. Decorar con una cucharada de almendras tostadas o de fresas antes de servir.

4 Raciones

REVUELTO DE FRUTOS SECOS CON CHOCOLATE NEGRO

½ taza de almendras crudas sin sal

½ taza de nueces crudas sin sal

½ taza de semillas de girasol sin sal

50 gr. (2 onzas) de virutas de chocolate negro (70% de cacao o más)

1 taza de pasas

1 taza de arándanos secos

MEZCLAR TODOS LOS INGREDIENTES. Almacenar en un recipiente o bolsa herméticos.   *7 Raciones (50 gr./2 onzas cada una)*

SOPA DE FRIJOLES NEGROS DEL DOCTOR HYMAN Ⓓ

1 cucharada de aceite de oliva virgen extra

1 cucharada de ajo

1 cebolla pequeña picada

1 cucharada de comino

2 latas (425 gr./15 onzas) de frijoles negros

2 tazas de agua o caldo vegetal

1 hoja de laurel

1 ½ cucharadas de tamari sin trigo

1 cucharada de jugo de limón

Cilantro fresco picado para guarnición

CALENTAR EL ACEITE DE OLIVA a fuego medio en la cazuela para la sopa. Añadir el ajo y la cebolla y cocinar hasta que la cebolla esté transparente. Añadir el comino y saltear unos minutos más. Añadir los frijoles incluido el líquido, el agua o caldo y la hoja de laurel. Llevar a ebullición. Reducir el calor y hervir suavemente durante 10–15 minutos. Añadir el tamari y el jugo de limón y hervir 1 minuto más.

5–7 Raciones

Fuente: *The Blood Sugar Solution* del doctor Mark Hyman[1]

CONSERVA AGRIDULCE DE SALMÓN AL GRILL CON CILANTRO Y MENTA DEL DOCTOR HYMAN Ⓓ

750 gr. (1 ½ libras) de salmón salvaje

1 cucharada de aceite de oliva virgen extra

Pizca de sal

Pizca de pimienta negra

CONSERVA AGRIDULCE:

1 ramillete pequeño de cilantro lavado, incluyendo los tallos

2 cucharadas de hojas de menta fresca picadas

3 cucharadas de aceite de oliva virgen extra

1 ½ cucharadas de ajo picado

Pizca de sal

1 cucharada de jugo fresco de limón o lima

1 pizca de copos de chile (opcional)

SAZONAR EL SALMÓN con el aceite de oliva, la sal y la pimienta. Dejar reposar durante 10 minutos. Mezclar todos los ingredientes para la conserva agridulce en la batidora, y batir hasta que esté suave y aromático. Apartar. Calentar una plancha o sartén a fuego medio y colocar el pescado con el lado de la piel hacia abajo. Dejar cocinar el salmón hasta que la piel esté tostada y el pescado casi cocinado del todo. Esto tomará unos 15 minutos dependiendo del grosor del salmón. Darle la vuelta al salmón y cocinar unos minutos más hasta que el pescado esté completamente hecho. Retirar del fuego y disponer en un plato con la piel hacia arriba. Quitar la piel del salmón y darle la vuelta de nuevo para servir. Untar la conserva agridulce encima del salmón. Servir con rodajas de limón o lima.

4 Raciones

Fuente: *The Blood Sugar Solution* del doctor Mark Hyman[1]

ENSALADA DE COL RIZADA CRUDA DEL DOCTOR HYMAN Ⓓ

1 col rizada grande sin tallo y picada finamente

Ralladura y jugo de un limón grande

¼ de taza de aceite de oliva virgen extra

1 diente de ajo picado

⅛ de cucharadita de sal

¼ de taza de piñones tostados

¼ de taza de pasas de Corinto

½ taza de olivas Kalamata sin hueso picadas

PONER LA COL EN UN BOL para ensalada grande y añadir la ralladura y el jugo de limón, el aceite de oliva, el ajo y la sal. Remover con las manos durante 1 o 2 minutos para ablandar la col. Añadir los ingredientes restantes y mezclar bien. Dejar que la ensalada repose y se ablande durante 15 minutos antes de servir. La ensalada de col está mejor si se come el mismo día, pero se puede refrigerar durante la noche.   *4 Raciones*

Fuente: *The Blood Sugar Solution* del doctor Mark Hyman[2]

HAMBURGUESAS DE PAVO Y TOMATE SECO DEL DOCTOR HYMAN Ⓓ

3 cucharadas de tomates secos

1 cucharadita de aceite de oliva virgen extra

500 gr. (1 libra) de carne orgánica de pavo molida

1 cucharada de vinagre balsámico

2-3 cucharadas de albahaca fresca picada

1 cucharada de ajo picado

1 ½ cucharaditas de mostaza Dijon

Pizca de sal

Pizca de pimienta negra

CUBRIR LOS TOMATES SECOS con agua y remojar hasta que estén tiernos. Esto tomará alrededor de 10 minutos, dependiendo de lo tiernos que estén los tomates al empezar. Escurrir y cortar los tomates en trozos pequeños. Mezclar con los ingredientes restantes y formar 4 hamburguesas. Cocinar al grill, a la plancha u hornear a 375ºF (190ºC) hasta que esté listo, alrededor de 8 minutos. Servir sobre una ensalada grande.   *4 Raciones*

Fuente: *The Blood Sugar Solution* del doctor Mark Hyman[1]

POLLO AL PESTO CON NUECES DEL DOCTOR HYMAN Ⓓ

500 gr. (1 libra) de pollo sin piel y sin hueso

Pizca de sal

1 cucharada de aceite de semilla de uvas o de aceite de oliva virgen extra

2 cucharadas de aceite de oliva virgen extra

¼ de taza de nueces crudas

2 tazas de hojas de albahaca fresas

2 dientes de ajo

Pizca de sal (adicional)

CORTAR EL POLLO en finas tiras y salar. Calentar una cucharada del aceite de semilla de uvas o de oliva en una sartén o plancha a fuego medio. Cocinar el pollo por cada lado hasta que esté hecho. Apartar sobre papel de cocina el pollo para enfriar. Moler bien las nueces en una batidora. Lavar y secar las hojas de albahaca, y añadirlas junto con el ajo y la sal a la batidora. Con la batidora funcionando añadir 2 cucharadas de aceite de oliva hasta alcanzar la consistencia deseada. Untar el pollo con el pesto. (El pesto que no se ha utilizado se puede guardar en el refrigerador hasta 1 semana.) Servir con verduras, arroz integral o quinoa, o usar como una crema.   *4 Raciones*

Fuente: *The Blood Sugar Solution* del doctor Mark Hyman[1]

BATIDO PROTEICO COMPLETO DEL DOCTOR HYMAN Ⓓ

1 taza de arándanos congelados

2 cucharadas de crema de almendras

2 cucharadas de semillas de calabaza

2 cucharadas de semillas de chía

2 cucharadas de semillas de cáñamo

4 nueces

3 nueces de Brasil

1 plátano grande

1 cucharada de aceite de coco virgen extra

½ taza de leche de almendras sin endulzar

1 taza de agua

MEZCLAR TODOS LOS INGREDIENTES en la batidora. Batir a alta velocidad hasta que esté cremoso, alrededor de 2 minutos. Si el batido está demasiado espeso, añadir más agua hasta lograr una consistencia cremosa, pero bebible. Servir muy frío.   *3 Raciones*

Fuente: *The Blood Sugar Solution* del doctor Mark Hyman[1]

TACOS DE PESCADO CON SALSA DE PIÑA NATURAL

SALSA DE PIÑA:

1 taza de piña natural troceada (si no hay natural, usar piña de lata
   y escurrir el líquido)

3 cucharadas de cilantro fresco picado

¼ de cebolla roja grande finamente picada

½ cucharadita de pimienta negra

1 lima

MEZCLAR LOS INGREDIENTES de la salsa en un recipiente y refrigerar durante al menos 1 hora.

TACOS DE PESCADO:

750 gr. (¾ libra) de halibut, fletán o pescado blanco salvaje

1 cucharadita de aceite de oliva virgen extra

6 tortillas de maíz orgánico

1 taza de col verde o morada en tiras finas

1 taza de frijoles blancos o negros (enjuagar antes de usar)

3 cucharadas de yogur griego natural o crema agria

1 lima, cortada en 6 rodajas

UNTAR EL PESCADO CON UNA BROCHA con el aceite de oliva y cocinar al grill o en una plancha caliente hasta que esté bien hecho, alrededor de 8 minutos por cada lado. Calentar las tortillas de maíz durante unos 5–10 minutos en el horno precalentado a 350ºF (180ºC) o en una plancha a temperatura media hasta que la tortilla sea flexible. Disponer capas de pescado cocinado, frijoles, salsa de piña y col sobre la tortilla tibia. Cubrir el taco con una cucharada de crema agria o yogur griego, y servir con una rodaja de lima para exprimirla encima. *3 Raciones (2 tacos cada una)*

POSTRE HELADO DE COCO Y FRUTAS DEL BOSQUE

  1 taza de frutas del bosque congeladas

  1 taza de leche de coco sin endulzar

  1 cacillo de proteína en polvo sabor vainilla

  1 cucharada de semillas de linaza molida

MEZCLAR TODOS LOS INGREDIENTES en la batidora. Verter en un recipiente adecuado para el congelador y congelar. Servir y disfrutar como un postre helado. *2 Raciones*

SALSA DE FRIJOLES BLANCOS AL AJO Ⓓ

  1 lata (425 gr./15 onzas) de frijoles blancos escurridos y enjuagados

  1 cucharada de aceite de oliva virgen extra

  2 cucharadas de agua

  4 dientes de ajo pequeños machacados

  Jugo de 1 limón

  1 cucharadita de pimentón

EN LA BATIDORA, triturar los frijoles con el aceite de oliva y agua hasta que esté cremoso. Añadir el ajo machacado, el jugo de limón y el pimentón y batir hasta conseguir una textura cremosa. Servir con tus verduras crudas favoritas. *6 Raciones (50 gr./2 onzas cada una)*

NACHOS SIN GLUTEN

  6 tortillas de maíz orgánico

  Aceite de oliva en espray

  Sal

  2 cucharaditas de comino molido

PRECALENTAR EL HORNO A 375ºF (190ºC). Cortar las tortillas de maíz en seis triángulos. Rociar con el espray una bandeja de horno. Colocar los nachos en la bandeja en una sola capa. Rociar con el espray de aceite los nachos. Hornear durante 15 minutos o hasta que estén dorados y crujientes. Espolvorear el comino sobre los nachos.

3 Raciones

ENSALADA DE POMELO Y GRANADA CON COCO

1 pomelo rosa mediano

½ taza de semillas de granada

Jugo de 1 naranja

1 cucharada de coco sin endulzar rayado

PELAR EL POMELO y cortar en trozos. Separar las semillas de la granada. (Puedes comprar también semillas de granada listas para usar.) En un recipiente, mezclar el pomelo, la granada y el coco. Añadir el jugo de una naranja. Mezclar bien y servir frío.

2 Raciones

BACALAO ASADO ESTILO GRIEGO Ⓓ

500 gr. (1 libra) de bacalao o pescado blanco firme

2 dientes de ajo machacados

½ taza de cebolla roja picada finamente

10 olivas Kalamata sin hueso

1 cucharadita de aceite de oliva virgen extra

1 cucharadita de sal

1 cucharadita de pimienta negra molida

1 cucharada de orégano fresco (o 1 cucharadita de orégano seco)

El jugo de 1 limón

PICAR LA CEBOLLA, EL AJO, EL ORÉGANO Y LAS OLIVAS. En un recipiente pequeño añadir el aceite de oliva, el jugo de limón, la sal y la pimienta a las verduras picadas. Puedes usar una batidora para moler y combinar todos los ingredientes del marinado. En un recipiente grande o en una bolsa de plástico, añadir el pescado y marinar durante 30 minutos a 1 hora. Cuando sea la hora de cocinar, precalentar el horno a 350ºF (180ºC). Colocar el pescado en una bandeja o fuente de horno engrasada. Hornear durante 20 o 30 minutos hasta que el pescado se separe en láminas fácilmente. *3 Raciones*

YOGUR GRIEGO CON MUESLI SIN AZÚCAR AÑADIDO

YOGUR

170 gr. (6 onzas) de yogur griego

1 cucharadita de miel cruda

MUESLI

2 cucharadas de copos de avena suaves

1 cucharadita de pasas

2 cucharadas de arándanos secos

1 cucharada de almendras laminadas

MEZCLAR TODOS LOS INGREDIENTES DEL MUESLI. En una copa de postre, disponer en capas el yogur, la miel y el muesli. *1 Ración*

PESCADO AL GRILL CON ENSALADA PICANTE DE COL CRUDA Ⓓ

500 gr. (1 libra) de filete de halibut salvaje o pescado blanco

1 cucharadita de aceite de oliva virgen extra

pizca de sal y pimienta molida

2 tazas de col verde o morada en tiras finas

1 taza de zanahorias ralladas

2 cucharadas de crema de almendra orgánica u otro fruto seco

2 cucharaditas de vinagre de arroz

½ cucharadita de pimienta de cayena

Jugo de 1 lima

UNTAR CON UNA BROCHA EL PESCADO con el aceite de oliva y sazonar con sal y pimienta. Cocinar al grill o en una plancha hasta que esté hecho, aproximadamente 8 minutos por cada lado. En un recipiente aparte, mezclar la crema de frutos secos, el vinagre, la cayena y el jugo de lima. Mezclar con la col y la zanahoria. Servir el pescado encima de la ensalada de col picante. *3 Raciones*

KOFTA DE CORDERO MEDITERRÁNEO AL GRILL Ⓓ

3 dientes de ajo machacados

2 cucharadas de cebolla rayada

¼ taza de perejil fresco picado

1 cucharadita de sal

2 cucharaditas de pimienta negra molida

1 cucharadita de pimienta de Jamaica

1 cucharadita de pimentón

1 cucharada de cilandro picado

500 gr. (1 libra) de carne de cordero molida

Brochetas de madera o metal

PRECALENTAR EL GRILL A TEMPERATURA MEDIA. (También puedes eludir las brochetas y darle al cordero forma de salchicha cocinándolo sobre fuego medio en una sartén.) En un recipiente grande, combinar el ajo, las especias y los sazonadores, y trabajándolo con las manos, incorporar el cordero hasta que esté todo bien mezclado.

Darle a la carne sazonada forma de salchicha alrededor de la brocheta. Si usas una brocheta de madera, asegúrate de remojarla en agua durante al menos 30 minutos antes de ponerla en el grill. Cocinar las brochetas de kofta en el grill precalentado, dándoles la vuelta ocasionalmente, durante unos 7–8 minutos o hasta el punto deseado.   *3-4 Raciones*

PASTA CON BRÓCOLI Y PAVO

750 gr. (¾ libra) de pavo molido

2 tazas de pasta sin gluten

1 ramillete de brócoli

½ taza de cebolla troceada

2 tomates medianos en cubitos

1 cucharadita de mostaza amarilla

1 cucharada de salsa de soja baja en sal

1 cucharadita de sal

1 cucharadita de pimienta negra molida

1 cucharadita de aceite de oliva virgen extra

EN UNA CAZUELA GRANDE, llevar a ebullición de 8 a 10 tazas de agua. Añadir la pasta y cocinar durante 10 minutos o hasta que la pasta esté hecha.

Precalentar una plancha grande. Rociar con aceite de oliva. Añadir la carne de pavo molida y cocinar hasta que esté dorada.

Añadir las cebollas picadas a la carne de pavo. Cocinar durante 5 minutos hasta que las cebollas estén transparentes. Añadir los tomates cortados, el brócoli, la mostaza, la salsa de soja, la sal y la pimienta. Cocinar hasta que el brócoli esté tierno, pero no pasado, y los ingredientes hayan creado una salsa ligera en el fondo de la cazuela.

En un recipiente grande, combinar la pasta con la salsa del pavo. Servir caliente o a temperatura ambiente. *3 Raciones*

PIMIENTOS RELLENOS DE PAVO Ⓓ

3 pimientos rojos grandes

750 gr. (¾ libra) de carne magra de pavo molida

½ taza de cebolla picada

½ perejil picado

2 tomates en cuadritos

1 cucharadita de aceite de oliva virgen extra

Pizca de sal

1 cucharadita de pimienta negra molida

PRECALENTAR EL HORNO A 375ºF (190ºC). Cortar los pimientos en mitades a lo largo. Trocear la cebolla, los tomates y el perejil. Calentar el aceite de oliva en una sartén antiadherente a fuego medio alto. Añadir el pavo y cocinar hasta que esté dorado.

Añadir las cebollas, la sal y la pimienta al pavo. Cocinar hasta que la cebolla esté transparente. Añadir los tomates. Cocinar hasta que los tomates estén tiernos e incorporados al plato. Añadir el perejil. Rellenar las mitades de pimientos con la mezcla del pavo. Colocar los pimientos rellenos en una bandeja antiadherente honda. Cocinar durante 30 minutos hasta que los pimientos estén tiernos.

3 Raciones

ENSALADA DE PESCADO A LAS HIERBAS Ⓓ

225 gr. (8 onzas) de pescado enlatado/empaquetado, como
   salmón o atún bajo en mercurio

2 cucharadas de eneldo fresco

Jugo de un limón

1 cucharadita de ajo en polvo

1 cucharada de mayonesa orgánica o vegana

Pizca de sal y pimienta

2 tallos de apio, finamente cortados en cuadritos

COMBINAR LOS INGREDIENTES EN UN BOL de ensalada y servir
frío.   *2 Raciones*

CUADRADOS DE PASTEL DE CALABAZA BAJO EN CALORÍAS

BASE

1 ½ tazas de harina de almendra o almendra molida

3 cucharadas de aceite de coco (temperatura ambiente)

1 cucharada de canela

½ taza de copos suaves de avena

CALENTAR EL HORNO A 350ºF (180ºC) en un recipiente mediano, mezclar los ingredientes hasta conseguir crear la consistencia
deseada. Engrasar una bandeja antiadherente de 22 x 22 cm. Cubrir
la bandeja con la masa presionándola. Hornear durante 10–12 minutos
o hasta que la base se dore ligeramente. Sacar del horno.

RELLENO

500 gr. (18 onzas) de tofu orgánico extra firme

2 tazas de calabaza enlatada (o cocinada)

1 taza de yogur griego

2 cucharaditas de extracto de stevia

1 cucharadita de extracto puro de vainilla

2 cucharaditas de especia del pastel de calabaza

PRECALENTAR EL HORNO A 350ºF (180ºC). Escurrir el tofu. Ponerlo en una batidora y batir hasta que esté cremoso. Añadir los ingredientes restantes del relleno. Batir hasta que esté bien mezclado. Verter sobre la masa preparada, y hornear durante una hora o hasta que después de pincharlo con un palillo, este salga limpio. Retirar del horno y enfriar por completo. Después, refrigerar hasta que esté firme. Cortar en cuadrados y espolvorear con canela.   *9 Raciones*

BATIDO ENERGÉTICO DE MANGO Y COCO

   1 taza de mango fresco o congelado

   1 taza de leche de coco sin endulzar

   1 taza de agua

   1 cacito de proteína en polvo sin endulzar

   1 cacito de helado

MEZCLAR LOS INGREDIENTES en la batidora, añadir hielo y batir hasta que esté cremoso. Servir frío.   *1 Ración*

BOCADOS ENERGÉTICOS RÁPIDOS

   1 taza de copos de avena suave

   ½ taza de coco rayado sin endulzar mas ⅓ de taza para la cobertura

   1 cacito de proteína en polvo sabor chocolate

   2 cucharadas de crema de almendra natural u otro fruto seco

   ½ taza de semilla de linaza molida

   ½ taza de virutas de chocolate negro (70% o más de cacao)

   1 cucharada de extracto de stevia

   ⅔ de taza de leche de coco sin endulzar

   1 cucharadita de extracto puro de vainilla

EN UN RECIPIENTE PEQUEÑO, mezclar todos los ingredientes cuidadosamente. Enfriar en el refrigerador durante 1 hora. Formar bolas de 5 centímetros de diámetro, y después rodar sobre el coco rallado. Colocar las bolas en papel de cera en un recipiente hermético en el refrigerador o en el congelador.

   Dejar reposar a temperatura ambiente durante 5 minutos antes de comerlas.   *20–25 Raciones (1 bola cada una)*

DESAYUNO DE HORNEADO DE QUINOA Ⓓ

1 ½ tazas de quinoa roja o blanca enjuagadas

2 huevos

⅓ de taza de leche de coco o almendra sin endulzar

1 cucharadita de extracto de vainilla

1 cucharada de canela

2 cucharadas de crema de almendra

1 cucharadita de extracto de stevia

PARA COCINAR LA QUINOA: Llevar 3 tazas de agua a ebullición. Añadir ½ cucharadita de sal y 1 ½ tazas de quinoa. Hervir a fuego medio o hasta que la quinoa está cocinada y el agua se haya absorbido completamente. Enfriar la quinoa. Precalentar el horno a 375ºF (190ºC) y poner la quinoa en un recipiente grande. Engrasar una bandeja de hornear de 20x20 cm. En un recipiente pequeño, batir los huevos junto con la leche de coco, el extracto de vainilla y la canela hasta que estén muy bien mezclados. Añadir la stevia y batir de nuevo. Añadir la mezcla con los huevos a la quinoa cocida y fría. Remover con una cuchara grande para combinarlo. Verter en la fuente de horno y moverlo para asegurarse de que queda uniformemente repartido. Hornear durante 20 a 25 minutos hasta que esté firme y dorado. Enfriar completamente y cortar en cuadrados. Servir con una cucharada de crema de frutos secos encima. *6 Raciones*

POLLO SABROSO FRITO AL HORNO

12 muslos de pollo natural

2 tazas de suero de leche (omitir en la detoxificación)

1 cucharada de mostaza Dijon (aumentar a 6 cucharadas para la receta de la detoxificación)

1 ½ tazas de semillas de linaza molidas

1 cucharadita de pimienta cayena

1 cucharadita de orégano seco

1 cucharadita de cebolla en polvo

1 cucharadita de ajo en polvo

2 cucharadas de pimienta negra molida

Sal

EN UN RECIPIENTE MEDIANO MEZCLAR el suero de leche y la mostaza, y sumergir en la mezcla el pollo de 30 minutos hasta 8 horas. Combinar la harina de semillas de linaza con las hierbas aromáticas y especias en un plato llano. Sacar el pollo del suero y escurrir el exceso de líquido. Rebozar las piezas de pollo en la mezcla de la harina de linaza hasta que esté muy bien cubierto. Colocar el pollo en una bandeja de horno ligeramente rociada con aceite. Hornear a 400ºF (200ºC) durante aproximadamente 40 minutos cubierto con papel de aluminio para mantener la humedad. Quitar el papel durante los 10-15 minutos finales hasta que la corteza está dorada. La temperatura interna del pollo debe ser de al menos 165ºF (70ºC).

ALTERNATIVA DETOXIFICANTE: omitir el suero de leche; en su lugar, untar el pollo con mostaza Dijon después rebozar en la mezcla de harina de linaza. *6 Raciones*

CURRY DE CAMARONES CON GUISANTES Y CASTAÑAS DE AGUA Ⓓ

2 cucharadas de aceite de coco

2 cucharadas de curry en polvo

1 kilo (2 libras) de camarones salvajes pelados y sin cabeza

500 gr. (1 libra) de guisantes dulces

½ taza de castañas de agua

1 taza de leche de coco sin endulzar

El jugo de 2 limas

Pizca de sal marina

2 cucharaditas de almidón de maíz o maicena

EN UNA CAZUELA GRANDE O EN UN WOK, calentar el aceite de coco a fuego medio. Añadir el curry en polvo y cocinar hasta percibir su aroma, más o menos 1 minuto. Añadir los camarones y los guisantes dulces y cocinar aproximadamente 2 minutos. Añadir las castañas, la leche de coco, el jugo de lima y la sal. Batir el almidón de maíz en la mezcla hasta que esté totalmente disuelto y la salsa espese ligeramente, alrededor de 5 minutos. Servir con arroz cocido integral o quinoa. *4 Raciones*

BATIDO DE FRESAS, COCO Y CHOCOLATE

- 1 taza de fresas congeladas
- 1 taza de leche de coco sin endulzar
- 1 cucharada de proteína de chocolate en polvo
- 1 cucharada de semilla de linaza molida
- 1 cucharada de hielo

COMBINAR LOS INGREDIENTES EN UNA BATIDORA. Añadir el hielo y batir hasta que esté cremoso. Servir frío.   *1 Ración*

BOL DE DESAYUNO ENERGÉTICO DE TRIGO BULGUR

- 1 taza de trigo bulgur en grano entero
- 2 tazas de agua
- 1 taza de leche de coco sin endulzar
- ½ taza de compota de manzana sin endulzar
- ½ taza de copos de coco sin endulzar
- ½ taza de almendras laminadas

LLEVAR EL AGUA A EBULLICIÓN. Añadir el trigo bulgur y cocer durante 20 minutos. Transferir a un recipiente mediano. Añadir la leche de coco y la compota de manzana. Mezclar con una cuchara. Decorar con el coco y las almendras. Servir caliente o a temperatura ambiente para el desayuno o helado en una copa de champán.

4 Raciones

ENSALADA DE SANDÍA Y VERDES

- 2 tazas de rúcula
- 2 tazas de col rizada troceada
- 2 tazas de espinacas
- 1 taza de sandía cortada en cubos (o pomelo)
- 1 cucharada de semillas de girasol tostadas y sin sal
- **Aliño para ensaladas antioxidante** (ver receta, p. 304)

TROCEAR LA COL EN TROZOS PEQUEÑOS. (Consejo: Colocar las hojas de la col en una pila. Enrollar las hojas juntas y cortar con un cuchillo el rollo de col para crear tiras delgadas.) Cortar la sandía en cubos. Mezclar la rúcula, las espinacas y la col. Añadir los cubos de sandía a la ensalada. Rociar con 2 cucharadas de aliño de ensaladas casero. Decorar con las semillas de girasol. *2 Raciones*

REVUELTO THAI CON ARROZ AL COCO Ⓓ

REVUELTO

350 gr. (12 onzas) de tempe orgánico

1 cebolla pequeña picada

3 dientes de ajo machacados

1 taza de zanahorias a cuadritos

1 taza de pimiento rojo a cuadritos

1 taza de guisantes

1 taza de calabacín a cuadritos

1 cucharadita de aceite de oliva virgen extra

2 cucharadas de salsa de soja baja en sodio

1 cucharadita de pimienta negra molida

ARROZ

1 taza de arroz jasmine integral o arroz negro

1 taza de leche de coco sin endulzar

1 taza de agua

CORTAR A CUADRITOS TODAS LAS VERDURAS. Cortar el tempe en rectángulos de 2,5 cm de largo. Calentar el aceite de oliva en una plancha a temperatura media. Añadir el tempe y cocinar hasta que esté dorado. Añadir las verduras y la salsa de soja. Sofreír hasta que las verduras estén tiernas, alrededor de 5 minutos. Para cocinar el arroz, llevar a ebullición la leche de coco con el agua en una cazuela mediana. Añadir el arroz y reducir el calor al mínimo. Cocinar hasta que todo el líquido se haya absorbido, unos 25 minutos. *3 Raciones*

SOPA DE VERDURAS, LENTEJAS Y SALCHICHAS DE POLLO Ⓓ

500 gr. (1 libra) de lentejas crudas

4 salchichas de pollo

1 cucharada de aceite de oliva

1 taza de cebolla troceada

½ taza de zanahoria troceada

½ taza de apio troceado

1 cucharadita de sal

1 cucharadita de pimienta negra molida

¼ cucharadita de pimienta cayena

½ cucharadita de comino en polvo

1 taza de tomates en lata, sin sal

2 litros de caldo de pollo orgánico bajo en sodio

CALENTAR EL ACEITE DE OLIVA EN UNA OLLA GRANDE a fuego mediano. Añadir la cebolla, la zanahoria, el apio y la sal, y sofreír hasta que la cebolla esté transparente, aproximadamente 5 minutos. Añadir las lentejas, los tomates, el caldo, las pimientas y el comino. Remover para mezclar. Subir el fuego al máximo y llevarlo a ebullición. Bajar el fuego al mínimo, cubrir y cocer lentamente hasta que las lentejas estén blandas, aproximadamente entre 35 y 40 minutos. Usar un cuchillo afilado para hacer un corte en un extremo de las salchichas. Retirar la carne de la salchicha de la piel exprimiendo la carne a través del corte. Calentar aceite de oliva en una sartén grande a fuego medio. Añadir la carne de la salchicha y cocinar hasta que esté dorada, troceando la carne según se cocina. Escurrir cualquier exceso de grasa. Añadir a la sopa de lentejas y servir caliente. *6 Raciones*

CÓCTEL DE VERDURAS Ⓓ

2 tazas de espinacas frescas

½ remolacha pequeña cruda

5 tallos de apio limpios

½ limón pelado

1 trozo de raíz de jengibre de 1-2 centímetros pelada

2 dientes de ajo fresco

EN UNA LICUADORA, introducir las espinacas, la remolacha, el apio, el limón, el jengibre y el ajo. Batir el jugo y servir en un vaso. Consumir a temperatura ambiente o frío, según se desee.   *1 Ración*

ESPAGUETIS INTEGRALES ALLA LUCCA

    1 cucharada de aceite de semilla de uva

    ½ taza de cebolla troceada

    3 dientes de ajo machacados

    500 gr. (1 libra) de salchicha magra de pollo sin la piel

    2 ½ tazas de puré de tomate

    1 pimiento rojo troceado

    4 hojas de albahaca frescas picadas

    Sal marina y pimienta negra recién molida al gusto

    1 lata de frijoles blancos, escurridos y enjuagados

    ½ taza de queso parmesano rallado (omitir en la opción vegana)

    500 gr. (1 libra) de espaguetis integrales (o pasta sin gluten, quinoa o arroz integral)

CUBRIR UNA SARTÉN GRANDE con aceite y calentarla a fuego medio. Añadir la cebolla y el ajo machacado y cocinar removiendo hasta que estén transparentes, unos 5 minutos. Añadir la salchicha. Cocinar removiendo durante 5–10 minutos hasta que la carne ya no esté roja. Poner otra cazuela a fuego medio; añadir el puré de tomate, el pimiento, la albahaca y la pimienta molida. Sazonar con una pizca de sal marina. Añadir los frijoles. Tapar y hervir a fuego lento durante unos 15 minutos. En una cazuela grande, llevar agua con sal a ebullición. Añadir la pasta, remover y cocinar hasta que esté al dente (firme, no blanda). Escurrir y reservar. En un recipiente grande combinar la mezcla de la carne y la mezcla del tomate, y remover bien. Decorar con queso parmesano fresco rallado y servir.   *4 Raciones*

Esquema de conversión de medidas

Las siguientes medidas son equivalentes métricos aproximados de peso y volumen para las medidas comunes proporcionadas en este libro. Al convertir las medidas, utiliza la cantidad en volumen cuando la medida estadounidense se dé en volumen (cucharadita, cucharada, taza), y utiliza el equivalente en peso cuando la medida estadounidense se dé por peso (onzas, libras).

MEDIDA ESTADOUNIDENSE	EQUIVALENTE MÉTRICO
¼ taza	60 mililitros
⅓ taza	80 mililitros
½ taza	120 mililitros
1 taza	8 onzas líquidas o 236 mililitros
2 tazas	460 mililitros
1 cucharada	0,5 onzas líquidas o 14,8 mililitros
1 cucharadita	4,9 mililitros
1 onza	28,35 gramos
1 libra	453,59 gramos
¼ pulgada	0,6 centímetros
1 pulgada	2,5 centímetros

Para equivalentes de medida, utiliza las siguientes fórmulas generales:

- Onzas a gramos: multiplica las onzas por 28,35
- Libras a gramos: multiplica las libras por 453,5
- Libras a kilogramos: multiplica las libras por 0,45
- Tazas a litros: multiplica las tazas por 0,24
- Fahrenheit a centígrados: resta 32 a la temperatura en Fahrenheit, multiplica por 5, y después divide por 9

Reconocimientos

Con una tremenda gratitud, damos gracias a Dios por nuestro pastor, Rick Warren, por su corazón y visión que finalmente lanzaron El plan Daniel en enero de 2011. El amor de Rick por Dios y la gente se juntaron para dar comienzo a un movimiento mundial a fin de ayudar a las personas a comenzar su viaje hacia la salud y vivir plenamente el plan y el propósito de Dios para sus vidas.

Nuestros doctores fundadores, el doctor Mark Hyman, el doctor Daniel Amen y el doctor Mehmet Oz, fueron los pioneros de El plan Daniel e hicieron grandes aportaciones que han transformado miles de vidas. Su continuo apoyo, amistad, conocimiento médico y pasión por ayudar a las personas a estar bien han sido un regalo de un valor incalculable para nuestro ministerio.

Desde el principio, Brett Eastman proveyó una visión, creatividad y estrategia para la implementación de El plan Daniel y de lo que podría llegar a ser. Katherine Lee contribuyó de manera significativa a El plan Daniel como consejera y estratega organizacional. Su pasión por ayudar a las personas a alcanzar el potencial que Dios ha puesto en ellas, junto a sus habilidades como mentora, han sido de mucho valor. Tana Amen ha ofrecido generosamente su liderazgo, experiencia y pasión a fin de desarrollar recursos fundamentales para el programa. Su conocimiento de nutrición y bienestar ayudó a establecer la base para nuestro actual plan.

Karen Quinn es una embajadora muy valiosa para nuestro equipo, con su actitud de «se puede» que resulta incomparable. Ella inició y fomentó relaciones y alianzas estratégicas clave, representando El plan Daniel en varios fórums nacionales.

Nuestros tres distinguidos chefs de El plan Daniel —Sally Cameron, Jenny Ross y Robert Sturm— le han proporcionado una inagotable creatividad a nuestro Esencial de la Alimentación al ofrecer su tiempo y sus talentos para crear numerosas recetas, dirigir talleres prácticos e inspirar a las personas a regresar a la cocina y preparar alimentos verdaderos. Un agradecimiento especial a la chef Mareya Ibrahim por su importante contribución a la hora de ayudar a crear El plan Daniel principal y La detoxificación de El plan Daniel.

Nuestros expertos en ejercicio de El plan Daniel —Sean Foy, Jimmy Pena y Tom Wilson— han ayudado a las personas a descubrir la actividad física que cada uno disfruta para volver a estar en forma. Su pasión por combinar la fe y el ejercicio en nuestro programa ha ayudado a nuestra comunidad a aprender a adorar mientras se fortalece para la gloria de Dios. Estamos especialmente agradecidos con Sean por crear también nuestro plan de ejercicio para 40 días.

A todo nuestro Equipo de ejercicio de Saddleback: damos gracias por su compromiso con la salud de nuestra comunidad. Gracias a nuestros instructores que constantemente ofrecen voluntariamente su tiempo cada semana —Jim, Tony, Kimberly, Juilianne, Kinzie, Tasha, Janet, Paul, Lisa, Elizabeth, Jennifer— y a su gran líder, Tracy Jones, quien dirige y coordina con mucha compasión todo el equipo.

Brian Williams nos ha bendecido desarrollando principios de capacitación esenciales para nuestros grupos de enfoque y el currículo. Estamos muy agradecidos con el equipo de instructores voluntarios que hicieron una contribución tan grande: Katherine, James, Dr. German, Georgina, April, Mareya, Renata, Darci, Joel, Carmen, Bec, Kalei, Ann y Kenna.

A toda nuestra comunidad de muchos voluntarios, demasiado numerosos para mencionarlos por nombre, que han ofrecido desinteresadamente sus corazones y sus talentos a El plan Daniel, estamos agradecidos por cada uno de ustedes: el equipo de taller liderado por Joann, el equipo de comunicación dirigido por Patti y Lori, el equipo de medios de comunicación sociales con Tabitha y Jenny, y el equipo de deportes/aventura dirigido por Ron y Tracy.

El plan Daniel se ha beneficiado de la firme dedicación de Shelly Antol al supervisar todo el apoyo logístico y los proyectos estratégicos. Su enfoque decisivo, animador y centrado en Dios es un auténtico regalo.

Nuestra escritora residente, April O'Neal, publica nuestro blog semanal y supervisa nuestra página web y nuestro campo de comunicación social. Su deseo de ayudar a la gente a curarse y su liderazgo servicial inspiran gracia en la estrategia global de comunicaciones para El plan Daniel. Kelly Ruiten, nuestra extraordinaria coordinadora, aporta su espíritu de amor a todo y a todos aquellos con los que entra en contacto.

Estamos agradecidos a Jon Walker y Keri Wyatt Kent por sus contribuciones creativas a los recursos de El plan Daniel. Su disposición a aportar ideas novedosas, creatividad e ideas prácticas ha sido una inspiración para nuestro equipo y aportado mucho valor a cada proyecto.

Este libro no hubiera sido posible sin Andrea Vinley Jewell, nuestra dotada y dedicada editora. Has aportado mucho a este proyecto, y fue un sueño trabajar contigo. Tu corazón y compromiso se dejan ver en cada capítulo de este libro. Estamos agradecidos a todo el equipo de Zondervan, especialmente a Annette Bourland y Tracy Danz, por ver el potencial y hacer posible este libro.

Nuestro fundamento de fe ha sido alentado con el apoyo de nuestro equipo pastoral. Expresamos nuestra gratitud más sincera a Buddy Owens, Steve Gladen, Tom Holaday, John Baker, Dabid Chrzan, Todd Oltoff, Cody Moran, Dave Barr y Steve Willis. Su liderazgo fiel es muy apreciado.

Josh Warren continúa proveyendo un liderazgo centrado en Dios, integridad y visión para todo el equipo y ministerio de El plan Daniel. Con su equipo de liderazgo en Recursos Saddleback, Josh ha hecho que lo que una vez era un sueño se convierta en una realidad (¡siempre con un increíble sentido del humor!). Gracias por compartir a Doug Lorenzen con El plan Daniel. Su creatividad, ideas innovadoras y dedicación han sido toda una inspiración para ofrecer lo mejor a nuestros seguidores.

Y por último, pero no menos importante, a Brett, a quien estamos muy agradecidos por su apoyo interminable y ánimo durante los dos últimos años según ha crecido El plan Daniel. Las incontables horas dedicadas a aportar ideas y desarrollar estrategias para El plan Daniel han revelado tu pasión por Dios, por tu familia y la comunidad extensa de El plan Daniel.

Dee Eastman, directora de El plan Daniel

Notas

CAPÍTULO 1: CÓMO COMENZÓ TODO

1. Stephen Adams, «Obesity Killing Three Times as Many as Malnutrition», *The Telegraph,* 13 diciembre 2012. http://www.telegraph.co.uk/health/healthnews/9742960/Obesity-killing-three-times-as-many-as-malnutrition.html.

2. Cheryl D. Fryar y otros, *NCHS Health E-Stat: Prevalence of Overweight, Obesity, and Extreme Obesity Among Adults,* Centers for Disease Control and Prevention, 13 septiembre 2012. http://www.cdc.gov/nchs/data/hestat/obesity_adult_09_10/obesity_adult_09_10.htm.

3. «UN: Chronic Ailments More Deadly Than Infectious Diseases», CNNhealth.com, 22 mayo 2008. http://www.cnn.com/2008/HEALTH/05/22/world.death/.

4. Howard Robinson, «Dualism», *Stanford Encyclopedia of Philosophy,* 2011. http://plato.stanford.edu/entries/dualism/.

CAPÍTULO 2: LOS ESENCIALES

1. «Chronic Diseases and Health Promotion», Centers for Disease Control and Prevention, 13 agosto 2012. http://www.cdc.gov/chronicdisease/overview/index.htm.

2. «Chronic Diseases: The Power to Prevent, The Call to Control», Centers for Disease Control and Prevention, 2009. http://www.cdc.gov/chronicdisease/resources/publications/aag/chronic.htm.

3. HBO Documentary Films, *The Weight of the Nation,* 2012. https://theweightofthenation.hbo.com/films/bonus-shorts/obesity-research-and-the-national-institutes-of-health.

4. «Food Consumption in America: What Are We Eating?», Visual Economics: The Credit Blog, 2010. http://www.creditloan.com/blog/food-consumption-in-america/.

5. Martin E. Seligman, *Authentic Happiness* (Nueva York: The Free Press, 2002).

6. «The Two-Month Curse: Don't Let January Workout Resolutions Fade». Inside IU Bloomington, 7 febrero 2013. http://inside.iub.edu/editors-picks/health-wellness/2013–02–07-iniub-health-workout.shtml.
Laine Williams, «Fitness for Life», Time Inc., 2006. http://www.timeinc.net/web/partners/pb/fitness_for_life.html.

CAPÍTULO 3: FE

1. Rick Warren, *Una vida con propósito. ¿Para qué estoy aquí en la tierra?* (Miami, FL.: Editorial Vida, 2003).

2. «μετάνοια, ας, ἡ (metanoia)», *Strong's Concordance*, 3341. http://biblesuite.com/greek/3341.htm.

3. Viktor E. Frankl, *Man's Search for Meaning* (Boston: Beacon Press, 1992), p. 75.

CAPÍTULO 4: ALIMENTACIÓN

1. Environmental Working Group, «Good Food on a Tight Budget», 12 agosto 2012. http://www.ewg.org/release/good-food-tight-budget-ewg-s-new-easy-use-guide.

2. Ramon Estruch, M.D., Ph.D. y otros, «Primary Prevention of Cardiovascular Disease with a Mediterranean Diet», *New England Journal of Medicine,* 25 febrero 2013. http://www.nejm.org/doi/full/10.1056/NEJMoa1200303#t=article.

3. Magalie Lenoir, Fuschia Serr, y otros, «Intense Sweetness Surpasses Cocaine Reward». PLoS ONE, 1 agosto 2007. http://www.plosone.org/article/fetchArticle.action?articleURI=info%3Adoi%2F10.1371%2Fjournal.pone.0000698.

4. S. M. Schmid, y otros, «A Single Night of Sleep Deprivation Increases Ghrelin Levels and Feelings of Hunger in Normal-Weight Healthy Men», Universidad de Luebeck, PubMed.gov, 17 septiembre 2008. http://www.ncbi.nlm.nih.gov/pubmed/18564298.

5. *The Prince's Speech: On the Future of Food* (Nueva York: Rodale, 2012).

6. American Heart Association, «By Any Other Name It's Still Sweetener». http://www.heart.org/HEARTORG/Conditions/More/MyHeartandStrokeNews/By-Any-Other-Name-Its-Still-Sweetener_UCM_437368_Article.jsp.

7. Tyler G. Graham y Drew Ramsey, M.D., *The Happiness Diet* (Nueva York: Rodale, 2011), p. 34.

8. U.S. Department of Agriculture, «Profiling Food Consumption in America», *USDA Agriculture Factbook.* http://www.usda.gov/factbook/chapter2.pdf.

9. «Sugary Drinks and Obesity Fact Sheet», Harvard School of Public Health, 2013. http://www.hsph.harvard.edu/nutritionsource/sugary-drinks-fact-sheet/.

10. S. W. Ng y otros, «Use of Caloric and Noncaloric Sweeteners in US Consumer Packaged Foods 2005–2009», Universidad de North Carolina-Chapel Hill, PubMed.gov, noviembre 2012. http://www.ncbi.nlm.nih.gov/pubmed/23102182.
    Robert Lustig, M.D., «Still Believe "A Calorie Is a Calorie?"», *Huffington Post*, 27 febrero 2013. http://www.huffingtonpost.com/robert-lustig-md/sugar-toxic_b_2759564.html.

11. Giovanni Targher, M.D., y otros, «Risk of Cardiovascular Disease in Patients with Nonalcoholic Fatty Liver Disease», *New England Journal of Medicine,* 30 septiembre 2010. http://www.nejm.org/doi/full/10.1056/NEJMra0912063.

12. Françoise Clavel-Chapelon y Guy Fagherazzi, «"Diet" Drinks Associated with Increased Risk of Type II Diabetes», *Inserm,* 7 febrero 2013. http://english.inserm.fr/press-area/diet-drinks-associated-with-increased-risk-of-type-ii-diabetes.

13. American Autoimmune Related Diseases Association, «2011: The Cost Burden of Autoimmune Disease: The Latest Front in the War on Healthcare Spending», http://www.aarda.org/pdf/cbad.pdf.

14. U.S. Department of Agriculture, «Profiling Food Consumption in America», *USDA Factbook,* p. 19. http://www.usda.gov/factbook/chapter2.pdf.

15. Jonas F. Ludvigsson, M.D., Ph.D., y otros, «Small-Intestinal Histopathology and Mortality Risk in Celiac Disease», *Journal of the American Medical Association,* 16 septiembre 2009. http://jama.jamanetwork.com/article.aspx?articleid=184586.

16. Kate Torgovnick, «The Single Best Way to Lose Weight», WebMD. http://www.webmd.com/diet/features/single-best-way-lose-weight.

17. «Beating Mindless Eating», Cornell University Food y Brand Lab, 2011. http://foodpsychology.cornell.edu/research/beating-mindless-eating.html.

18. Brian Wansink, «Bottomless Bowls: Why Visual Cues of Portion Size May Influence Intake», Cornell University Food y Brand Lab, 2011. http://foodpsychology.cornell.edu/research/beating-mindless-eating.html.

19. A. Tchernof y J. P. Després, «Pathophysiology of Human Visceral Obesity: an Update», Centre Hospitalier Universitaire de Québec, PubMed.gov, enero 2013. http://www.ncbi.nlm.nih.gov/pubmed/23303913.
    J. P. Block y otros, «Psychosocial Stress and Change in Weight among US Adults», Harvard Center for Population and Development Studies, PubMed.gov, 15 julio 2009. http://www.ncbi.nlm.nih.gov/pubmed/19465744.

20. «Soft Lighting and Music Cuts Calorie Intake 18 percent», *Cornell Chronicle*, Cornell University, 29 agosto 2011. http://news.cornell.edu/stories/2012/08/soft-music-lighting-cuts-calories–18-percent.

21. «How Much Do You Spend on Food?», Gates Foundation, 2009. http://farm9.staticflickr.com/8241/8456322351_03cb5f6e32_b.jpg.

CAPÍTULO 5: EJERCICIO

1. Megan Cochrane, «No Major Change in Americans' Exercise Habits in 2011», Gallup Wellbeing, 15 marzo 2012. http://www.gallup.com/poll/153251/no-major-change-americans-exercise-habits–2011.aspx.

2. M. Babyak, J. A. Blumenthal y otros, «Exercise Treatment for Major Depression: Maintenance of Therapeutic Benefit at 10 Months», *Psychosomatic Medicine*, 2000: pp. 633–38.
Jim Gavin, PhD, Daniel Seguin y Madeleine McBrearty, PhD, «The Psychology of Exercise», IDEA Health & Fitness Association, febrero 2006. http://www.ideafit.com/fitness-library/psychology-exercise–1.

3. Dan Britton, Jimmy Page y Jon Gordon, *One Word That Will Change Your Life* (Hoboke, NJ: Wiley and Sons, 2013).

4. William Sears, M.D., Peter Sears, M.D., y Sean Foy, *doctor Sears' LEAN Kids* (Nueva York: New American Library, 2003).

5. «The Facts: What We Know about Sitting and Standing», JustStand.org, 2013. http://www.juststand.org/TheFacts/tabid/816/language/en-US/Default.aspx.

6. «Sitting May Increase Risk of Disease», *Science Daily*, 18 junio 2013. www.sciencedaily.com/releases/2007/11/071119130734.htm.

7. James Vlashos, «Is Sitting a Lethal Activity?», *The New York Times*, 14 abril 2011. http://www.nytimes.com/2011/04/17/magazine/mag–17sitting-t.html?_r=0.

8. Elin Ekblom-Bak, Mai-Lis Hellenius y Bjorn Ekblom, «Are We Facing a New Paradigm of Inactivity Physiology?», *British Journal of Sports Medicine*, febrero 2010. http://bjsm.bmj.com/content/44/12/834.

9. James Vlashos, «Is Sitting a Lethal Activity?», *The New York Times*, 14 abril 2011. http://www.nytimes.com/2011/04/17/magazine/mag–17sitting-t.html?_r=0.

10. C. E. Garber, B. Blissmer, et al., «Quantity and quality of exercise for developing and maintaining cardiorespiratory, musculoskeletal, and neuromotor fitness in apparently healthy adults: Guidance for prescribing exercise». *Medicine & Science in Sports & Exercise*, 2011: pp. 1334–49.
Len Kravitz, PhD, «Stretching–A Research Retrospective», IDEA Health & Fitness Association, 2013. http://www.ideafit.com/fitness-library/stretching-research-retrospective.

11. S. L. Herman y otros, «Four-week dynamic stretching warm-up intervention elicits longer-term performance benefits», *Journal of Strength and Conditioning Research*, 2008, p. 1286.

12. «Primetime Views: What Does the Phrase "Young at Heart" Mean to You?», *Chicago Tribune*, 2013. http://www.chicagotribune.com/special/primetime/chi-primetime-ptviewsyoungheart–071311,0,3417326.story.

13. Stuart Brown, *Play: How It Shapes the Brain, Opens the Imagination, and Invigorates the Soul* (Nueva York: Avery-Penguin Publishing, 2010).

14. Jean Lerche Davis, «Lose Weight with Morning Exercise», WebMD. http://www.webmd.com/fitness-exercise/features/lose-weight-with-morning-exercise
«Early Morning Exercise Is Best for Reducing Blood Pressure and Improving Sleep», Appalachian State University News, 13 junio 2011. http://www.news.appstate.edu/2011/06/13/early-morning-exercise/.

15. Bryant Stamford, Ph.D., «Cross-Training: Giving yourself a whole-body workout», *The Physician and Sportsmedicine*, septiembre 1996.

16. Hayley E. Cutt, Matthew W. Knuiman y Billie Giles-Corti, «Does Getting a Dog Increase Recreational Walking?», *International Journal of Behavioral Nutrition and Physical Activity*, 27 marzo 2008. http://www.ijbnpa.org/content/5/1/17.

17. B. C. Irwin y otros, «Aerobic Exercise Is Promoted When Individual Performance Affects the Group», Michigan State University, PubMed.gov, octubre 2012. http://www.ncbi.nlm.nih.gov/pubmed/22576339.

CAPÍTULO 6: ENFOQUE

1. J. S. Cauffield y H. J. Forbes, «Dietary supplements used in the treatment of depression, anxiety, and sleep disorders», *Lippincotts Primary Care Practice*, 2009, pp. 290–304.

2. «Teacher's Guide: Sleep—Information about Sleep», National Institute of Health. http://science.education.nih.gov/supplements/nih3/sleep/guide/info-sleep.htm.

3. M. Kivipelto, T. Ngandu y otros, «Obesity and vascular risk factors at midlife and the risk of dementia and Alzheimer disease», *Archives of Neurology*, octubre 2005, pp. 1556–60. http://archneur.jamanetwork.com/article.aspx?articleid=789626.

4. Universidad de California-Davis, «High Blood Pressure Damages the Brain in Early Middle Age», *Science Daily*, 31 octubre 2012. http://www.sciencedaily.com/releases/2012/10/121031214240.htm.

5. Y. Osher y R. H. Belmaker. «Omega–3 fatty acids in depression: A review of three studies», *CNS Neuroscience & Therapeutics*, verano 2009, pp. 128–33.

K. C. Estes, B. T. Rose y otros, «Effects of omega 3 fatty acids on receptor tyrosine kinase and PLC activities in EMT6 cells», *Journal of Lipid Mediators and Cell Signaling,* 1999, pp. 81–96.

6. «Stress in America Findings», American Psychological Association, 9 noviembre 2010. http://www.apa.org/news/press/releases/stress/national-report.pdf.

7. J. C. Pruessner, K. Dedovic y otros, «Stress regulation in the central nervous system: Evidence from structural and functional neuroimaging studies in human populations», *Psychoneuroendocrinology,* 9 abril 2009.
T. G. Dinan y J. F. Cryan, «Regulation of the stress response by the gut microbiota: Implications for psychoneuroendocrinology», *Psychoneuroendocrinology,* 4 abril 2012.

8. «50 Common Signs and Symptoms of Stress», American Institute of Stress. http://www.stress.org/stress-effects/.

9. Barbara Bradley Hagerty, «Prayer May Reshape Your Brain ... And Your Reality», NPR, 20 mayo 2009. http://www.npr.org/templates/story/story.php?storyId=104310443.
D. S. Khalsa, D. G. Amen, A. Newberg y otros, «Kirtan kriya meditation and high resolution brain SPECT imaging», aceptado por *Nuclear Medicine Communications,* junio 2010.
Andrew Newberg, «The Effect of Meditation on the Brain Activity», AndrewNewberg.com, http://www.andrewnewberg.com/research.asp.

10. Larry Dossey, *Healing Words: The Power of Prayer and the Practice of Medicine* (Nueva York: HarperCollins, 1993).
Dale A. Matthews con Connie Clark, *The Faith Factor: Proof of the Healing Power of Prayer* (Nueva York: Penguin Books, 1999).

11. P. J. O'Connor, N. P. Pronk y otros, «Characteristics of adults who use prayer as an alternative therapy», *American Journal of Health Promotion,* mayo–junio 2005, pp. 369–75. http://www.ncbi.nlm.nih.gov/pubmed/15895540.

12. H. G. Koenig, K. I. Pargament y J. Nielsen, Departamento de Psiquiatría, Duke University Medical Center, *Journal of Nervous and Mental Disorders,* septiembre 1998, pp. 513–21. http://www.ncbi.nlm.nih.gov/pubmed/9741556.

13. David N. Elkins, «Spirituality», *Psychology Today,* 1 septiembre 1999. http://www.psychologytoday.com/articles/199909/spirituality.

14. M. P. Bennett, J. M. Zeller y otros, «The effect of mirthful laughter on stress and natural killer cell activity», *Alternative Therapies in Health and Medicine,* marzo–abril 2003, pp. 38–45. http://www.ncbi.nlm.nih.gov/pubmed/12652882.

15. L. Stahre y T. Hallstrom, «A short-term cognitive group treatment program gives substantial weight reduction up to 18 months from the end of treatment»,

Eating and Weight Disorders, marzo 2005, pp. 51–58. http://www.ncbi.nlm.nih. gov/pubmed/15943172.

16. Ruth Streigel-Moore, G. Terence Wilson y otros, «Cognitive behavioral guided self-help for the treatment of recurrent binge eating», *Journal of Consulting and Clinical Psychology*, junio 2010. http://www.ncbi.nlm.nih.gov/pmc/articles/ PMC2880824/.

17. «In Praise of Gratitude», *Harvard Mental Health Newsletter*, noviembre 2011. http://www.health.harvard.edu/newsletters/Harvard_Mental_Health_ Letter/2011/November/in-praise-of-gratitude.

18. R. H. Pietrzak, J. Tsai y otros, «Successful Aging among Older Veterans in the United States», *American Journal of Geriatric Psychiatry*, 26 marzo 2013. http:// www.ncbi.nlm.nih.gov/pubmed/23567414.

19. R. A. Emmons y M. E. McCullough, «Counting blessings versus burdens: an experimental investigation of gratitude and subjective well-being in daily life», *Journal of Personality and Social Psychology*, febrero 2003. http://www.ncbi.nlm. nih.gov/pubmed/12585811.

20. Doctor Noelle C. Nelson, *The Power of Appreciation in Everyday Life* (Toronto: Insomniac Press, 2006).

21. Martin E. Seligman, *Authentic Happiness* (Nueva York: The Free Press, 2002).

22. A. Abdul-Rahman, C.D. Agardh, B. K. Siesjo, «Local cerebral blood flow in the rat during severe hypoglycemia, and in the recovery period following glucose injection», Acta Physiologica Scandinavian Physiological Society, 1980, pp. 307–14. http://www.ncbi.nlm.nih.gov/pubmed/?term=.+Local+cerebral+blood +flow+in+the+rat+during+severe+hypoglycemia%2C+and+in+the+recovery+p eriod+following+glucose+injection.

CAPÍTULO 7: AMISTADES

1. Steve Willis con Ken Walker, *Winning the Food Fight: Victory in the Physical and Spiritual Battle for Good Food and a Healthy Lifestyle* (Ventura, CA: Regal, 2012).

2. Desiree Mohindra, «Non-communicable Diseases to Cost $47 Trillion by 2030, New Study Released Today», World Economic Forum, 18 septiembre 2011. http://www.weforum.org/news/non-communicable-diseases-cost–47-trillion– 2030-new-study-released-today.

3. Janelle Davis, «AAFP Foundation Global Director of Peers for Progress Outlines Peer Support for Self-Management of Diabetes at Health Affairs Forum on Diabetes», AAFP, 13 enero 2012. http://www.aafp.org/media-center/ releases-statements/all/2012/peers-for-progress-self-management-diabetes. html.

4. Tracy Kidder, *Mountains Beyond Mountains: The Quest of doctor Paul Farmer, a Man Who Would Cure the World* (Nueva York: Random House, 2009).

5. Nicholas A. Christakis, M.D., Ph.D. M.P.H., y James H. Fowler, Ph.D., «The Spread of Obesity in a Large Social Network over 32 Years», *New England Journal of Medicine*, 26 julio 2007. http://www.nejm.org/doi/full/10.1056/NEJMsa066082.

6. Dan Buettner, «The Island Where People Forget to Die», *The New York Times*, 24 octubre 2012. http://www.nytimes.com/2012/10/28/magazine/the-island-where-people-forget-to-die.html?pagewanted=all.

7. Dean Ornish, M.D., *Love and Survival* (Nueva York: HarperCollins, 1998).

8. Walker Meade, «Loneliness takes toll on mental, physical health», *Herald-Tribune Health*, 14 febrero 2012. http://health.heraldtribune.com/2012/02/14/loneliness-takes-toll-on-mental-physical-health/.

9. Doctor Dean Ornish, «Q&A: How do loneliness and isolation affect our health?», *ShareCare*. http://www.sharecare.com/health/human-emotions/loneliness-isolation-affect-our-health;jsessionid=408BC4DAE90B4F7CBB0A7A711065DD76.

10. Emma E. A. Cohen, Robin Ejsmond-Frey y otros, «Rowers' high: behavioural synchrony is correlated with elevated pain thresholds», *Biology Letters*, 15 septiembre 2009. http://rsbl.royalsocietypublishing.org/content/early/2009/09/14/rsbl.2009.0670.full.

CAPÍTULO 8: VIVIENDO EL ESTILO DE VIDA

1. International Olympic Committee, «John Akhwari Fulfills His Commitment», *Teaching Values: An Olympic Education Toolkit* (Lausanne: International Olympic Committee, 2007), p. 111. http://www.olympic.org/Documents/OVEP_Toolkit/OVEP_Toolkit_en.pdf.

CAPÍTULO 10: PLANES DE COMIDAS PARA 40 DÍAS

1. Mark Hyman, M.D., *The Blood Sugar Solution: The UltraHealthy Program for Losing Weight, Preventing Disease, and Feeling Great Now!* (Boston: Little, Brown, 2012).

2. Mark Hyman, M.D., *The Blood Sugar Solution Cookbok: More Than 175 Ultra-Tasty Recipes for Total Health and Weight Loss* (Boston: Little, Brown, 2013).

El plan Daniel diario personal

40 días para una vida saludable

Rick Warren

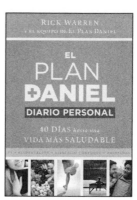

El Diario personal de El plan Daniel es una herramienta práctica y vivencial llena de aliento diario de parte de Rick Warren y el equipo de El plan Daniel. También se incluyen citas de la Escritura e inspiracionales. El diario personal fue pensado para que los usuarios puedan anotar hitos relacionados con los Esenciales de El plan Daniel: Fe, Alimentación, Ejercicio, Enfoque y Amistades. Este es un elemento importante para quienes quieran maximizar su potencial para experimentar un estilo de vida general sano.

Nos agradaría recibir noticias suyas.
Por favor, envíe sus comentarios sobre este libro
a la dirección que aparece a continuación.
Muchas gracias.

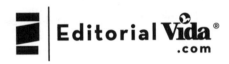

Vida@zondervan.com
www.editorialvida.com